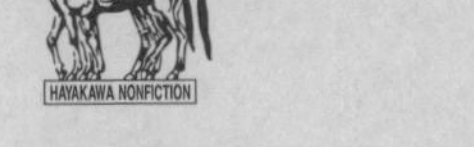

ハヤカワ文庫〈NF523〉

腸科学

健康・長生き・ダイエットのための食事法

ジャスティン・ソネンバーグ&エリカ・ソネンバーグ
鍛原多惠子訳

早川書房

ハヤカワ文庫 NF

〈NF523〉

腸科学

健康・長生き・ダイエットのための食事法

ジャスティン・ソネンバーグ&エリカ・ソネンバーグ

鍛原多恵子訳

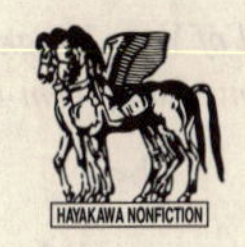

早川書房

8194

THE GOOD GUT

Taking Control of Your Weight, Your Mood, and Your Long-term Health

by

Justin Sonnenburg and Erica Sonnenburg

Translated by

Taeko Kajihara

Published 2018 in Japan by

HAYAKAWA PUBLISHING, INC.

This book is published in Japan by

arrangement with

INKWELL MANAGEMENT, LLC, NEW YORK

through TUTTLE-MORI AGENCY, INC., TOKYO.

この本を書く原動力になってくれた娘のクレアとカミール、
そして一〇〇兆個の腸内細菌に。あなたがたの不思議な力が、
これからも私たちを導いてくれますように。

目次

腸科学

健康・長生き・ダイエットのための食事法

まえがき――マイクロバイオーム時代の夜明け

医学博士　アンドルー・ワイル
（『癒す心、治る力』、『ワイル博士の医食同源』著者）

まだ医学生だった一九六〇年代なかば、人の腸には消化吸収を助ける細菌がたくさんいて、抗生物質を長く服用すると悪玉菌が増え、腸のはたらきが悪くなると私は教わった。当時、消化器を健康に保つためにヨーグルトを食べる人や、アシドフィルス菌のサプリメントを摂る人は「健康オタク」と呼ばれ、腸内細菌が腸以外に影響を及ぼすと考える医療関係者はまずいなかった。人体の内側や外側にいるあらゆる微生物の集合体を指すヒト・マイクロバイオームという概念は、まだ存在すらしていなかったのだ。これらの微生物がもつDNA（デオキシリボ核酸）の総量はヒトのそれを凌ぐというのに。

こんにち、ヒト・マイクロバイオームの研究は医学でもっとも注目を集める分野で、生理学の理解に真の革命を起こしつつあり、健康増進と疾病管理に新風を吹きこむだろうと大きな期待が寄せられている。腸内に棲む細菌や真菌は、人体と環境間で起きる相互作用を決め、アレルギーや自己免疫疾患の発症や予防にもかかわっている。肥満や糖尿病を引き起こすのも防ぐのも、体内の炎症を抑えるのも悪化させるのもこれらの細菌だ。人によっては、細菌が人工甘味料と反応してインスリン抵抗性や体重増加につながる。精神や感情面に影響を及ぼすこともある。

マイクロバイオームにかんするこのような新しい見方に私がはじめて接したのは、本書の著者の一人であるジャスティン・ソネンバーグを通じてだった。ジャスティンと彼の妻のエリカはこの分野の第一人者で、スタンフォード大学スクール・オブ・メディスンの微生物学・免疫学部で研究室を運営している。二〇一三年、私はアリゾナ大学統合医療センター主催の第一〇回栄養健康年次会議にジャスティンを招いて、基調講演をしてもらった。シアトルで開催されたその会議には、何百人もの医師、栄養管理士、その他の医療関係者が参加した。ジャスティンの講演は私にとって会議のハイライトだった。彼の話はヒト・マイクロバイオームにかかわる諸々の発見の興奮を伝え、近年増える一方の疾患にかんする疑問の数々に答えを与えてくれた。

北アメリカなど世界の先進地域では、喘息、アレルギー、自己免疫疾患がいずれも増えている。私が育った一九五〇年代に比べて、ピーナツアレルギーはなぜこれほど増加したのだろう？　グルテン関連障害が激増したのはなぜなのか？

私は最後の疑問におおいに頭を悩ませていた。グルテン関連障害の診断は患者の訴えに頼っていて、客観的な検査が不足している。ところが、食材からグルテン（植物性のタンパク質）を除くと症状が消え、ふたたびグルテンを戻すと症状が戻ってしまう人がどんどん増加しているのだ。私自身は穀物全般、なかでも小麦が食物として望ましくないという考えには賛同できないし、小麦の遺伝的性質が最近変わったのが原因だという説に納得してもいない。中国では小麦粉から抽出したグルテンを食材にした料理を出すレストランが多いが、このグルテン関連障害は北アメリカに住む人びとのあいだでいちばんよく見られるようだ。このタンパク質への過敏症はなく、日本でも事情は同じだ。北アメリカの何がこの現象の原因なのだろうか？

ジャスティン・ソネンバーグは、マイクロバイオームに起きた変化が原因ではないかと考えている。この数十年で、北アメリカに住む人びとの腸内細菌を大きく変えた要素が四つある。

(1) 工業生産された加工食品の消費の増加

(2) 抗生物質の乱用

(3) 現在では妊婦の三人に一人が経験するという懸念すべき帝王切開の増加

(4) 母乳哺育の衰退

本書を読めば、これらの要素がどのようにしてヒト・マイクロバイオームを激変させたか、またこの変化がどのようにして自閉症、うつ、その他の精神／情動障害をはじめとする種々の慢性疾患の増加につながるかを知ることができる。ソネンバーグ夫妻は本書で、マイクロバイオームの分類を新たな診断法に活かす可能性についても述べ、病気を予防し健康増進をはかる目的でマイクロバイオームを変えるべきか否か(変えるとすれば、どのように変えるか)といういきわめて重要な問いを投げかけている。答えは人によって大きく異なり、同じ人でも年齢を重ねると変わってくる。アシドフィルス菌など人体に有益な菌のサプリメントを摂るべきか? これらのサプリメントは効くのか? どれがいちばん効果があるのか? 東アジアでよく食べられている発酵食品はどうなのだろう? (アメリカでも発酵食品をもっとたくさん生産、消費すべきだと私は考えている)。本書はこれらの問題にどう取り組めばいいかを教えてくれる。医療関係者も、健康に興味がある一般の人も、みな本書を読むべきだと思う。読了後には、ヒトの一部を成す微生物にかんする発見について、きっと著者たちや私と同じ興奮を味わうだろう。

アリゾナ州ツーソンにて

二〇一四年一〇月

はじめに――第二のゲノムが人生の健康を決める

健康が遺伝に大きく左右されるのは誰でも知っている。それでも食事に気を配り、運動に励み、ストレスとうまくつきあえば、一般に健康な体づくりができることもわかっている。だが、そのためにどうするかが大きな問題だ。良心的な健康法の多くは減量や心臓病など特定の問題に焦点を合わせるが、トータルな意味で健康を維持するための秘訣があるとしたらどうだろう？　体重、気分、長期的な健康に影響する、第二の柔軟なゲノムがあるとしたら？　しかも、そのゲノムが、ある特定の（驚くべき）生活習慣の選択によって変えられるのだとしたら？　じつは、この第二のゲノムは存在する。それは私たちの腸内に棲みつき、いろいろな意味で私たちの健康全般に欠かせない細菌のゲノムだ。この微生物相（マイクロバイオータ）が健康と疾患にどうかかわるのかについて詳細がいま明らかにされつつあり、人間というものの定義を変えつつある。

がん、糖尿病、アレルギー、喘息、自閉症、炎症性腸疾患など、おもに欧米でよく見られる病気や症状の原因が科学者によって解明されるにしたがい、マイクロバイオータがこうした病気や健康の諸側面に重要な役割を果たしていることがわかってきた。私たちの体内で暮らす細菌は、ヒトの健康のあらゆる側面に直接、間接に影響を与えているのである。私たちの腸内の住人は約二〇〇万年かけて進化してきたが、こんにち新たな試練に直面している。現代社会では、食習慣（高度に加工され、高カロリーで、工業生産された食品の摂取）や他の生活習慣（抗菌剤で殺菌された家に住み、抗生物質を乱用する）が変化し、これらの変化が腸内に棲むマイクロバイオータの健康そのものを脅かしているのだ。

ヒトの消化器系には、私たちが食べたものがそばを通過する細胞群だけでなく、多彩な細菌その他の微生物の生態系もふくまれる。人体のあらゆる表面、間隙、穴には微生物がびっしり棲息しているとはいえ、大多数は大腸内にいる。これらの細菌には多くのはたらきがあるが、その代表的なものがヒトには消化できない食物繊維を化学的に分解し、腸が吸収できる化合物に変えることだ。これらの化合物の一部は私たちの健康に欠かせないものであり、消化できない食物繊維から栄養分を吸収する最後の手段でもある。これらの細菌をきちんと養い、私たちの体が必要とする化合物をきちんと産生できるようにすることが、健康維持のためにできるもっとも重要な選択なのだ。

マイクロバイオータは、一般に考えられている以上に免疫系を支配している。そもそも免疫系は、健康にかかわるすべての面で中心的な役割を果たす。免疫が機能すれば感染症を効果的に撃退し、さまざまな病気の芽を摘んでくれる。ところが免疫がうまくはたらかなくなると、人はさまざまな病気にかかってしまう。腸内細菌が健康なら、免疫もまた良好な状態にあると思われる。だが腸内細菌が不健康だと、自己免疫疾患やがんを発症する恐れがある。マイクロバイオータがつくる化合物は、腸や体全体の炎症（怪我などに対する免疫系の反応、たとえば、腫れ、赤み、かぶれ）の度合いに影響を与える。炎症はあらゆる健康問題に連鎖的に影響を及ぼす。

マイクロバイオータがつくる化合物には、脳腸軸（のうちょうじく）と呼ばれる一種の通信網（第6章参照）をとおして中枢神経系と直接つながっているものもある。マイクロバイオータが脳に与える影響については、まだ研究中の段階だ。脳腸軸は人の幸福に深くかかわっていて、何か食べる時間だと知らせるよりはるかに多くの機能を果たしている。腸内細菌は気分や行動に影響し、一部の神経疾患の進行をも変えるかもしれない。

ヒトと微生物の共生関係は誕生時に始まる。私たちは母親の子宮内では無菌状態にあるが、外界に出たとたんに無菌の体にどんどん菌が棲みついていく。これらの微生物は母親、友人、家族、環境に由来する。著名な生物学者のスタンリー・ファルコーがかつて述べたように、「世界は糞便の膜に覆われている」のである。細菌の膜と言ってもいいだろう。

これは悪いことではないのだ。今度、子どもが物を口に入れようとしたら、それが喉を詰まらせそうなものでない限り、急いでそれを口から出させたり、消毒したりするのではなく、細菌の膜が新たなマイクロバイオータを形成するために貴重な微生物を提供してくれると考えてみよう。出産が自然分娩と帝王切開のどちらだったか、母乳哺育と人工乳哺育のどちらだったか、抗生物質をどれほど頻繁に服用するか、犬を飼っているか否か、どんな物を食べるかによって、子どもの成長とともに体内の常在菌は変わってくる。

腸内細菌が健康と幸福に欠かせないという証拠は豊富にある。このことは生活習慣や医療、食事にかかわる選択をするとき、腸内細菌に与える影響を慎重に考慮する必要があることを意味する。二一世紀のDNAシーケンス解析技術によって、マイクロバイオータにふくまれる二〇〇万個を超える遺伝子すなわち、マイクロバイオームの詳細が解明されつつあり、驚嘆すべき事実がいくつかわかってきた。第一に、私たちは一人ひとりが指紋と同じように固有のマイクロバイオータをもち、このことが異なる疾病に対する罹患率に影響を与える。第二に、マイクロバイオータは機能不全に陥り、かつては生活習慣の問題と捉えられていた肥満などの疾患や障害をもたらすことがある。第三に、マイクロバイオータは変化するので、加齢にともなって健康全般を改善することができる。

健康を維持するには、マイクロバイオータについて正確な知識を得て、適切に対処することが必要不可欠になる。最近得られた情報によって、多くの疑問に対する答えがわかってきた。たとえば、出生時のマイクロバイオータの構成をどのように調整すれば、子どもは健康なマイクロバイオータをもつようになるか？　成人期をとおしてマイクロバイオータをどう維持すれば、免疫を強化し、自己免疫疾患やアレルギーのリスクを減らせるか？　健全なマイクロバイオータを育てるにはどのような食習慣を身につけるべきか？　抗生物質を服用した際、どのようにすればふたたび豊かなマイクロバイオータをもてるか？　加齢にともなうマイクロバイオータの衰退を最小限にとどめるにはどうすればいいか？　自分に合った微生物の組み合わせはどうすれば見つかるか？

マイクロバイオータについてはわかっていないことも多いが、この一〇年でこの微生物集団そのもの、この集団とヒトの健康や疾患との関係はおおいに理解が進んだ。一〇年前には、マイクロバイオータが、ヒトの健康の、重要ではあっても理解の進んでいない側面であるのは明らかだった。答えの見つかっていない問いが豊富にあるということは、とりもなおさず生物医科学者として身を立てる余地が大きいことを意味したし、この分野がヒトの健康の多くの面で最重要課題になるであろうこともまた確かだった。

ヒトの腸内には一〇〇兆個を超える細菌が暮らしている。一人の人の腸内に棲む細菌すべてを一列に並べていけば月にまで達する。これらの細菌は消化器系全体をとおして見つかり、種類によって胃（胃の内部は厳しい酸性環境のため、たいていの菌はここには棲まない）や小腸にいるが、大半は大腸を棲み処にしている。大腸には、数百種を超える細菌が全部で一〇〇兆個以上棲んでいて、その内容物を小さじにすくうと一杯あたり五〇〇〇億個の密度でひしめいている。

腸内にこれほど多くの細菌がいるのだから、次の文章は少々信じがたいかもしれない。私たちの腸内細菌は絶滅危惧種のリストに載っているのだ。平均的なアメリカ人成人の場合には、腸内に約一二〇〇種の細菌がいる。[*1]この数字は途方もなく大きいと思うかもしれない。ベネズエラのアマゾナス州に住む平均的なアメリカ先住民の場合は約一六〇〇種で、アメリカ人よりきっかり三分の一多いと知らなければ。さらに生活習慣や食習慣が初期人類に近い他の人類集団は、アメリカ人より多様な腸内細菌をもつ。いったい、なぜなのか？　過剰に加工された欧米の食事、抗生物質の乱用、殺菌が進んだ家屋などによって、腸内の住人はその健康と安全が脅かされているのだ。

腸内細菌が食べ物を探してごくふつうの食料品店を見て歩けたなら、人間が住宅リフォームの専門店で食べ物を探すような思いをするだろう。レジの横にある菓子類の棚は探しても無駄だ。マイケル・ポーランがいみじくも述べたように、この棚にあるものは食べ物ではなく、「食べ物のような物質」だからだ。現代人の食習慣のおかげで、平均的なアメリカ人の腸内細菌は餓えている。追い打ちをかけるように、私たちは腸内細菌にとっては毒になる、いわゆる抗生物質を一年に何度か処方される（ワンクールと呼ばれる一度の処方で数日間服用を続ける）。あげくの果てに、私たちは年間七〇〇ドルもはたいて家庭用の各種洗浄剤を買いいれ、家を手術室並みに殺菌する。[*2] 食料品店の入り口や図書館のカウンターにはかならずと言っていいほど消毒剤の容器が備えてあり、子どもたちの通学用バックパックからは消毒剤の容器がぶら下がっている。

こうした習慣が何をもたらすか正確なところはわかっていない。近い将来、ヒトは祖先の半分ほどの細菌種を腸内にもつのだろうか？　もしそうなら、それは何を意味するだろう？　肥満、糖尿病、自己免疫疾患など、欧米の生活習慣が健康に及ぼす影響はすでに出はじめている。より多様なマイクロバイオータをもつ社会では、こうした病気はあまり見られない。世界中の人びとがマイクロバイオータを破滅に追いやるような生活を送るようになれば、こうした病気がもっとありふれたものになり、若年で発症し、世界中にくまなく広がるのだろうか？　私たちの健康維持に大きな役割を果たしている腸内細菌種が絶滅したり、あまりに希少になってしまい、現代人のマイクロバイオータは初期人類のものとは似ても似つかないものになったりするのだろうか？　あるいは、すでにその現象はある程度起きているのだろうか？

アメリカはジャンクフードだらけの国になり、子どもたちにこのきわめて有害な生き方を強いている。子どもたちは図らずもマイクロバイオータにとって有害な生活習慣の犠牲者となり、病気にかかって寿命を縮めている。

科学者はマイクロバイオータについて研究論文を書くが、その情報は一般の人びとには伝わらない。いわゆる、学術情報だからだ。科学者は何事によらず疑ってかかるように訓練されているので、何かが良いと思っても、プラセボ対照群を用いた厳密な二重盲検を経なければ、その情報を広く公開したりはしない。けれども、マイクロバイオータを研究する私たちの研究室や他の研究室で得た知見にもとづいて、わが家ではすでに食事や生活習慣を変えている。わが家の娘たちが成長し、幼児のいる他の家庭と交流するようになり、親たちが世間に流布している情報を頼りに食べ物を選択するのを目にしてきた。ところが、健康を左右するいちばん大切なこと、子どものマイクロバイオータの形成を気にかけている人はあまりいない。そのための情報がないのだとすれば、どうしてそれができよう？私たち二人は、消化管とそこに棲む微生物の生態にかんする独自の洞察を得たと認識している。これらの洞察は、わが家の食事など多様なことがらを選択する際の道しるべとなってくれている。

マイクロバイオータ研究は続々と新たな知見を生みだしている。私たちはその理解に必要な情報を一般の方々に提供できればと考えて本書を書こうと思い至った。食事その他の生活習慣にかかわる実用的な助言と提案（私たちの健康にとってこのうえなく重要な、腸内のマイクロバイオータに焦点を合わせた健康増進法）を提供するにあたっては、最新のデータを用いた。

　本書は、この分野におけるもっとも興味深い知見にしたがって、マイクロバイオータがヒトの一生を通じてどのような影響を与えるかを見渡せるように構成した。マイクロバイオータとは何か、どのようにして人体に棲みついたのか、どうすればマイクロバイオータに栄養を与えられるか、その驚くべき性質とはどのようなものか、この研究分野の最前線はどのようなものか、マイクロバイオータはどのように老化するか、一生を通じてどうつきあえばいいかを見ていこう。

　まず、マイクロバイオータについて簡単に説明したあと、腸内マイクロバイオータの形成について、誕生直前の無菌の消化管から乳児期、幼児期と話を進めていく。本書のこの部分は、固形食に切り換える際に、子どもにマイクロバイオータを健全に維持する食習慣を身につけさせるための提案をふくんでいるので、子どもの長期的な健康を願う新生児の両親やもうすぐ赤ちゃんが生まれる方々にぜひ読んでいただきたい。

　その後の章では、マイクロバイオータと免疫および代謝との関係について述べる。現代社会は腸内マイクロバイオータとのつきあい方で多くの間違いを犯していることを指摘し、食事その他の生活習慣をどう変えればマイクロバイオータが健全になり、健康が促進されて慢性病を防げるかを論じる。次に腸内マイクロバイオータと脳の関係にかんする最近の刺激的な研究について触れる。とくに、マイクロバイオータと気分および行動のあいだの関係という先端分野における最新の知見について述べる。

第7章では、病んだマイクロバイオータを治療し健康を回復するための最新の医療（糞便移植によって、死に絶えたマイクロバイオータを再プログラム化する手法など）を紹介する。加齢にともなってマイクロバイオータが衰退するという最近の発見が第8章の中心テーマで、ここでは、マイクロバイオータの衰退を最小限度にとどめて高齢者の消化を助け、健康全般を改善するための提案もしたい。最後に、本書で述べる実用的な助言すべてを一つの計画にまとめる。マイクロバイオータを正しい状態にリセットし、長期的に見て最高の健康状態を維持するための計画だ。この最終章では、多忙な人やその家族がマイクロバイオータの力で効果的で美味しく健康を達成するためのレシピや食生活を紹介する。

マイクロバイオータ研究はまだ産声を上げたばかりで、せいぜいよちよち歩きの段階にあることをご承知いただきたいと思うが、現在得られているマイクロバイオータの知識を使っても、生活のさまざまな場面で賢い選択をすることはもちろん可能だ。また一般的な提案をするほどの情報はすでに得られていると私たちは考えている。本書の提案を実践するにあたっては事前に医師に相談するのが大切だし、持病があるならなおさらと言えよう。

本書のもう一つの目的は、体内の微生物が私たちの健康全般に果たす重要な役割をご理解いただくことにある。この本が、これから起きる新たな発見を咀嚼し、その情報を食事や生活全般にかんする選択に活かすための基盤になればと願っている。出生前にほぼ決まっているヒトゲノムと違って、マイクロバイオームは生涯を通じて戦略的に変えることができる。マイクロバイオームがもつこの可塑性のおかげで、私たちは健康増進をはかる大きな機会に恵まれていると言える。

ヒトと微生物の複合生物として、私たちは両者が生物学的に密接に関連していることを認識すべきである。これらの微生物は私たちの生涯のパートナーなので、よく面倒を見てやれば、私たちが自分と呼び慣らわす人体を守ってくれるだろう。

第1章　マイクロバイオータとは？　なぜ重要？

私たちは微生物の世界で暮らしている

とかく私たちは、人間中心にものを考える。人類は複雑な社会をつくり上げ、精巧な都市を建設し、驚異的な芸術、音楽、文学を生みだした。高速道路、ダム、美しく輝く夜景など、地球上に刻まれた人間活動の痕跡は宇宙からでも見ることができるのだ！　人類が地球に大きな影響を与えているのは明白だが、実際には人類は地球上では新参者に近く、数の上では少数派に属する。私たちは微生物の世界に暮らしているのだ。

地球上には微生物がひしめいていて、太古からそれは変わっていない。微生物とは細菌や古細菌（真正細菌と真核生物に続く第三の生物群）などの微小な生物である。あなたの手の平には世界の総人口を超える数の微生物がいる。地球上の細菌を全部足し合わせると、動植物をすべて合わせた生物量より多い（あとの章で細菌との抗生物質戦争について述べるので、このイメージを覚えておいていただきたい)。ある試算によれば、地球上にいる細菌の総数は五〇〇万×一兆×一兆個、正確に言えば、五ノニリオン個に上る。五のあとにゼロが三〇個も続くのだ。

細菌はどこにでもいる。南極氷床の八〇〇メートル下に埋もれた冷たく暗い湖から、九〇℃以上ある深海の熱水噴出孔、細菌がそんなにいると考えただけで腫れ上がるあなたの扁桃腺まで。地球外生命体が発見されたとしたら、たぶんそれは微生物だろう(火星探査機の仕事の一つは、火星の環境が微生物が生存可能か否かを調べることにある)。三五億年前に出現した単細胞の微生物は、地球上でもっとも古い生命体だ。これに比べれば、人類などほんの二〇万年前に産声を上げたばかりだ。地球の歴史を一日、二四時間で表わし、地球が真夜中にできるとすると、微生物は午前四時を少し回ったあたりで出現するが、人類はその一日が終わるわずか数秒前にちらっと姿を現わすのみだ。微生物がいなければ人類は生きていけないが、人類が絶滅しても影響を受ける微生物はほとんどいないだろう。

原始的な形態をしているように見えても、現代の微生物は数十億年かけた進化の所産である。だから、人類と同じように進化している。実際、これまでに重ねてきた世代の多さを考えるなら(微生物は数分から数時間で増殖する)、微生物のほうが人間より現在の環境にうまく適応していると言えるだろう。たとえば、チェルノブイリ原発事故からわずか数十年で、放射線をエネルギー源として生きる真菌が事故現場で繁殖しているのが見つかった。[*1]大規模な災害が地球を襲ったとすると、微生物の一部はすぐに新たな環境に適応して増殖する可能性が高い。一方で、人体はそれほどすばやく適応できない。

新生児は一人残らず、微生物にとって新たな棲息地となる。微生物は大量にいるし、新しい環境にただちに適応する能力をもつので、地球上の人類や他の生物の体に棲みつく。私たちの皮膚、耳、口、その他あらゆる体腔にいる。なかでも、消化器系に大半の微生物が集中している。当初、微生物は食べ物と棲み処を求めて私たちの体内に侵入したのだが、やがて共進化を経て私たちの生存になくてはならない存在になった。

人間は細菌の詰まった一本の管（くだ）

人体は口から始まって肛門で終わる、とても複雑な管である。消化管、つまり腸はこの管の内側にある。メアリー・ローチがとても面白い著書『食べる——消化管の冒険 *Gulp: Adventures on the Alimentary Canal*』で述べるように、この意味においてヒトはミミズと大差ない。管の一端から食べ物が入り、管を通過するあいだに消化され、もう一端から排泄物として出る。ヒトの消化器系があまりに「単純すぎる」と愕然とする前に、両端が空いた管は、一端しか空いていない初期の管に比べればたいした進歩だということを覚えておこう。池に棲むヒドラという小さな生き物には口しかない。つまり、この生き物が食べるものは排泄物と同じ穴を共有する。そう聞けば、私たちの「管」もさほどみすぼらしく感じないのでは？

ミミズと違って、私たちの管にはそれに栄養分を与えて保護するために進化した各種の付属物がついている。管に栄養を与えようと、腕や手が食べ物に伸びてつかむ。ほうぼうに移動して食べ物を探すための足と脚がある。感覚器官や高度に複雑化した脳は、すべて、管のために食べ物を得て、管を危害から守り、増殖してもっと管を生みだすための「付属物」と考えることができる。管が増えれば、細菌が暮らせる新たな棲息地になるのだ。

腸内に棲む微生物は消化に大きな影響を及ぼすが、食べ物はこれらの微生物に遭遇するまでに消化管の大半を通りすぎている。口から入った食物は食道から胃に下りて、消化吸収を助ける酸と酵素の溶液に浸かる。微生物のあまりいない、この厳しい酸性環境で三時間ほど機械的にかき混ぜられ、いくぶん消化された食物はゆっくりと小腸に進む。消化器系が真に管だと思えるのはこの場所だ。この柔らかい通路は、長さが約六、七メートル、直径が約二・五センチメートルあり、人体の真ん中あたりでスパゲティーのように曲がりくねっている。小腸の内表面は絨毛（じゅうもう）と呼ばれ、栄養分を血液中に吸収する指のような突起物に覆われている。


　小腸内の食物は膵臓や肝臓が分泌する酵素と混ざり合い、私たちが食べたタンパク質、脂肪、炭水化物（糖質に同じ。単純炭水化物〔単糖類〕と複合炭水化物〔多糖類〕がある。単糖は炭水化物の最小単位で、多糖は単糖が多数結合したもの）が消化される。小腸内に棲む微生物は比較的少なく、小腸の内容物を小さじにすくうと一杯あたりわずか約五

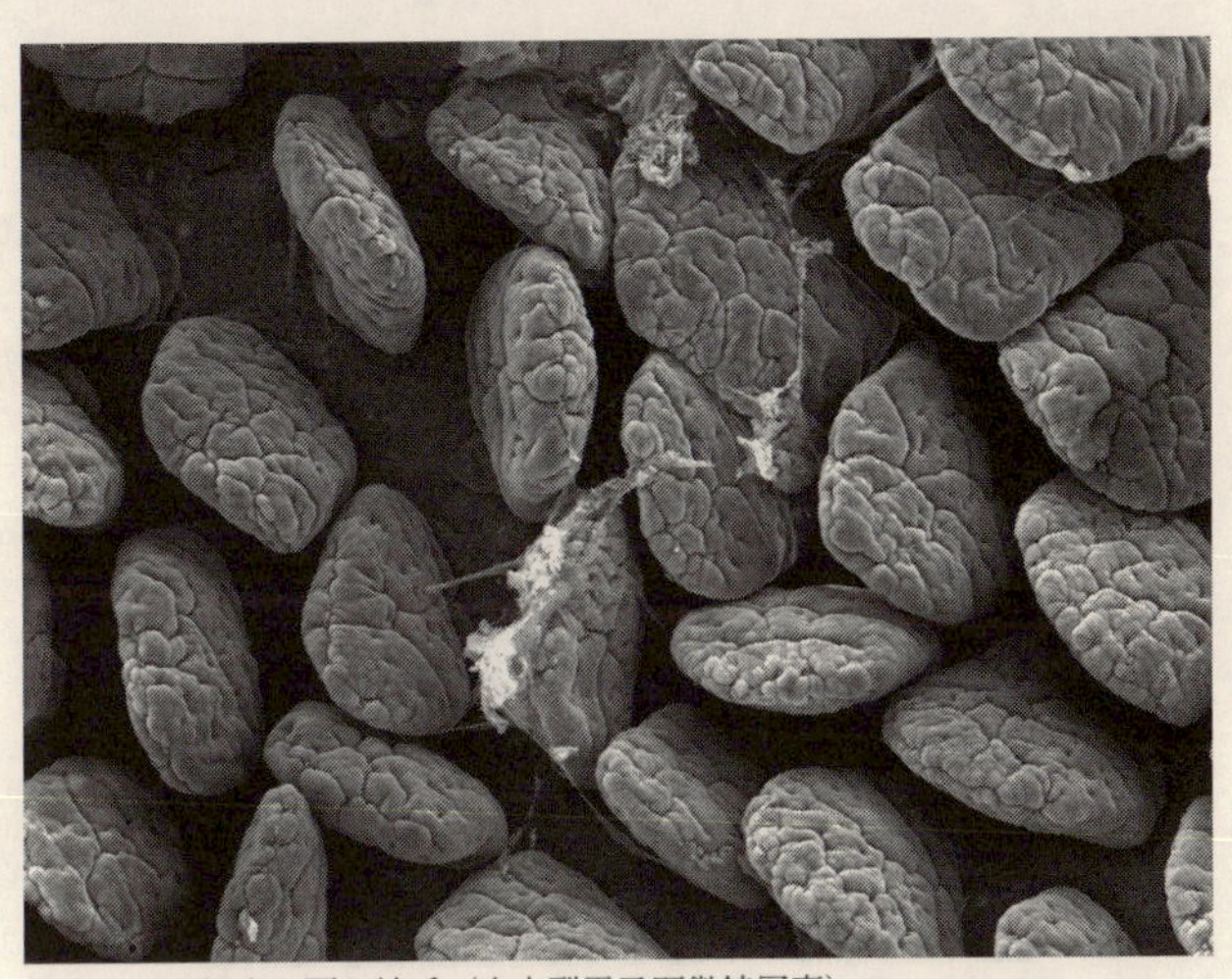

マウスの小腸内を覆う絨毛（走査型電子顕微鏡写真）
© Justin Sonnenburg, Jaime Dant, Jeffrey Gordon

〇〇〇万個しかいない。

約五〇時間かかるこの旅程の最終停車地が大腸で、ここでは食物はごくゆっくりと先へ進む。大腸は小腸ほど長くない。平均で一・五メートルに満たない。しかし、名称に「大」がつくのはその直径が五～七センチメートルほどあるからだ。大腸の内表面はねばねばした粘液層に覆われている。ここで私たちが食べたものの残りかすが、マイクロバイオータと呼ばれる、腹を空かせた高密度の微生物にはじめて出会う（大腸の内容物には小さじ一杯に小腸の約一万倍もの細菌がふくまれる）。腸内細菌はこの食べ物の残りかすを食べて生きているわけだが、残りかすは食物繊維として知られる植物性の複合

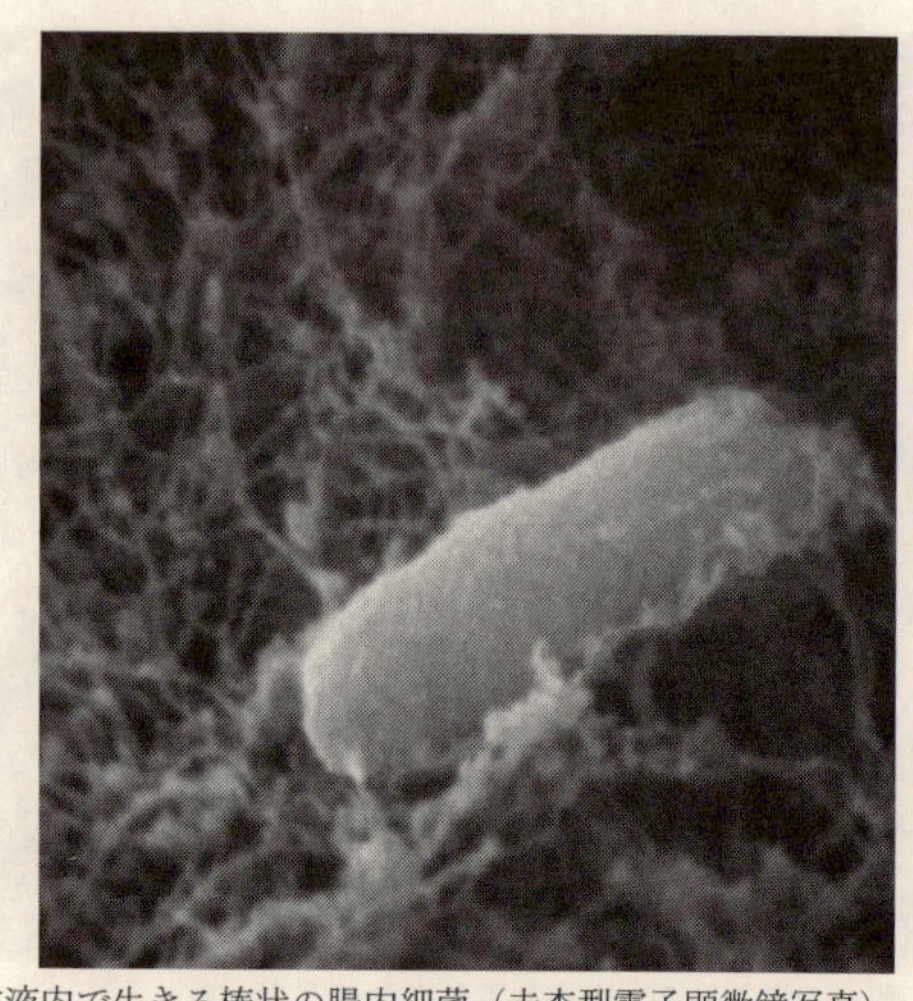

ヒトの粘液内で生きる棒状の腸内細菌（走査型電子顕微鏡写真）
© Justin Sonnenburg, Jaime Dant, Jeffrey Gordon

多糖（異なる種類の単糖から構成される多糖類）をおもにふくむ。これらの細菌が食べ残した（または食べられない）もの、たとえば植物の種子やトウモロコシ穀粒のようなものは、食道に下りたときから二四〜七二時間で体外に排泄される。排泄物には大量の細菌がふくまれ、生きたものも死んだものもいるが、流れに逆らえず体外に押しだされる。排泄物のほぼ半分が細菌だとはいえ、それでも大腸内にはたくさんの仲間が残っている。衛生環境によっては、排泄物中の生きた微生物が近くの水源に広がり、別人の管に新たに棲みつく。

これらの細菌は、最初にどのような経緯でヒトの消化器系に棲みついたのだろう？　私たちは自分の体内は、そう、体の内部にあると考える。ところが実際には、皮膚が体の外側に露出しているのと同じ意味で、管の内側は外的環境にさらされている。とどのつまり、それが管というものだ。周囲の微生物に手、食品、ペットをとおして繰り返し接触することで、私たちはつねに微生物にさらされている。私たちを通りすぎていく微生物もいるが、何年もあるいは一生を通じて体内にとどまる微生物もいる。

大腸に大量にいるとはいえ、腸内にいる微生物の一生も楽なものではない。まず、すさまじい胃酸に耐えて、ようやく大腸の暗く湿った空間にたどり着く。そこには、一〇〇〇種類を超える細菌が棲んでいる。この空間にはときおり食べ物が下りてくるが、腸内の食物争奪戦は激しく、他の細菌が手を出す前にとにかく食べてしまわなければ生存はおぼつかない。食間には、腸の内表面を覆う粘液を食べて命をつなぐ微生物もいる。腸内の微生物にとって生存はいつでも困難をきわめたが、こんにちの欧米社会がもたらすほどの困難はなかった。

欧米社会のマイクロバイオータは病んでいる

マイクロバイオータ研究の大半はアメリカ人かヨーロッパ人を対象に行なわれている。つまり、欧米社会に特徴的な疾患にかかりやすい人びとだ。炎症性腸疾患（ＩＢＤ）の人のマイクロバイオータを健康な人のものと比較すると、欧米の生活習慣のおかげで、「健康な人」がもつ「健全なマイクロバイオータ」がその正確な定義に当てはまらないことに科学者は気づく。現代社会の害悪の一つは炎症性腸疾患の罹患率が高いことだ。まだこの疾患にかかっていない人でも、マイクロバイオータはすでに健全ではなく、遠からずこの疾患に冒されかねない状態にある。つまり、この比較は熱と咳の症状を見せている風邪にかかった人を、熱はあるがまだ咳は出ていない人と比べるようなものだ。熱のある状態は正常に思われるかもしれない（「健康な」人にも体温はある）が、咳は問題だ。私たちが知る健全なマイクロバイオータの定義はアメリカ人やヨーロッパ人のものなので、私たちが正常と考えているものはかなり歪んだ認識かもしれないのだ。

人類は出現から約一万二〇〇〇年前まで、狩猟と採集のみによって食べ物を得ていた。古代人の食事は酸味のある繊維質の多い野生植物と、痩せた野生の鳥獣類か魚類だった。ところが、農耕の誕生によって人びとの食習慣が大きく変わった。果物や野菜の栽培種（甘く、繊維質に乏しく、可食部の多い果肉をもつものが好んで育てられた）、穀物を飼料として与えられた家畜、乳製品のような畜産物、米や小麦のような栽培穀物などが人類共通の食物となっていった。

過去四〇〇年ほどで、産業革命によって私たちの食習慣は前例を見ないほど急速な変化を遂げ、大量生産された食品をどんどん取りいれるようになった。ここ半世紀の近代テクノロジーによって、食料品店には高度に加工され、過度に甘く、高カロリーの食品が大量に積まれるようになった。これらの食品は食物繊維をふくまず、消費期限を延ばす目的で殺菌されている。こうした新しいタイプの食品は、私たちが進化史のほとんどを通じて食べてきたものと大きく異なる。ヒトの腸内で暮らすマイクロバイオータは、人類史をとおして食品テクノロジーと食習慣の変化につねに対処してきた。残念ながら、現在の食生活は悲惨な結末に向かっているかに見える。

腸内マイクロバイオータには、人間の食生活の変化に速く順応するという驚くべき性質がある。腸内の細菌は短時間で二分裂する。三〇～四〇分ごとに倍に増えるのだ。ある人が頻繁に口にする食物を食べて生きる菌種は比較的速く増える。ところが、その人がふだんあまり口にしないような食品を食べる菌種は少数派になり、腸の粘液を食べて生きることを強いられ、最悪の場合には絶滅する。生物学では、この変化する能力は可塑性（かそせい）として知られ、腸内マイクロバイオータはこの能力が高い。この可塑性のおかげで、狩猟採集をしていた私たちの祖先の食事内容が季節によって変わっても、マイクロバイオータは食物の栄養分を最大限に抽出するようにたやすく順応した。ところがこの可塑性は、かつて狩猟採集時代の食生活に適応していた菌種が、現代の食生活に耐えきれずに消滅したことも意味する。ハンバーガーにフライドポテトという現代の食環境で生きていける微生物がマイクロバイオータに占める割合は増えているのだ。この欧米型のマイクロバイオータがおおかたの現代人の腸に生きているわけで、それは自分が健康だと思っている人の場合でも変わらない。

いたって健全なマイクロバイオータがどのようなものかを知るには、アフリカに残る最後の狩猟採集民ハッザを見るといい。彼らが暮らすのは人類発祥の地とされるタンザニアの大地溝帯で、数百万年前にさかのぼる人類最古の化石の一部が発見された場所だ。そこに住む現代人の食生活とマイクロバイオータは、農耕が始まる前に生きていた私たちの祖先のそれにいちばん近いだろう。

ハッザの人びとは、狩りで射止めた動物の肉、ベリー類、バオバブの実の果肉や種子、はちみつ、塊茎（植物の地下貯蔵器官）を食べる。入手できる塊茎には繊維質が多くふくまれるので、彼らはしばらく嚙んでから硬い繊維質の塊を吐きだす。

ハッザの研究者は、彼らが一日あたり一〇〇～一五〇グラムの繊維質を食べると推測している。この量がどれほどかと言えば、たいていのアメリカ人は一日に一〇～一五グラムの繊維質しか食べない。ハッザの人びとのマイクロバイオータには、欧米人に比べてかなり多様な微生物がふくまれる。[*2]

一万年前の人類と同じように伝統的な農村生活を営む人びとのマイクロバイオータも、典型的な欧米人に比べて多様な微生物をふくむ。[*3] この欧米社会と伝統社会の差異は成人のマイクロバイオータに限らない。西アフリカのブルキナファソの片田舎にある村落やバングラデシュの貧民街に住む子どもたちも、欧米の子どもたちと異なるマイクロバイオータ

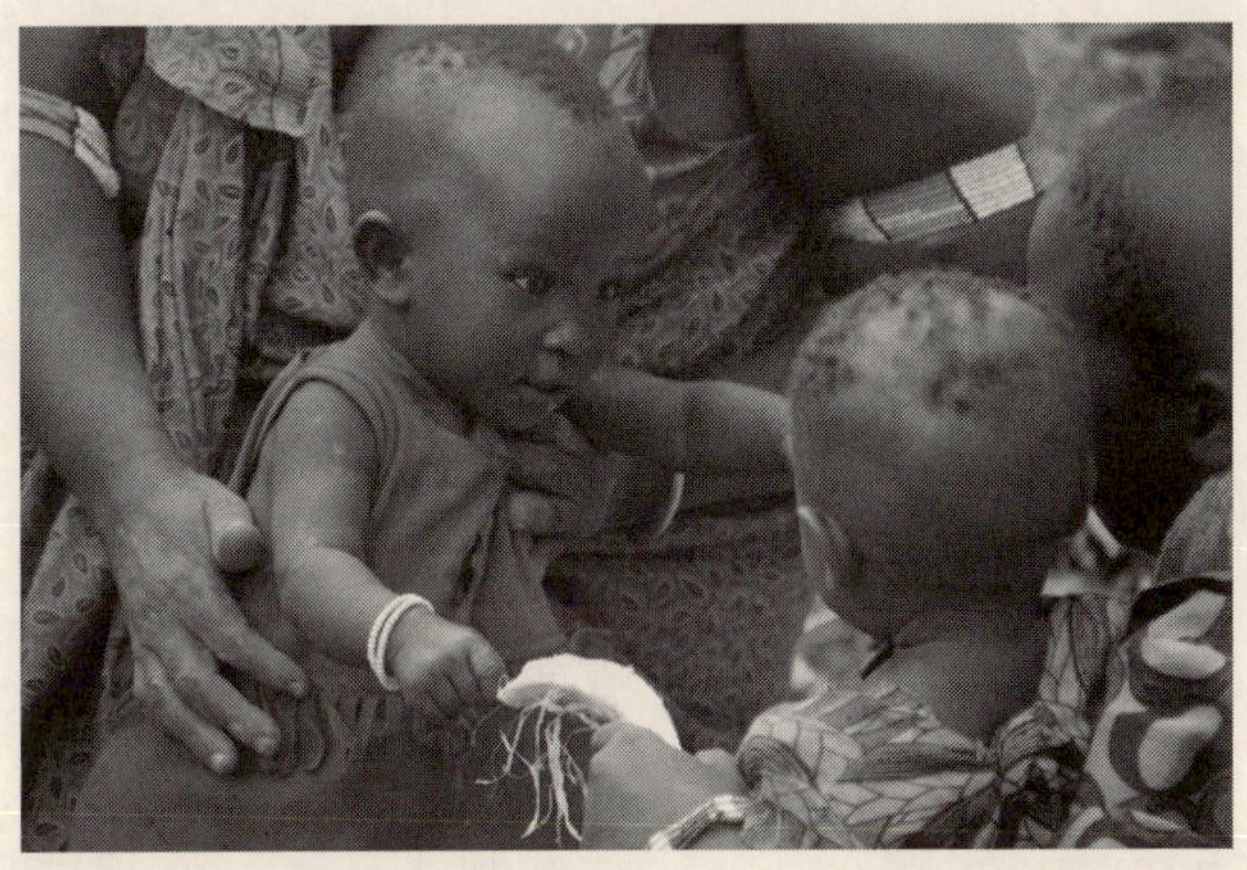

調理して皮をむいたウイグナ・フルテスケンス（Vigna frutescens）の塊茎を手にしたハッザの少女 © Pascal Gagneux

をもつ。[*4] 成人同士の比較と同じように、昔ながらの生活習慣を守る子どもたちと比べて、欧米の子どもたちは多様性の少ない微生物を腸内にもつ。つまり、伝統社会の人びとは加工食品を食べたとしても少量で、毎年のように抗生物質を処方されたことがなく、ハンドバッグやバックパックで手の消毒剤をもち歩かない。彼らに比べて、欧米人のマイクロバイオータはより多様性が低いという証拠は増すばかりだ。

多様性は重要だ。腸内のような生態系では、多様性が系全体の崩壊を防ぐ緩衝剤（かんしょうざい）になってくれる。多種多様な昆虫や鳥のいる生態系を考えてみよう。ある一種の昆虫が消滅しても、鳥はまだまだ（減ったとはいえ）餌となる昆虫には困らない。ところが、どんどん昆虫が絶滅して鳥が餓えると、生態系全体を構成する種が次々と消滅していく。欧米人のマイクロバイオータの多様性が失われるにつれ、この生態系は崩壊の危機に立たされる恐れが高くなる。いったん崩壊してしまえば、その生態系をもつ人の健康が損なわれる。

強いられた協力関係

ヒトは、腸内にいる微生物とずっと折り合いをつけてきて、いまにいたっている。腸内に微生物を棲まわせることに選択の余地はなかったので、人体は微生物とポジティブな相互作用をするしかなかった。自然淘汰の非情な現実は、ヒトと細菌はともに生きるように強いられたという点にある。

一般に病原菌として知られるサルモネラ菌（*Salmonella*）、ビブリオ属コレラ菌（*Vibrio cholerae*）、クロストリジウム・ディフィシル（*Clostridium difficile*）など一部の菌種は、ヒトと敵対する道を選んだが、これらの菌は私たちの体内に棲む大量の友好的な微生物と違って例外だ。残念なことに、これらの病原菌のおかげで抗生物質が過剰に使用され、マイクロバイオータにふくまれる他の友好的な菌にも害が及ぶことになった。腸内の常在菌を侵入者、あるいは抗生物質の乱用が示すように重要でない存在と見なすなら、私たちは彼らに害をなし、やがて私たち自身をも傷つけかねない。

ヒトのマイクロバイオータにふくまれる各種の細菌は、固有の遺伝子コード、すなわちゲノムをもつ。すべての微生物にコードされた遺伝子群はマイクロバイオームと呼ばれ、私たちの第二のゲノムと言える。ヒトのゲノムが各人に固有であるように（一卵性双生児は例外）、二つとして同じマイクロバイオータはない。したがって、あなたのマイクロバイオームは、あなたの人格を決める大きな要因となる（あなたに一卵性双生児の片割れがいればとくにそうだ）。マイクロバイオームは体内の指紋と考えることができる。ある人のマイクロバイオームは、他の人のマイクロバイオータでは分解できない特定の炭水化物を分解する能力をコードしているかもしれない。たとえば、日本人の中には欧米人のマイクロバイオータにはない、海藻を食べる細菌をもつ人びとがいる。日本人は海藻をよく食べるので、彼らのマイクロバイオータはこの豊かな食料源を利用するように進化したのだ。どうか欧米人のマイクロバイオータの特徴が、ホットドッグを消化できる能力などということになりませんように！

私たちは腸内マイクロバイオータを必要としている。ヒトはこの大量の細菌群を体内に棲まわせることを余儀なくされたので、進化に成功した生物すべてと同じことをした。互いに利益を得られる共生関係を結んだのだ。いわば、体内に棲まわせる見返りに、仕事をしてもらうことにした。共生とは、二個以上の生物が同じ場所で自己拡張的な関係をもつことである。共生関係には寄生的なタイプがあり、このタイプの関係では片方の生物が他方を犠牲にして利益を得る。よその家で料理をたらふく食べて、片づけもせず、それとなく帰る時間だとほのめかしても気づかない、招かれざる客のようなものだ。顕微鏡で観察できる微小なレベルでは、鉤虫（こうちゅう）がそんな招かれざる客の典型例だ。共生関係の二番めのタイプに片利共生（へんりきょうせい）がある。この関係では片方の生物は利益を得るが、他方はほとんど利益がないか、まったくない。食べ物を探してゴミ箱を荒らす犬がそうだ。三番めのタイプの双利共生（相利共生）では、両者が利益を得る。ここで、犬があなたの家のゴミ箱を荒らしているが、その犬は病気を広げるネズミを遠ざけてくれてもいると想像してみよう。これが、私たちと腸内マイクロバイオータの関係に似ている。

マイクロバイオータが人体にもたらすいちばんわかりやすい利益は、細菌が腸内で発酵し産生する化合物だ（これを私たちが吸収する）。これらの化学反応のおかげで、私たちは熱量（カロリー）を食べ物から得られる。この熱量は細菌がいなければ無駄になってしまうものだ。高カロリーの食べ物が少ない環境で生きていた私たちの祖先にとって、このことは重要きわまりなかった。現代社会では、少しでも多くの熱量を食べ物から得ることはさほど重要ではないものの、これらの化合物はいまだにヒトの生存にとって大切な仕事をしてくれている。免疫系を調整し、病原菌を寄せつけず、代謝を統括しているのだ。

一方、腸内微生物は私たちから食べ物を安定して与えられるので、ただ食べ物が現われるのを待っていればいい。「私の背中をかいてくれたら、あなたの背中をかいてあげます」というより、「私のために食べ物を食べてくれたら、それをあなたが必要とする分子に分解してあげます」ということになる。

それにしても、なぜヒトゲノムは食物を完全に消化する能力をコードし、ただ乗りする微生物を必要としない方法を選ばなかったのだろう？　ヒトの消化管に微生物がいる一つの理由は、微生物を完全に排除するのが不可能に近いからだ。微生物だらけの世界で微生物のいない状態を維持するには、絶え間なく遭遇する微生物を排除するために、免疫系はいっときも休まず途方もない努力をして微生物を追いださなければならない。

すべての微生物を排除しないもう一つの理由は、これらの微生物の遺伝子が私たちのゲノムを拡張してくれるからだ。ヒトゲノムにふくまれる遺伝子はそれぞれ利益をもたらしてくれるが、それにはエネルギーコストがかかる。ヒト細胞が分裂するたびに、その細胞にふくまれるヒトゲノム全体の遺伝物質（およそ二万五〇〇〇個の遺伝子）を複製しなければならない。つまり私たちは、ヒトゲノムによって得られない機能を果たしてくれる、微生物がもつ遺伝子の恩恵を得ているのだ。たとえば微生物のゲノムは、ヒトゲノムの力では消化できない食物を大切な分子に分解する能力を授けてくれる。これらの分子は、腸内の炎症の度合いから、余分な熱量の効果的な保存まで、人体のさまざまな機能を調整する。こうした共進化による分業が見事な成功を収めたので、生物はずっとこれを利用してきている。

トレンブレイヤ・プリンケプス（*Tremblaya princeps*）は、コナカイガラムシとして知られる植物寄生虫の体内に棲む細菌である。この細菌が特殊なのは、それが現在知られている細菌中で最小のゲノムをもち、生存に不可欠な最小限度の遺伝子を保有する点にある。科学者が小さなゲノムに興味を覚えるのは、海洋に流出した原油を分解・除去したり、トウモロコシの茎を燃料に変えたりするなど、有用な仕事をしてくれる微生物を育種するスタートラインになるからだ。トレンブレイヤ・プリンケプスのゲノムのシーケンス解析をしたところ、この細菌はもっとも基本的な細胞機能を果たすカギを握る遺伝子すらもたないことがわかった。トレンブレイヤ・プリンケプスの中に、モラネラ・エンドビア（*Moranella endobia*）という別の細胞が入れ子状に入っていて、この細胞がトレンブレイヤ・プリンケプスに欠けている遺伝子を補っていたのだ。[*5] トレンブレイヤ・プリンケプスはきわめて賢明な戦略を採っていた。生存に必要なすべての遺伝子をもつのではなく、一部をモラネラ・エンドビアという別の細菌の遺伝子に肩代わりしてもらうことで、どちらの細菌も互いに利益を得るようにしたのだ。

自然は私たちの多くがいまだに見出していない答えにたどり着いている。競争社会で成功するカギは、他人と手を結んでともにはたらくことにあるようだ！　トレンブレイヤ・プリンケプスとモラネラ・エンドビアの関係は、ヒトと腸内マイクロバイオータのそれによく似ている。ヒトは細菌を体内に取りいれ、これに必要な機能を担わせることで、より能率的なゲノムを維持するのだ。欠点は、人体に不可欠な機能を果たしてくれる大切な細菌の面倒を見てやらなければならない点にある。ヒトは、マイクロバイオームの遺伝子によって自分のゲノムに欠けている遺伝子を補っている。食用植物にふくまれる食物繊維を分解するために、腸内微生物がもつ膨大な数の遺伝子を必要とするのだ。人類史をとおしてこれらの細菌との共生関係を維持してきたため、ヒトは誕生から死に至るまでこれらの細菌が体内のさまざまな系統に与える化学的な信号に依存してきた。これらの信号のおかげでヒトの消化管は誕生してから適切に発達し、免疫系は積極的に病気と戦い（過剰な攻撃はしない）、代謝は平衡状態を保つ。ヒトゲノムはマイクロバイオータが与える三〇〇～五〇〇〇万個の遺伝子の恩恵に与っているが、その見返りを要求されてはいない。

細菌は怖い？

マイクロバイオータがそれほど健康にいいなら、なぜ今頃になってそうと知れたのだろう？　ごく最近まで、医学微生物学は病原体と呼ばれる「有害菌」に焦点を合わせてきたからだ。これらの病原菌はコレラ、肺炎、細菌性髄膜炎などの疾患の原因菌であり、人類史をとおして数知れぬ人びとに苦しみと死をもたらしてきた。医学研究がこれらの細菌を理解し、これと戦うことに情熱を傾けてきた理由は明白だ。一八〇〇年代なかば、有名な微生物学者だったルイ・パスツールが、食べ物の腐敗と発酵、たとえば牛乳がヨーグルトになり、ブドウ果汁がワインになる過程の原因は微生物にあるという考えを証明すべく実験をはじめた。パスツール以前には、牛乳の中に何か不可思議なものが自然に出現し、そのために牛乳が腐るというのが科学界の一般的な見解だった。パスツールは、腐敗と発酵は幽霊のような現象ではなく、環境中にある何かの仕業であることを実験によって証明した。その何かが微生物だった。

パスツールの研究によって、病気の原因を細菌に求める細菌説が活気づいた。パスツールは、微生物が牛乳を腐らせるのと同様に、ヒトの病気も微生物の侵入によって起きると考えた。細菌説はかなり新しい概念と言えた。それは当時の科学者は、人間は瘴気（腐敗した有機物から出る、むかつくような臭いのする毒気）によって病気になると一般に考えていたからだ。瘴気によって病気になるという信念にもとづいて、公衆衛生にかんするさまざまな施策が講じられていた。

一八〇〇年代なかばと言えば、ロンドンの公衆衛生が改善した時代だった。非衛生的なおまるを使いたくない家々は、水洗式便所という画期的な発明を歓迎した。ところが、水洗式便所は新たな問題の種になった。ロンドンでは下水施設が整っていなかったし、大半のおまるが市内の汚物溜めに空けられた。水洗式便所で流された水はこれらの汚物溜めに流れるようになっていたが、汚水はすぐにテムズ川に溢れでた。ところが、この川の水はロンドン市民の多くにとって飲料水の水源だった。一八〇〇年代なかばまでには、コレラによる死亡者が増え、テムズ川を流れる汚物もまた増えた。

この危機は一八五八年の例年になく暑い夏に頂点に達した。暑さとテムズ川で発酵する汚物が相俟（あいま）って、ロンドンは「大悪臭」と呼ばれる臭（にお）いの大問題に直面した。[*6] 悪臭はあまりにすさまじかったので、多くの人が家にこもったきりになるという「細菌による軟禁状態」になった。臭いが強くなるにしたがってコレラの犠牲者も増えたため、テムズ川から立ち上る「瘴気」がコレラの蔓延の原因だと推測するのは簡単だった。コレラは、ビブリオ・コレラエと呼ばれるコレラ菌によって起きる病気だが、当時このことはまだ知られていなかった。コレラがきわめて伝染しやすいのは、その主要な症状である下痢がコレラ菌をまき散らすからで、下水と飲料水が混じる地域ではこの傾向が著（いちじる）しい。一九世紀なかばのロンドンでは、テムズ川の下流の水を飲んでいた市民は、上流の水を飲んでいた市民に比べてコレラの罹患率がほぼ四倍に上った。それでも市民は、悪臭は劣悪な衛生状態の証拠ではあってもコレラの原因ではないと考えていた。とはいえ、下水の臭気と病気の蔓延はあまりに関連して見えたため、悪臭が病気の原因だと推測するのは難しくなかった。

やがて、大悪臭は我慢の域を越え、テムズ川の衛生状態を改善する必要に迫られた。水源をきれいにするとコレラ菌が減り、コレラ患者が減った。

このロンドンの逸話は、文明が目に見えない敵、痛みと苦しみと死をもたらす病原菌相手に何世紀にもわたって戦ってきた一例と言える。それでも、ドイツ人科学者ロベルト・

コッホが炭疽病、コレラ、結核などの病原体は細菌だと証明したのは、ようやく一八七〇〜八〇年代になってからのことだった。「コッホの原則」として知られる彼の画期的な手法は、いまだに細菌が病気の原因であることを立証する基準となっている。コッホはこの発見によってノーベル賞とベルリン大学での職を得た。同大で衛生研究所の所長となり、清潔さに取り憑かれた新世紀への扉を開けた。彼の科学的な発見によって瘴気説にようやく終止符が打たれ、医学微生物学が誕生した。以降約一五〇年にわたって、医学微生物学者はこれらの病気をもたらす細菌について研究してきた。伝染病は人類史上何よりも多くの人を死に追いやってきた。細菌を撲滅すれば伝染病を防いで人命を救えるという考えが、抗生物質の開発に直接つながった。細菌がなぜこれほどの悪評をもつに至ったか、なぜ社会が清潔さを追い求めるようになったかは想像に難くない。

一九〇〇年代はじめ、科学者はようやくヒトの腸内に膨大な細菌コロニーがあることを知った。二〇世紀になされたもっとも地味な発見について、アーサー・ケンダルは「これらの実験はヒトの腸管に細菌群がいることを示している」と《サイエンス》誌に述べている。*7

細菌が人体内にいると解明されたあとも、これらの細菌がなぜそこにいるのか、ヒトの健康にどのような影響を与えているかについては誰も確かなことを知らなかった。病原菌がさまざまな急性疾患をもたらす一方で、腸内細菌はヒトの健康に比較的目につきにくい長期的な影響を与える。その結果、これまで研究資金は既知の「有害菌」の研究に割かれてきた。腸内細菌がヒトの健康のあらゆる側面に与える影響の大きさに科学者が気づいたのは最近になってからのことだ。アーサー・ケンダルの言葉を借りれば、ヒトは腸内に細菌群を保有しているだけでなく、この細菌群の産物なのである。

マイクロバイオータ時代のはじまり

一九六〇年代と七〇年代、アビゲイル・サルヤーズ率いる先見的な微生物学者のグループが、ヒトの腸内細菌を研究しはじめた。これらの科学者がもっと派手で病気を起こす細菌ではなく、一見して無害に思える腸内細菌になぜ注目したのかはわからないが、私たちにとって幸運なことに、腸内細菌は彼らの興味をそそったようだ。サルヤーズはバクテロイデス（*Bacteroides*）属菌と呼ばれる特定の腸内細菌群に目をつけた。それはこれらの細菌がヒトの健康に多様な意味で関係していることを示す研究成果が得られるずっと前のことだった。私たち二人は、二〇〇五年にイリノイ大学アーバナ・シャンペーン校にある研究室に彼女を訪ねた。

アビゲイル・サルヤーズは、肝の据わったマイクロバイオータ研究の草分けであるとともに、実用的な実験主義者でもある。私たちが到着すると、彼女は実験室と隣接する廊下を案内してくれた。廊下には初期のマイクロバイオータ実験の道具などが所狭しと並んでいた。最後に会議室に落ち着いて、テーブルを囲むと、なぜ研究対象にバクテロイデス属菌を選んだのかと彼女に訊いてみた。先見の明のある選択にかんする何らかの答えを期待してのことだった。ところが彼女は、バクテロイデス属菌は酸素に触れても生きていけるので研究が楽だからと答えたのだった(他の主要な腸内微生物の多くは、腸内の無酸素の環境から大気中に出されると死んでしまう)。彼女がなした重要な発見によれば、この腸内細菌群は食物繊維の分解能力にとくに秀でているという。[*8] サルヤーズと同時代の研究者たちは、多くの細菌種がどのようにしてヒトには消化できない植物の部分を食べて腸内で生きているのかを探る手法の基盤を確立した。しかし、当時の微生物学研究は使える道具が限られていたし、研究室での細菌の取り扱いも難しかった。この分野は、研究の起爆剤になる新たなテクノロジーを待ち望んでいたのだ。

飛躍のためのテクノロジーは、ヒトゲノムプロジェクトが始まった一九八〇年代末に実現した。ヒトゲノムの全塩基配列(シーケンス)を解析するこの国際的な取り組みは、壮大な計画だった。ヒトゲノムのシーケンス解析は約一三年という歳月と約一〇億ドルという資金を必要とした。最終的に得られたのは、約一テラバイトの塩基配列データで、科学者はいまだにこのデータを分析中だ。科学的発見をうながすという意味においてこのゲノムプロジェクトが重要であるのは異論のないところだが、このプロジェクトの完成はそれが人間の健康にただちに多大な利益を与えるだろうという多くの人の期待に応えてはいない。つぎ込まれた費用を考えるならなおさらだろう。得られたヒトゲノム情報は、重要な治療法の開発や疾患の理解に寄与しているとおおかたの人は考えるにちがいない。しかし、大きな期待をかけられていた「個別化医療」（一人ひとりのゲノムに合った医療）の実現は、計画前に興奮のうちに約束された期日より遅れている。

ヒトゲノム情報の利益はさほど得られていない一方で、予想外の大きな成果がDNAシーケンス解析技術の桁外れの進展にあった。こんにちの解析技術はヒトゲノムプロジェクトを契機に開発されたものが大勢を占める。これらの技術を用いれば、プロジェクトは約一週間と五〇〇〇ドル足らずで完成する。近い将来、私たちは自分の全ゲノムシーケンスを一日と約一〇〇〇ドルで解析してもらえるようになるだろう。これは、プロジェクトが生みだした驚くべき技術的イノベーションのおかげだ。

プロジェクトは科学的にも医学的にも明らかに画期的なできごとだったにもかかわらず、いったんヒトゲノムのシーケンス解析が完成すると、ヒトは遺伝子の所産というだけの存在ではないという認識が強まった。各自の遺伝物質を完全に理解するには、私たちの腸、皮膚表面、鼻腔、口腔、尿生殖路などにいる細菌のゲノムシーケンスも解析する必要があるのだ。ヒトゲノムプロジェクト終了後の二〇〇八年、アメリカ国立衛生研究所（NIH）がヒト・マイクロバイオーム・プロジェクトを始動させた。こちらのプロジェクトの目的は、ヒトゲノムプロジェクトのために開発されたテクノロジーを駆使して、人体と深いかかわりのある細菌について知ることにある。ヒトがもつ細菌の遺伝物質量にかんする現在の試算によると、ヒト自身の遺伝物質はすべての細菌の遺伝物質のわずか一〇〇分の一ほどにすぎない。プロジェクト開始から約七年後の現在、科学者は人体に棲む微生物をより深く理解しはじめており、より完全で新たな個別化医療への道が拓かれつつある。

各人のマイクロバイオームは、その人のヒトゲノムの一〇〇倍以上大きい。しかし、テクノロジーがさらに進歩すれば、私たちが保有する微生物群にかんする膨大な情報を提供してくれるだろう。そうなれば、いろいろな問いを立てることができるはずだ。特定の病気にかかっている人のマイクロバイオータは他の人とどう違うか？ 犬を飼う、海藻を食べるなどの諸要素は、マイクロバイオータにどのような影響を与えるか？ 食習慣を変えるとマイクロバイオータはどれほど速く変わるか？

現在のところ、マイクロバイオータの研究はヒトゲノムプロジェクトと似た状況にあり、世界中の研究室では近代的なシーケンス解析技術によってヒトの腸内細菌の個体数調査をしている。これと併せて、多くの研究室では先端テクノロジーをさらに導入し、DNAシーケンスのみならず、マイクロバイオータの生物学的側面をさらに理解しようと試みている。たとえば、これらの微生物が人体内で産生する膨大な数の化合物を同定しようとしているのだ。次の一〇年で、私たちはヒトとマイクロバイオータとの関係にかんする理解をさらに深化させ、さまざまな疾患の予防や治療に大きな変化を起こすだろう。

この新たな領域に足を踏みいれようとする一方で、先駆的な科学者はヒトゲノムプロジェクト始動前にプロジェクトが医療に大変革をもたらすという楽観的すぎる予測をしたことを認識している。期待があまりに大きければ、その反動もまた大きいと予想され、マイクロバイオータという複雑きわまる生物群が相手である以上、発見を医療の現場に反映させるには時間がかかる。しかし、マイクロバイオータが健康に及ぼす影響には、科学者もそうでない人も夢中になる。だから、マイクロバイオータ研究に対する期待感にあえて冷水を浴びせるような真似をするのは、子どもの一六歳の誕生日にフェラーリの新車を自宅に届けさせ、何年かしたら車の鍵を送ってくれとディーラーに頼むようなものだ。自閉症の子をもつ親にこう話す研究者を想像してみるといい。「はい、私たちはお子さんの病気と腸内マイクロバイオータが関連していることを突きとめましたが、この手がかりをもとに、いたって慎重に研究しているところでして、一〇年ほどしたら結果をお知らせします」

忘れられた器官

マイクロバイオータの研究を始めた一〇年あまり前、私たち二人は人体の新しい器官について研究しているかのように感じた。事実、マイクロバイオータは「忘れられた器官」と呼ばれることが多い。マイクロバイオータのはたらき、そこにどんな種類の細菌がいるか、この器官がヒトの健康にどのように寄与しているかについて、当時はほとんど何も知られていなかった。それでも、マイクロバイオータは病気を根絶する大きな可能性を秘めていた。

科学研究のどんな分野でも、いわゆる「切手収集」のような期間が必要になる。科学者はここ数年来、ヒトの腸内にどのような種類の細菌がいるか調べてきた。世界中で行なわれている研究の中でも、ヒト・マイクロバイオーム・プロジェクトがこの情報収集期に重要な役割を果たし、科学者がより深い理解を追求するための強力な基盤を確立してくれている。

腸内マイクロバイオータの個体数調査を行なういちばん楽な方法は、誰かの便から試料を採取することだ。人の便には乾燥重量にして六〇パーセントの細菌がいるので、小さじ一杯より少ない試料のDNA抽出と次世代DNAシーケンス解析をすれば、その人の腸内にどんな細菌が棲んでいるかがわかる。排泄された便にふくまれる細菌と大腸内の便から直接採取した細菌（結腸内視鏡などで採取する）を比べると、両者はきわめて似通っている。[*9] いずれにしても、科学者は一般に社交的ではなく、誰かに便をくださいと頼む勇気をもたない。つまり、初期のマイクロバイオータ研究はたいてい、研究者自身の便に頼っていた。研究者はときおりタッパーウェア容器を自宅にもち帰り、翌日に実験への「協力物」を入れた容器をもって研究室に戻ってくるのだ。科学者が大胆になったのか、あるいは腸内に何が棲んでいるのか知りたいという好奇心が文化的タブーに打ち克ったのかはわからないが、現在では、たった九九ドル支払えば（そして少量の大便試料を提出すれば）、アメリカン・ガット・プロジェクトに参加して自分の腸内細菌のリストを作成してもらえる。すでに数千人がプロジェクトに参加したところを見ると、世の中もずいぶん変わったようだ。

次世代DNAシーケンス解析に加えて、マイクロバイオータ研究に使えるすばらしいツールにノトバイオティックマウスがある。ノトバイオティックは「体内の細菌群が同定されている生物」を意味する。これらのマウスの腸内マイクロバイオータは完全に定義されていて、科学者の管理下にある。すなわち、これらのマウスの体内にいる生物は逐一その正体が知れているのだ。ノトバイオティックマウスにヒトのマイクロバイオータを移植すると、いわゆる「ヒト化マウス」を作製できる。ヒト・ドナーには、クローン病、糖尿病、炎症性腸疾患、肥満などの患者を選ぶ。この種のマウスには無菌マウスもいて、これらのマウスには細菌がまったくいない。そうした無菌マウスの研究をとおして、科学者はマイクロバイオータの種々の機能について多くを知るようになった。だが、カロリー抽出や免疫系の調整など一部の機能はさほど驚く性質のものではなかった。だが、気分や行動に影響する能力などは予想をはるかに超えていた。

無菌マウスは無菌マウスの両親からつくるが、誰かが最初の無菌マウスをつくらねばならない。このためには、妊娠したマウスの帝王切開を行なって、子マウスが入ったままの子宮を取りだし、これを漂白剤の希釈液に浸して滅菌する。母マウスと接触させると細菌が移るので、これらの子マウスには殺菌ミルクの入った無菌容器を使って科学者が授乳する。科学者が親代わりになるわけだ。

生まれた無菌マウスは加圧加熱殺菌された餌と殺菌した飲料水が与えられ、殺菌したベッドで寝て、細菌が一個も入ることのできないプラスチック製の無菌室で過ごす。アイソレーターとも呼ばれるこれらの無菌室は、外界と完全に遮断された環境を提供する。アイソレーターに入る空気もフィルターで濾過して汚染リスクを減らす。「バブルボーイ病」とも言われる重症複合型免疫不全症を患うヒトと違って、ノトバイオティックマウスは免疫に異常はない。ただし、マイクロバイオータの欠損が免疫に影響を与えるので、「正常」とは見なされない（これについては第3章で詳述する）。これらの無菌マウスがほんとうに無菌か否かは、便に未確認の細菌がふくまれているか否かを調べることで定期的に確認される。容易に想像できるように、マウスをこのような条件で育てるにはたいへんな手間と費用がかかる。滅菌が不十分な水を与えたり、空気フィルターに不備が生じたりというわずかな手違いが起きても、そこにいるマウス全部、数カ月に及ぶ研究、何千ドルという研究資金が水泡に帰す。それでも、この特別な手法のおかげで、科学者は以前なら不可能だったマイクロバイオータ研究に取り組むことができたのである。

マイクロバイオータ、ついに脚光を浴びる

私たち二人の指導教官であるジェフリー・ゴードン博士は、胃腸病学者としての教育を受けているが、根っからの科学者魂の持ち主であり、マイクロバイオータ研究の先駆者でもある。博士の研究室にはスチール台の上に何列も置かれたプラスチック製アイソレーターがある。どのアイソレーターにもノトバイオティックマウスが入っている。それらのマウスは、細菌を一個ももたないマウス（無菌マウス）、正常なマイクロバイオータをもつマウス（ふつうのマウス）、ヒトのマイクロバイオータをもつマウス（ヒト化マウス）に分けられる。これらのマウスの世話をすることで、科学者はマイクロバイオータをもたないマウスはふつうのマウス（正常なマウス）よりたくさんの餌を食べるが、実際には体重が少ないことに気づいた。[*10] また肥満気味のマウスは、痩せたマウスと異なる細菌群を保有することも知った。[*11] これらの観察によって腸内細菌と肥満につながりがあることがはじめてわかったが、そのつながりとはどのようなものだろうか？　肥満がマイクロバイオータを変えているのか、あるいはマイクロバイオータが肥満の原因なのだろうか？

この卵が先かニワトリが先かという問題は科学研究ではよくあることで、答えを出すのは難しいことが多い。このような場合、確信をもって言えるのは、二つの要因（この場合にはマイクロバイオータと肥満）のあいだに相関ないし一致があるが、かならずしも因果

関係があるとも限らないということだ。ところが、ここでノトバイオティックマウスの真価が発揮される。ゴードン博士のチームは肥満したマウスのマイクロバイオータを、マイクロバイオータをもたない痩せたマウスに移植した。すると、肥満マウスのマイクロバイオータを移植された痩せたマウスは、食事や運動習慣に変化はないのに体重が増えはじめたのだ![12] これらの科学者が示したのは、腸内マイクロバイオータがあるだけで痩せた健康なマウスに体重増加が起きるという驚くべき事実だった。

この発見によって、科学界は腸内の微生物にかんする見方の再検討を迫られた。明らかに、マイクロバイオータは私たちの腸内でうろうろしている無害な細菌群というだけの存在ではないのだ。これらの細菌は宿主の健康に深い影響を及ぼしており、欧米諸国における最近の懸念すべき健康問題のおもな原因かもしれない。

さらなる細菌研究の結果、マイクロバイオータと肥満の関係は氷山の一角とわかった。クローン病、代謝異常(メタボリックシンドローム)、大腸がん、果ては自閉症など多彩な健康問題に悩む人に、腸内菌共生バランス失調、つまり、微生物のバランスの乱れが観察されるのである。実際のところ、マイクロバイオータの異常に関連のない疾患を見つけるのがますます難しくなっている。マイクロバイオータがこれらの病気にどの程度かかわっているのかは判明していない場合が多いとはいえ、私たちが自分という存在について新たな見方をすべきときに来ているのは明らかだ。腸内に棲む細菌群はヒトの健康に深くかかわっていて、私たちはようやくその詳細を理解しはじめたばかりだ。マイクロバイオータ研究がさらに進めば、心血管から精神の健康まで、これらの微生物がヒトの健康のあらゆる側面に関係していることが解明されるだろう。

マイクロバイオータの健康をうながすには？

マイクロバイオータの機能についてあらゆる詳細を知るにはまだまだ研究が必要だが、食事や生活習慣を変えて、マイクロバイオータとヒトの健康を増進するための確かな科学的証拠はすでに十分得られている、と私たち二人は考えている。わが家では、マイクロバイオータの知識を用いて生活を大きく変えてきた。私たちの研究室や世界中の他のマイクロバイオータ科学者たちから得られた教訓は、食事、子どもたちのランチの中味、家の掃除法、自由時間の使い方の指針となった。生まれて間もないころから老後までの各時期にマイクロバイオータの状態がどう変化するかについて、すでに豊富な情報が得られている。ヒトがはじめにどのようにしてマイクロバイオータを体内に取りこむか、それらの細菌がどのようにして何を食べるか、ヒトの免疫系その他の健康面にどうかかわっているか、抗生物質を一回のんだら何が起きるかを理解すれば、このもっとも大切なヒッチハイカーたちの健康と回復力を最適に保つために賢い選択をすることができる。

第2章　子どものマイクロバイオータ

生まれる前の胎児は無菌状態にあり、微生物はまったくいない。私たちがヒト細胞のみの集合体であるのはこの期間のみだ。母親の安全な子宮を離れた瞬間、私たちと微生物の生涯にわたる関係が始まる。産道に入ると、胎児はすぐに細胞の複雑な集合体になりはじめ、ヒト細胞のみだった体はヒトと微生物の超個体となり、生涯を通じてその状態にとどまる。海に新しくできた殺風景な島に動植物が棲みつくように、新生児の体は微生物の新天地だ。この何もない場所に微生物が殺到する。

マイクロバイオータがつくられるとき

ヒトの子は多くの意味で未熟な状態で生まれる。生後三カ月を四番めの妊娠期間（トリメスター）（英語圏では妊娠期間をふつうは初期、中期、末期に三分割する）と呼ぶ人もいて、彼らは乳児をしっかり布でくるみ、ホワイトノイズを聴かせて子宮内の環境を再現しようとする。新生児のそばにいたことのある人なら誰でも、この子たちは母親の体外で生きるにはまだ早いように思えると言うだろう。消化器系も出生時にはまだ発達し切れていない。腸の内表面を覆って保護する粘液層は薄くてムラがあり、乳児の腸は有害な微生物の攻撃にさらされる。マイクロバイオータをもたないマウスの粘液層はとても薄いが、腸内細菌にさらされるとすぐに厚くなる。[*1] 同じように、細菌が新生児の体内に侵入すると、ヒトの遺伝子が複雑な組み合わせで発現する。その結果、粘液層が腸の内表面を完全に覆い、その粘性と厚さが生涯その子の腸を守っていけるようになる。この層を体内のネバネバした防護スーツと考えてみよう。このスーツは乳児の腸細胞を細菌から安全な距離に隔て、有害な菌が腸壁から血液に侵入して感染を引き起こす可能性を最小限にしてくれる。この防護壁をつくるのは大仕事だ。ヒトの腸は最長で九メートルあり、粘液で覆うべき表面積は床面積一八〇平方メートルの家屋に匹敵する。これだけの広さの床に掃除機をかけるだけでも悪夢だろう。早々に腸に棲みついた細菌との出会いがこの粘液層の効果を決め、乳児の免疫系が「善玉菌」だけでなく、病気を引き起こす病原菌、ウィルス、寄生体、アレルゲンにどう反応するかをも決める。粘液の防護壁が適切に形成されないと、細菌や毒素の侵入を許してしまう。

成人の腸と違って、新生児の腸には子宮内にいたころの酸素が残っている。新生児に最初に移り棲んだ細菌の仕事は、この酸素を消費し（酸素の存在そのものに耐えられなければならない）、無酸素の環境をつくることにある。これらの初期の細菌はいわば未開の地を耕し、その人の生涯にわたって無酸素の腸に棲みつく新たな嫌気性細菌のために腸環境を整える。ところが、どの細菌が最初の住人になるかは、その子がこの世にどのようにして送りだされたかによって決まる。

産道を下りてくる胎児は、まず母親の膣と肛門にいる細菌に出会う。母親の膣にはラクトバチルス（*Lactobacillus*）属の細菌（乳酸菌の一種）が多量にふくまれることが多い。この種の細菌は酸素に耐えられ（嫌気性ではなく）、経膣分娩で生まれた赤ちゃんの腸内マイクロバイオータに一般に見られる。微生物のいる産道を通ったあと、たいてい頭から下りてくる胎児は、生まれるときに母親の大腸の下の方を圧迫する。このために、胎児は顔全体が母親のマイクロバイオータまみれになる。不衛生に思えるかもしれないが、微生物の世界にはじめて遭遇するのが母親直伝の細菌であるというのも進化上の偶然ではないだろう。母親は子どもの友人や配偶者を選ぶことはできないかもしれないが、その子と長期にわたって共存する細菌については大きな決定権をもつのだ。母親の便にふくまれる細菌は明らかにヒトを繁殖期まで育て上げたものだから、これらの「検査済み」の腸内微生物に最初に出会うのは理にかなっている。新生児のマイクロバイオータは、他の女性より自分の母親の膣内のマイクロバイオータに似通っている。つまり、母親は自分の遺伝子の半分のみならず、自身のマイクロバイオータも子に受け継がせるようだ。

帝王切開で生まれた子の細菌とのはじめての遭遇は、これとはかなり異なっている。細菌との初の出会いは、自然の意図とは異なると思われる皮膚経由になるのだ。経膣分娩では、新生児は自分の母親特有の微生物に出会うが、帝王切開で生まれた子は母親の皮膚特有の微生物にのみ出くわすわけではない。これらの子の体内に最初に棲みつく細菌群は、自然分娩で生まれる子と同じ経緯で自分の母親から「継承されたもの」というわけではないのだ。科学者はその理由についてまだ答えをもっていない。病院内にあるさまざまな物の表面、あるいは医師や看護師の皮膚マイクロバイオータにもさらされるために、母親由来の細菌との接触が少ないのかもしれない。経膣分娩で生まれた子と比較して、帝王切開で生まれた子のマイクロバイオータにはプロテオバクテリア（*Proteobacteria*）門（きわめて多くの病原性細菌がこの門に属する）の細菌が多く、ビフィドバクテリウム（*Bifidobacterium*）属の細菌（乳酸菌の一種。いわゆるビフィズス菌）が少ない[*2]。この章のあとで述べるように、これは理想的な細菌群構成とは言えない。アメリカでは出産の三分の一以上が帝王切開なので、細菌との最初の出会いが、その子のマイクロバイオータや健康に長期的にどのような影響を及ぼすかを知ることはますます重要になってきている。最近では、帝王切開で生まれた人が肥満からアレルギー、喘息、セリアック病（既出のグルテン関連障害の一種）、虫歯にかかりやすいという研究結果が多く、経膣分娩で得られる細菌を体内に取りこめなかった人びとには残念な話だ。帝王切開が行なわれるのは、多くの場合、健康な赤ちゃんを取りあげ、母親の健康を損ねないためにどうしてもそれが必要だからだ。とはいえ、出産法がマイクロバイオータの形成に果たす役割が判明しているのだから、赤ちゃんと細菌のはじめての出会いがその子にとって最善となるような医療体制を考慮すべきだろう。

ロバート・ナイトはカリフォルニア大学サンディエゴ校の教授で、どの種の細菌がどこを棲み処にするかを調べる専門家だ。彼はアース・マイクロバイオーム・プロジェクトを率いていて、このプロジェクトは深海からもっとも乾燥した砂漠まで地球上いたる所の微生物群を調べ上げることを目指している。彼はまた人体のあらゆる部分に潜む細菌の同定にも取り組んでおり、自分のマイクロバイオータを知りたいという人には誰にでもアメリカン・ガット・プロジェクトをとおして応えてくれる。ヒトとかかわるすべての細菌の個体数を把握すれば、科学者は微生物がどこにいるか知るための基準を設定し、この基準を用いて病気を引き起こす細菌を見つけることができるだろう。

最近、ナイトと彼の妻は帝王切開で娘さんを授かった。帝王切開で生まれた子と経膣分娩で生まれた子でマイクロバイオータに違いがあることをよく知る二人は、自分たちで対処した。妻の膣から綿棒で細菌を採取し、娘さんの体の複数箇所にそれを移植することで、ふつうなら産道で出会う細菌にさらされるようにした。やや荒っぽく聞こえるかもしれないが、マイクロバイオータにかんする限り、このやり方は経膣分娩の次にいい方法ではないかと思われる。まだ標準的と言うにはほど遠いが、近い将来、この手法はすべての帝王切開に組みこまれるかもしれない。いずれにしても、同じことをする前に、ご自分の状況をよく知る医師に相談することが肝要だ。

私たち二人の子はどちらも帝王切開で生まれた。当時、私たちは出産法によって初期のマイクロバイオータに違いが出ることをまだ知らなかった。もし知っていれば、私たちも綿棒による細菌移植を検討しただろう。さらに悪いことに、長女は出産から数時間経たないうちに抗生物質を投与された。長女のマイクロバイオータにしてみればダブルパンチだ。このことに触れるのは、その子に良かれと思ってしたことでも、マイクロバイオータにとっては好ましくない場合もあるということを伝えたかったからだ。当時の私たちは、未熟児に有用菌（プロバイオティクス）（乳酸菌や納豆菌など人体に有益な食用の細菌群）を与える研究の情報についてなら知っていた。

未熟児のマイクロバイオータ

未熟児は数種の医療問題に直面することが多い。出産がどれほど早かったかによって、神経学的障害や未熟な肺の問題が起きたり、感染症の罹患リスクが高くなったりする。未熟児の消化管は微生物の世界で生きる準備が完全に整ってはいない。腸が未発達のため、早産の子は新生児壊死性腸炎（ＮＥＣ）にかかりやすい。この病気では、免疫系が腸に対して過剰な炎症反応を起こすので、腸壁に壊死が起きる。いったん壊死が始まってしまうと、その子の命を救うのはきわめて難しくなることが多い[*3]。壊死性腸炎にかかった新生児のじつに二〇〜三〇パーセントが亡くなってしまうのだ。壊死性腸炎を発症する原因は突きとめられていないものの、この病気にかかる未熟児は、健康な新生児と異なるマイクロバイオータを腸内にもつことがわかっている。[*4] そもそも未熟児は月満ちて生まれた新生児と異なるマイクロバイオータをもち、この子たちのマイクロバイオータは細菌の多様性が低い。[*5] しかも健康な未熟児と比べて、壊死性腸炎にかかる未熟児は細菌の種類が少ない上に有害な菌をより多く保有する。これらの未熟児の「通常とは異なる」マイクロバイオータは、実際に壊死性腸炎の症状が現われる三週間前にはそれとわかる。マイクロバイオータの多様性の低下と理想的とは言えない菌種の繁殖が壊死性腸炎の原因か、もしそうであれば、有用菌を補うことでこれらの未熟児が生後すぐに重症の疾患にかかるのを防げないかと科学者たちは考えはじめている。

ラクトバチルス属の有用菌を与えられた未熟児は、そうした細菌療法を受けていない未熟児より壊死性腸炎にかかる率が低い。[*6] これらの細菌がなぜ壊死性腸炎を防ぐのかはまだ完全には解明されていないが、これらの細菌が果たす役割についていくつか手がかりは得られている。どうやら、腸の発達の完了と免疫系の初期訓練には細菌からの信号が必要らしい。このことは月満ちて生まれた子にも当てはまる。しかし未熟児では、腸と免疫系はまだまだ発達していないので、腸にラクトバチルス属の細菌の力を借りる力が不足しているのかもしれない。これらの有用菌は腸や免疫系が成熟し、有害菌を遮断し、炎症を鎮めるのに必要な信号を与える。[*7] さらに有用菌は腸内の空間にしっかりと定着し、病原菌がそこに棲めないようにする。人生のはじめに優良な「初期」細菌群を獲得することは、健康にとって大きな意味をもつのだ。

私たちの長女は未熟児ではなかったが、初期の腸内住人がどれほど重要であるかという知識があったおかげで、有用菌を与えれば、帝王切開とその後の抗生物質投与によって生じた、けっして理想的とは言えないマイクロバイオータを改善できるのではないかと私たちは考えた。長女を家に連れ帰って最初の二週間、私たちは市販のラクトバチルスGG株カプセルの中味を長女の口の中に振りかけた。この方法がプラセボ対照群を使った科学的に厳密な実験でないのは明らかなので、与えた細菌が娘のマイクロバイオータや健康にどのような影響を与えたかを正確に知る術はない。それでも親の実感として、娘は同じような状況の乳児が経験する急性疾患（鵞口瘡（がこうそう）として知られる、酵母菌によって引き起こされる口腔カンジダ症）にかかることはなかった。

酵母菌は細菌ではないので、抗生物質の標的にはならない。だが私たちの体内にいる細菌は、いわば、そこの空間を占めることで酵母菌の数を制御する助けになる。最新のｉＰｈｏｎｅを発売する日のアップルストアを想像するとわかりやすいだろう。発売日にドアが開くと、徹夜で待っていた人が大挙してなだれ込み、最新の製品を購入しようとする。ある時点で、ストアの空間は満杯になり、それ以上は誰も入れなくなる。このアップルストアの空間と同じく、私たちの体内でも微生物が棲める空間は限られている。有用菌は、その空間を占めることで酵母菌の数を抑制してくれる。未熟児に有用菌を与えた研究のように、無害な細菌で腸内の空間を満たすことで病原菌を排除し、壊死性腸炎に罹患するリスクを最小限にすることができる。腸内の空間をいちばん有用な細菌に最初に与えるのが、好ましくない微生物をブロックする効果的な方法かもしれない。私たちの長女の場合、生まれてすぐ抗生物質を投与されたため、本来なら最初に腸内に棲みつくパイオニア的な細菌がその目的を果たせなかったのかもしれない。そのせいで彼女の腸内環境が有害な微生物に有利になり、それらの菌が腸内に棲みつく機会をつくってしまったのだろう。けれども、有用微生物を補ったことで、娘の初期マイクロバイオータの細菌バランスを改善できたのではないかと考えたい。

妊娠はマイクロバイオータ変化のとき

妊娠中の女性の営巣本能を見たことのある人、あるいは自分がそれを経験した人なら、妊娠中の女性の行動が大きく変化することに気づいているだろう。完璧な子ども部屋をつくろうと壁にペンキを塗ったり、模様替えをしたり、さっぱりと洗い上げた赤ちゃん服を几帳面に積み上げたり、店から店を際限なく見て回り、赤ちゃんの揺りかご、カーシート、揺れ椅子などを買いあさったりする。妊娠中の女性の体も出産準備をしている。股関節を緩めて出産が楽になるようにし、栄養豊富な初乳を産後すぐに与えられるように初乳の分泌を始めている。しかし、彼女の体内の別の場所、すなわちマイクロバイオータも出産に向けて準備中だ。

私たちがはじめてルース・リーに出会ったのは、彼女が私たちと同じくセントルイスにあるジェフリー・ゴードンの研究室でポスドクだったときだ。微生物の複雑な生態系を支配するものが何かを知るためなら、ルースは足にオーバーシューズをつけて、メキシコの沼のよどんだ水に入ることも厭わない。現在はコーネル大学の准教授となり、マイクロバイオータ研究に日々明け暮れる彼女は、女性が経験する最大の生理学的変化である妊娠によって腸内の複雑な生態系がどう変わるかをチームとともに研究している。

妊娠した女性の体はノトバイオティックマウスのアイソレーターのような保育器となり、発育中の新たな命に栄養を与えて守る。妊娠にともなうこうした変化に合わせて、マイクロバイオータもまた順応するのが自然な成り行きだとルースは考えた。ルースのチームは、九一人の妊婦のマイクロバイオータを妊娠期間を通じて観察した。[*8] これらの妊婦が食べるもの、妊娠糖尿病の罹患の有無について情報を収集し、生まれた子のマイクロバイオータを生後四歳まで追った。その結果、女性の体の他の側面と同じく、マイクロバイオータも妊娠初期から出産までに劇的に変化することがわかった。妊娠期間の終わりまでには、妊娠当初より少ない種類の細菌が見つかるようになった。言い換えるなら、マイクロバイオータの構成が妊娠末期に近づくにしたがって単純化し、多様性が低下したのだ。実際、妊娠末期のマイクロバイオータは、肥満した人のそれに似通っていた。

この妊娠末期のマイクロバイオータが宿主にどのような影響を与えるかを知るため、ルースは妊娠していない正常なマウスに、妊娠末期のマウスのマイクロバイオータを移植した。同様に妊娠初期のマイクロバイオータを移植されたマウスと比べたところ、どちらも同じ食事量で妊娠していなかったにもかかわらず、妊娠末期のマイクロバイオータを移植されたマウスのほうが体重増加が大きかった。妊娠末期のマイクロバイオータを構成する細菌は同量の餌からより多くの熱量を抽出し、マウスはその熱量を蓄えて体重が増加する。進化の文脈で考えると、熱量抽出を最大限にする能力は母親と発育中の胎児にとってきわめて有益だろう。少ない食べ物からより多くの熱量を得られるなら、母親自身が多くのカロリーを必要とする時期に、発育中の胎児に栄養を与えるために余分な食べ物を探す手間を減らせるのだ。

しかしルースの研究チームによれば、妊娠末期のマイクロバイオータの特徴は体重増加に限らず、一見すると望ましいとも思えない炎症を増やす効果も併せもつという。妊娠末期の女性のマイクロバイオータには、プロテオバクテリア門の細菌が多く、フィーカリバクテリウム（*Faecalibacterium*）属の細菌が少ない。前者の細菌が腸炎や共生バランス失調の患者に多いのに対して、後者の細菌には炎症を鎮めるはたらきがある。妊娠末期の女性のマイクロバイオータが、炎症を起こしやすい構成に変化するというのは直感に反するかに思える。生まれる子はこれらの微生物に最初に出会うからだ。炎症を起こす細菌に子どもがはじめて遭遇するように母親の体が変化するのは、いったいなぜなのだろう？　それはルースのチームが新生児のマイクロバイオータを調べたところ、驚いたことに、妊娠初期のマイクロバイオータに似通っていた。この理由は完全にはわかっていない。妊娠末期の細菌は新生児の腸と相性が悪く、新生児がはじめて遭遇するのはこれらの細菌だが、これらの細菌がずっとその子の体内にとどまるというわけではないのかもしれない。あるいは妊娠初期を特徴づける細菌は、妊娠末期には数が減ってはいるが、まだ母親の体内にいる。これらの細菌が新生児の腸でいちばん繁殖するのかもしれない。新生児の腸の機能は一種の硬貨選別機に似ている。どのような種類の細菌が入ってこようと、腸は体内に残す細菌と残さない細菌を選別するのだ。この選別作業は子どもに生まれつき備わっている遺伝的要因の結果に違いないが、乳児期にどの細菌が繁殖するかを決めるにあたって環境的な要因も重要なはたらきをすることを示す証拠は増すばかりだ。

母乳が乳児に与えるもの

生後数カ月にわたって、赤ちゃんのマイクロバイオータは何度か変化する。特定の種が増える微生物の大繁殖が起き、やがてわけもなく減るということが幾度か繰り返されるのだ。スタンフォード大学が二〇〇七年に行なった研究では、誕生からの一年にわたって一四人の乳児のマイクロバイオータの成長を観察した。[*9] 特定の微生物がある場所に棲みついて繁殖する秩序は一定の規則によって支配されており、この秩序を生態学では「遷移」と言う。スタンフォードの研究者たちは、細菌のいない状態から、複雑で完全なマイクロバイオータをもつ状態へ新生児が変わる過程を記述する原理、言わば地図を発見したいと考えていた。ところが腸内にマイクロバイオータが形成される過程は、いたって不安定で混沌としているらしく、一四人それぞれに異なっていた。誕生から一年後にいくらか似通ったマイクロバイオータ構成を共有していたのはわずか二人で、この二人は被験者のうち唯一の双生児だった。二卵性双生児は遺伝子や環境条件の多くも共有するため、二人のマイクロバイオータが似通っていた理由がおもに遺伝か環境かは何とも言えない。

マイクロバイオータの構成が生後一年を通じて無秩序に見えるのは、多彩な細菌が安定した生態系を形成しようとして起こす複雑な相互作用を、まだ私たちが理解していないためかもしれない。乳児のマイクロバイオータ研究がもう少し進めば、新生児というまっさらな環境に細菌が複雑な集団を形成する一定の法則がわかるかもしれない。いずれにしても、ヒトが体内のマイクロバイオータを獲得し維持する過程について、学ぶべきことが山積しているのは明らかだ。

はじめてのマイクロバイオータの獲得にランダム性がかかわっているのは明白だが、すべてが偶然の産物であるわけでもない。たいていの新生児が最初に口にするものは母乳である。母乳は、赤ちゃんの生存率を最大限にするべく進化してきた。母親は母乳の分泌に大量の資源をつぎ込む。一人の乳児に母乳を与えるには毎日五〇〇カロリーの熱量が余分に必要となる。ちなみに、妊娠中の女性が必要とする余分な熱量は一日あたり三〇〇カロリーだ。母乳成分はスーパー栄養素のオンパレードと言える。脂肪、タンパク質、炭水化物、その他多くの健康に良い化合物を豊富にふくむ母乳は、乳児に完璧な栄養を与える。母乳にはさらに種々の目的をもつ抗体その他の免疫系分子がふくまれていて、乳児の免疫系が発達するまでその子に受動免疫を与える。さらに母乳には、ヒトミルクオリゴ糖（HMO）と呼ばれるあまり知られていない成分もふくまれている。

ヒトミルクオリゴ糖は複合炭水化物であり、その分子は母乳に脂肪と乳糖の次に多くふくまれている。これらの炭水化物の化学構造はきわめて複雑で、あまりに複雑であるためにヒトには消化できない。そう、母乳にふくまれる主要成分の一つは、それを飲む乳児には役に立たないのだ。では、なぜ母親は貴重なエネルギーを使ってまで、わざわざ赤ちゃんが利用できないものをつくるのだろうか？　それは、ヒトミルクオリゴ糖が、赤ちゃんではなくマイクロバイオータの食べ物だからだ。二五〇〇万個の遺伝子をもつマイクロバイオータは、ヒトミルクオリゴ糖を消化してエネルギーを抽出する能力をもつ。母乳を分泌している母親は、それを赤ちゃんに飲ませるだけでなく、赤ちゃんの体内にいる一〇〇兆個の細菌にも夕食を提供しているのだ。さらに母親は、赤ちゃんのオムツ替えをして、これらの細菌の後始末までしている！

とても偶然とも思えないのだが、健康な赤ちゃんの腸内には、ヒトミルクオリゴ糖の恩恵をもっとも受けるビフィドバクテリウム属菌などの細菌がいちばんよく見られる。[*10] だがヒトミルクオリゴ糖は、赤ちゃんがこの時期に必要とする有用菌の食べ物になるだけではない。[*11] アビゲイル・サルヤーズらが研究した別の細菌、バクテロイデス属菌の定着にもかかわるのだ。バクテロイデス属菌は、植物組織を食べて生きるという驚嘆すべき能力をもつ。バクテロイデス属菌に優先的に定着をうながすことで、ヒトミルクオリゴ糖は乳児が固形物を食べるための準備を始めているのだ。ヒトミルクオリゴ糖は指揮者の役割を担う。固形食への切り替えで起きるマイクロバイオータ形成の大きな変化を調整しているのだ。

あまりに多くのことが思うにまかせないとはいえ、母親はわが子の人生のあらゆる局面でもっとも賢明な選択をするように最善を尽くしている。分子レベルで見れば、ヒトミルクオリゴ糖は、母親がわが子の人生で起きるもう一つの過程──外的要因の影響下にあるマイクロバイオータの形成──を支配するいま一つの例だ。

母親は母乳によって生菌も提供するが、母乳にふくまれるこれらの細菌が何に由来するかはわかっていない。[*12] それは母乳が分泌される母親の乳房にいて、独自の母乳マイクロバイオータを形成しているのだろうか？　あるいは腸など母親の体内の別の場所から乳房に移動し、最後に乳をとおして子に与えられるのだろうか？　どのような種類の細菌が母から子に受け継がれ、子どもの健康にどのような影響を与えるかについて現在の科学はまだ答えをもたない。わかっているのは、もっとも有用な細菌群が子どもの腸内に棲みつくように、母乳が子どものマイクロバイオータ形成を調整するということだけだ。

こうした発見のおかげで、乳児のマイクロバイオータに栄養を与えるという目的にかんして言えば、粉ミルクの製造業者は自社製品に重大な欠陥があることを強く意識している。一部の企業は、マイクロバイオータの健康に配慮して新たな成分を加えて、母乳に近い「プレミアム」粉ミルクを開発したと宣伝する。しかし、人工炭水化物のガラクトオリゴ糖（GOS）は、化学構造とマイクロバイオータに与える影響双方においてヒトミルクオリゴ糖に遠く及ばない。一部の粉ミルクには生きた有用菌を加えたものもある。現在のところ、母乳が子どもとそのマイクロバイオータに与える効果を、これらの添加物が十分に再現できているという証拠はほとんどない。それに想像がつくように、プレミアム粉ミルクは値段もまたプレミアムだ。もともとヒトミルクオリゴ糖はヒトに固有なので、これとそっくりな配合をもつ炭水化物の混合物を分泌する動物はいない。その化学的な複雑さゆえに、ヒトミルクオリゴ糖はとても手が届かないほど高額で、工業生産には長時間を要する。粉ミルクの添加物に選ばれた有用菌はいちばん適切であろうと推測されているだけであり、赤ちゃんにとってどの細菌が理想的かはまだわかっていないのだ。マイクロバイオータに配慮して改善された粉ミルクは過去の製品に比べればましだろうが、それはたかだか五〇年の科学研究と栄養工学にもとづいている。片や母乳は約二〇万年にもおよぶ人類進化の結晶である。人間はすばらしいエンジニアであるとはいえ、赤ちゃんに最適な栄養価をもつ食べ物をつくり上げた進化の力には及ぶまい。

米国小児科学会（ＡＡＰ）は、生後六ヵ月は新生児に母乳のみを飲ませ、その後の六ヵ月は母乳と固形食を組み合わせることを推奨する。世界保健機関（ＷＨＯ）は乳児に少なくとも二歳まで母乳を与えるのが望ましいとしている。けれども、それが現実には難しければ、できる限り母乳を与えるのがいい。母乳にふくまれるヒトミルクオリゴ糖と細菌（他の健康にいい多くの母乳成分は言うまでもなく）は、たとえ少量でも、激動の最初の一年をとおしてマイクロバイオータの成長を助けるだろう。乳児のマイクロバイオータは一歳になるまでは不安定だとわかっているので、一歳まではいくらかでも母乳を飲ませるのが有益だと考えるのが妥当だろう。私たち二人はどちらの娘も母乳で育てたので、母乳哺育の難しさは承知している。下の娘は母乳をあまり飲んでくれず、妻のエリカは次女の母乳哺育には苦労した。しかし、母乳がこの子の健康のために重要だと知っていたので、私たちは母乳育児専門家に何度か助言を求めた。これには保険が利かなかったが、病院通いが減ったのだから相当な節約になっただろう。

私たちの社会が、母乳哺育をないがしろにするという誤りを犯したのは明らかだ。少しでも母乳を子に与えれば、その子のマイクロバイオータは正常に成長しはじめるのだから。

「疳の虫」を起こすマイクロバイオータ

赤ちゃんが生まれたとき、両親は幸せの絶頂にいる。最初の子なら、赤ちゃんとの生活に期待は大きく膨らむ。度重なるオムツ替えや深夜の授乳があるとわかっていても、ゆったりした散歩や昼寝の時間が目に浮かぶ。わが子は声を上げて喜び、キャッキャとはしゃぎ、微笑むだろう。ところが実際には、乳児のほぼ四分の一には、こうした幸せな時間はほとんど訪れず、あったにしても間遠で、いつも泣いてばかりだ。いわゆる、疳の虫である。

いつまでも泣き止まない赤ちゃんは親にとってストレスだし、どうすればいいかもわからない。何をしてもこういう赤ちゃんは機嫌を直してくれない。疳の虫にかんする本なら山ほどある。ホメオパシーの腹痛止め水薬から、「ウィンディー」という、直腸に挿入してガスを体外へ逃がすカテーテルまで、さまざまな「治療法」を紹介してくれる。疳の虫に困り果てている親は、とかくこうした民間療法に頼りがちだ。

腸内マイクロバイオータが、疳の虫の原因と重さに関与しているらしいことを示す科学的証拠は豊富にある。ウィレム・デ・ヴォス率いるオランダの科学者グループが、生後一〇〇日にわたって二四人の新生児のマイクロバイオータを観察した。[13] これらの新生児の半数には疳の虫があり、残りの半分はそうではなかった。調べると、疳の虫をもつ赤ちゃんのマイクロバイオータは、そうでない赤ちゃんより多様性がかなり低かった。驚くことに、何をしても泣き止まない赤ちゃんはマイクロバイオータにプロテオバクテリア門の細菌が多い反面、ビフィドバクテリウム属やラクトバチルス属の細菌が少なく、帝王切開で生まれた子や人工乳哺育の子に似ていた。帝王切開で生まれ、人生の最初の二日にわたって抗生物質を与えられた私たちの長女にも疳の虫があった。長女のマイクロバイオータの構成は知らないが、きっと腸内細菌の多様性が低く、プロテオバクテリア門の細菌が多すぎる一方で、ビフィドバクテリウム属やラクトバチルス属の細菌が少なすぎたのだろう。

長女が一歳になったころに疳の虫とマイクロバイオータの関係を知っていたなら、私たちはラクトバチルス属の有用菌を与える期間を二週間から二カ月ほど延ばして娘を楽にしてやっただろうと思う。その有用菌で症状が改善しなければ、症状を軽くしてくれる有用菌が見つかるまで試したはずだ。現在、乳児用の有用菌はたくさんある。もし、あなたのお子さんがなだめてもすかしても泣き止まないようなら、有用菌の使用について医師に相談する価値はあるだろう。母乳哺育でヒトミルクオリゴ糖を与えるのも、ラクトバチルス属とビフィドバクテリウム属の細菌を増やし、疳の虫を治すもう一つの方法だ。

離乳期にマイクロバイオータをどう育てる?

乳児はおよそ六カ月で固形物を食べるようになる。この時期の赤ちゃんのオムツ替えをしたことのある人なら、固形食によって子どもの消化器系に大きな変化が起きると話してくれるだろう。乳離れすると、その子のマイクロバイオータは構成が急速に変化し、成人のそれに似通ってくる。あるケーススタディでは、一人の子どもの誕生から二歳半までの期間におけるマイクロバイオータの変化を追い、それが乳児のものから、より安定した成人に近いものに変化する様子を完璧に捉えた。[*14] この二年半というあいだ、その乳児からは六〇回以上も便が採取され、食事の変化と健康状態にかんする詳細な記録も取られた。マイクロバイオータのもっとも劇的な変化は、はじめて固形のものを食べさせたときに起きた。そのケーススタディの乳児がはじめて食べたのはエンドウ豆だった。はじめて植物性の食物を食べたとき、微生物の多様性が一気に増え、突如として異なる菌種がその子の腸内に姿を現わした。直観的には、このマイクロバイオータの変化は筋が通っている。新たな種類の食べ物が腸内細菌に新たなエネルギー源を与え、新たな菌種の生存を可能にしたのだ。だが驚嘆すべきは、豆が体内に入ってきてからこれらの新たな細菌が出現した早さだった。たった一日だったのだ! 千里眼のトリックにも似て、植物性の食べ物が入ってくるずっと前から、マイクロバイオータはすでに豆を消化する準備をすっかり整えていたのだ。

固形物を食べる前の便を見ると、その子のマイクロバイオータは、少数とはいえ、固形物に合った細菌をすでにふくんでいた。だが、そのときその子はまだ母乳しか口にしていない。なぜ、こんなことが可能なのだろう？　マイクロバイオータを養うために、母乳がヒトミルクオリゴ糖という情報提供者をふくむからだ。赤ちゃんがミルク以外、何も口にしない時期には、ヒトミルクオリゴ糖が植物組織を分解できる細菌も少数ながら腸内で生きられる栄養分を与える。つまり、植物組織がはじめて体内に入ってきたとき、その細菌はすでに腸内にいて、増殖する用意ができているのだ。

離乳期には、人の一生で最大の再構成がマイクロバイオータに起きる。この可塑性は食事の変化に応じて起きるので、子どもに与える食べ物をマイクロバイオータの健康に理想的なものに変えるいいチャンスだ。私たちは長女の離乳をたいていの親と同じように進めた。まず、豆、人参、ブロッコリー（もちろん、どれも裏ごししたピューレ状のもの）から始め、次に果物を与えた。果物の前に野菜を与えたのは、最初にたくさん果物を食べると、あまり甘くない野菜を嫌いになると考えたからだ。野菜や果物と一緒に、ライスシリアル、オートミール、その他の穀物シリアル、乳製品、肉も食べさせた。しばらくすると、市販のベビーフードではなく大人と同じ食べ物を与えはじめ、「お子様メニュー」に載っている食べ物はけっして与えなかった。マカロニ・アンド・チーズやチキンナゲットのような子ども向けの食べ物ではなく、「本物の」食べ物に親しんでもらいたかったのだ。世界の多くの文化圏では、赤ちゃんには大人の食べ物をただ柔らかくつぶしただけのものを与えることが多い。インドの米とレンズ豆に各種のスパイスを加えたもの、中東のホムス（ひよこ豆のペースト）、あるいは北極地方のアザラシの脂肪にいたるまで、この方法を使えば乳児は早い時期から大人と同じものを食べられるようになる。

長女に大人と同じものを食べさせる計画は、娘が三歳のときに壁にぶつかった。娘が便秘するようになったのだ。便秘は重症になり、トイレに行くと長女は排便の痛みで泣くことが多くなった。この経験から、私たちは娘に食べさせているもの、つまりは、自分たちが食べているものを見直すことになった。自分たちが日頃口にしている食べ物の種類を一つ残らず記録した。これほど徹底的に調べたのは、マイクロバイオータと胃腸の健康が私たちの研究分野であることも大きい。愛娘が胃腸病を抱えているなんて洒落にもならないと考えたのだ。

予想もしていなかったのだが、わが家の食事はかなり変化に乏しく、食物繊維がやや少なかった。徹底的に記録したのは正解だった。記録する前なら、わが家の食事は果物、野菜、全粒穀物に富んでいると言ったはずだからだ。ところが実際にはあまり深く考えないで、精白小麦粉やチーズ、最小限の野菜などをふくむ、限られた種類の食べ慣れたものを選んでいたのだ。長女が生まれたばかりで、昼間は仕事をこなし、眠れない夜を過ごしていたころ、短いけれど貴重な時間を娘と過ごせたことがあった。娘が幸せそうに笑みを浮かべ、嫌がる様子も見せないで食べる夕食を選ぶのは自然な流れだった。二歳の幼子がにこにこしながら夕食を平らげるのを見るのは理屈抜きに楽しいものだ。その夕食がチーズソースをからめた精白小麦粉のパスタや、とろけるモッツァレラチーズが入った精白小麦粉のトルティーヤであったにしても。自分たちは食べ物をかなり受動的に選んでいた（入手しやすく安価なものを選んでいた）し、その選択がたいてい空腹感と疲労感に負けての結果だったのが衝撃だった。手間をかけずに食卓に出せて、好みのうるさい幼児でも喜ばせられるような食べ物を選んでいたのだ。

そこで食事を全面的に見直すことにした。ほとんど何かに取り憑かれたかのように、自分たちの口に入る食物繊維の量と種類を一生懸命に調べた。台所にあった白米、精白小麦粉、精白パスタ、それにカラフルな容器に入っている食品（中味は低栄養価の食べ物であることが多い）はみな処分した。空いた場所に、キヌアやキビなど古代の穀物類、ワイルドライス、豆類が入れられた。野菜の消費量が多くなり、わが家の冷蔵庫の野菜入れに一週間分の野菜が入りきらなくなった。肉類を完全に食べなくなったわけではないが、おもなタンパク源にはインゲン豆やレンズ豆などの豆類を頻繁に食べた。こうして食物繊維の多い食事に変えて数日すると、娘の便秘は治り、二度と起こらなかった。食事を見直したあとで生まれた次女は、最初から腸の問題を経験しなかった。この経験は貴重な教訓だった。自分が食べているものを子どもに食べさせていいのは、自分が健全な食事をしている場合だけなのだ。自分の健康と健全なマイクロバイオータのための食事には、家族ぐるみで取り組むべきだ。

長女の場合、おそらく帝王切開によって健全でない細菌群を周囲の人の皮膚から取りこみ、その後投与された抗生物質によってその細菌群のバランスがさらに崩れたのだろう。これらの要因と当時のけっして理想的とは言えない食事が相俟って、娘はたえず便秘に襲われたのだと思う。食事を見直さなかったなら、長女が長じるにしたがって、これらの問題はさらに悪化し、過敏性腸症候群（ＩＢＳ）や炎症性腸疾患などのより深刻な問題に発展しただろう。マイクロバイオータが健全でないと、一生を通じて健康問題につきまとわれると考えた私たちは、わが家ではこの植物中心の食事を厳守することにした。食事内容を変えるとき、幼い娘に蒸した野菜を食べるよううながしたり、夕食の食卓で娘と格闘したりするのは疲れるし悲しかった。けれども、最初は大変だが、食事時間を子どもたちに健全な食事の利点を教える機会にしてよかったとすぐに思えるようになった。

わが家では教育と教化を組み合わせて、健康な食事を子どもに教えこむ。子どもは蒸したブロッコリーを食卓に出されても喜ばないが、私たちは食事をしながら「大きく、強くなる」こと、健康であること、病気にならないことの大切さを説く。大腸にいる微生物のおかげでみんな元気でいられるし、微生物はみんなが野菜を食べてくれるのを「首を長くして待っている」と教える。これを始めて五年、ときには子どもたちに負けることもある。

とても嫌いな野菜を食べないのを許すこともあるが、それは滅多に起きない。けっして楽な話ではないが、私たちはいくつか役に立つ方法を見つけた。たとえば、小さなダークチョコレートのような健康にいいデザートを約束することは、レンズ豆のスープを食べ終える強い動機になる。宗教的信条、文化的価値観、社会規範など、子どもの教化を必要とする他の多くのことがらと同様、大人は健康な食べ物について子ども相手に一種の洗脳をしているのだ。アメリカ文化では、毎年一一月の最後の木曜に家族が集まってごちそうを食べ、野球の試合前の国歌斉唱のあいだは立ち、子どもの歯が抜けたら、それを歯の妖精のためにその子の枕の下に置く。誰もが当たり前のこととして受け止めているこれらの習慣と同じく、マイクロバイオータを健康に保つための食事はわが家の習慣になった。わが家では、いわゆるジャンクフードは絶対に食べさせない。また親も子と同じものを食べているので、良い食習慣のモデルを子どもたちにたえず示している。有言実行あるのみだ。

現在、娘たちは六歳と九歳になった。なぜ野菜を食べるのかと尋ねられると、二人は「おいしいから」と答える。健康食品「宗教」をすっかり叩きこまれたので、いまや夕食にケールを出しても娘たちは顔色一つ変えない。

あなたのお子さんが食べ物の好き嫌いが多く、食物繊維を食べさせようとしても無理なら、こう考えてみよう。世界には、昆虫、動物の内臓、その他欧米人ならとても口にできないようなものを食べる子どもがいる。それはそういう食事がその子たちの文化であり、ほかに食べ物がないからでもある、と。もし、どうしたらそんなものが食べられるのかと訊いたら、その子たちが「おいしいから」と答えても、私たちは驚かない。

抗生物質の影響

子どもに抗生物質を与えるのは、欧米社会では幼い子をもつ保護者にとってある種の通過儀礼のようになっている。乳児に抗生物質を処方する例は減少傾向にあるとはいえ、まだあまりに多い。抗生物質は細菌を死滅させる。腸内マイクロバイオータは主として細菌から成るので、抗生物質の投与ごとに大きな巻き添えを食う。こうして常在微生物が受けるとばっちり、一種の同士討ちは、長期的にも短期的にも悲惨な結果をもたらす。

乳児のマイクロバイオータにかんする前述のケーススタディでは、固形食に切り換えるとマイクロバイオータの多様性が激増した。ところが、これと逆の現象が抗生物質の投与後に見られた。抗生物質を最初に数日間にわたって（一クール）投与したあと、腸内マイクロバイオータの多様性が減ったのだ。これは予想どおりの結果だった。たいていの抗生物質は標的を広く設定しており、多くの菌種を死にいたらしめるようにデザインされている。病原菌以外に、マイクロバイオータを構成する「善玉菌」までも攻撃するのだ。数週間後にその子が二度めの感染で同じ抗生物質を服用すると、腸内マイクロバイオータは最初のときほどの犠牲は出さなかった。この子のマイクロバイオータの細菌は、二回めの攻撃に備えてすでに適応していたのだ。

この研究は、抗生物質がマイクロバイオータに及ぼす二つの重要な影響を示している。第一に、抗生物質は腸内マイクロバイオータを大量かつ即座に抹殺する。第二に、微生物はたいてい治療後に復活するが、マイクロバイオータという細菌群、すなわち生態系が元どおりに戻ることはまずない。腸内マイクロバイオータは、たった一度だけ何日かにわたって抗生物質を使用しただけでも適応するのだ。ケーススタディの乳児の場合、マイクロバイオータは同じ抗生物質が別の機会にふたたび使用されたときにはその抗生物質に対する耐性が高くなっていた。この適応が短期的なものか、あるいはその子のマイクロバイオータの永続的な性質として生涯維持されるのかはわかっていない。しかし、現在までに得られている証拠によれば、マイクロバイオータの復活は完全ではない。マイクロバイオータは免疫系の諸機能と関連しているため（次章で詳述する）、この細菌群の変化はさらに大きな問題に発展する可能性を秘めている。乳児に対する抗生物質の使用は、喘息、湿疹、肥満など多くの疾患の罹患率の高さと関連している。[*15] 抗生物質の使用とその後のマイクロバイオータへの影響がこれらの疾患とどう関係するのかはまだわかっていないが、マイクロバイオータの攪乱は一見すると腸とは関係なさそうな問題につながるようだ。

マイクロバイオータと体重増加

ウシ、ヒツジ、ニワトリ、ブタなどの家畜に抗生物質を少量与えると、体重が最大で一五パーセント増えることは畜産業者ならもう数十年前から知っている。食肉は重量単位で売られるので、体重が増えれば畜産業者にとって収入増になる。また抗生物質を与えるのが若い時期であればあるほど、体重の増加率そのものが増える。アメリカの子どもは、平均で一年に一回、抗生物質を処方される。そこで科学者は、幼いころに頻繁に抗生物質を服用したため、アメリカの子どもは体重が増えているのではないかと考えた。畜産業者がウシを太らせるのと同じ方法で、私たちは抗生物質を与えるごとに子どもを肥満に導いていないだろうか？

実験用マウスに低用量の抗生物質を与えたところ、家畜の場合と同じくマウスの体脂肪率が増えた。[*16] 体重がすぐに増える能力をもつのみならず、これらのマウスのマイクロバイオータは肥満した人のそれと似通っており、痩せた人のそれとは異なっていた。抗生物質で治療されたマウスは治療を受けなかったマウスと同じ熱量の餌を食べても、この熱量を効率良く抽出して体重増加という形で蓄えることができた。熱量摂取がマイクロバイオータの構成に依存するのなら、これが抗生物質を投与された家畜に見られる体重増加の原因かもしれず、さらに乳児に抗生物質を投与すると肥満児が増えることの原因かもしれない。

イギリスのある研究調査で、合計一万一〇〇〇人以上の乳児を、抗生物質を投与された群と、そうでない群に分けて比較したところ、両者には大きな違いがあった。[*17] きわめて早い時期に（生後六ヵ月未満）抗生物質を与えられた乳児は、抗生物質を与えられなかった同年代の乳児より平均して体重が重かった。この体重差は三歳になるまで見られた。生後六ヵ月よりあとに抗生物質を与えられた乳児は、抗生物質をまったく与えられていない乳児に比べるとやはり体重が重かったが、その差はもっと早期に抗生物質を与えられた乳児の場合ほど大きくはなかった。一～二歳のあいだに抗生物質を投与された乳児は、投与後五、六年にわたって同年代の対照群より体重がはるかに重かった。これらの研究結果からわかるのは、早期の抗生物質投与はマイクロバイオータの構成に直接影響を及ぼし、さらに滅入ることに、抗生物質が細菌を攻撃してから何年経っても長期にわたって体重増加と脂肪過多をもたらすということだ。

赤ちゃんのマイクロバイオータについて知っておくべき五つのこと

生後間もないころのマイクロバイオータが最善のスタートを切るために、覚えておくべき五つの教訓がある。最初に、すでに触れたように、出産法は重要である。経膣分娩では、赤ちゃんは自然が意図した細菌群に遭遇する。わが家の娘たちのように経膣分娩が不可能な場合には、母親の膣から細菌を採取し、生まれた子に移植することについて医師と相談できる。二番めに、有用菌の投与は、理想的な初期のマイクロバイオータが得られない未熟児などに対する改善策となる。赤ちゃん用に開発された有用菌には市販の製品がたくさんある。赤ちゃんに疳の虫があったり、抗生物質を投与されたばかりだったりする場合にも、医師は有用菌の使用を勧めるかもしれない。実際に子どもに有用菌を与える前に、有用菌を与えるのが適切か否か、子どもにとってどの種類の有用菌が最善かについて小児科医に相談するのが大切だ。残念ながら、マイクロバイオータは各人で異なるために、最善の有用菌を選ぶには試行錯誤が必要だ。この点については、あとの章でより詳しく述べることにする。

三番めに、赤ちゃんのマイクロバイオータの成長は母乳によって良い方向に導くことができる。出産法の如何にかかわらず、母乳哺育は「母親譲りの」プレバイオティクス（食物繊維などの有益な食品成分）とプロバイオティクス（有用菌）をわが子に与えるまたとない機会だ。帝王切開で生まれたものの、抗生物質の投与を受けなかったわが家の次女の場合、けっして理想的とは言えない初期マイクロバイオータでもそれを補うには母乳で十分のはず、と私たちは考えた。母乳だけで育てるのが無理なら、プレバイオティクスやプロバイオティクスをふくむ粉ミルクの併用について小児科医に相談するのも一法だ。いずれにしても、母乳はその量にかかわらず有益であることを忘れないでほしい。赤ちゃんを寝かしつける直前に与えるだけでもいいのだ。母乳とそれにふくまれるヒトミルクオリゴ糖は、子どもの体内のマイクロバイオータを健康に保ってくれるだろう。

どうしても子どもに抗生物質を投与せねばならないときはある。けれども、覚えておいてほしい四番めの教訓は、抗生物質が人生のはじめにマイクロバイオータに与える影響の大きさだ。抗生物質はどのようにしてマイクロバイオータに影響を与えるのか、抗生物質が腸に与える影響を最小限にできるか否かで子どもの健康がどれほど変わるのかにかんする新たな知識は重要きわまりない。赤ちゃんに母乳を与えるのは抗生物質の弊害をなくすすばらしい方法だ。母乳にふくまれるヒトミルクオリゴ糖と細菌を食べ物としてマイクロバイオータに与えれば、抗生物質の嵐が過ぎ去ったあとに腸内に細菌をふたたび提供できる。母乳がない場合には、プレバイオティクスとプロバイオティクスをふくむ粉ミルクを赤ちゃんに与えれば細菌が復活するだろう。すでに乳離れした子どもなら、有用菌のサプリメント、ヨーグルト、その他の発酵食品を食生活に取りいれる選択について医師と相談してみよう。抗生物質による長期的な健康問題に有用菌がどれほど役に立つかは、現在のところ未知数だ。いずれにしても、有用菌は抗生物質の使用後によく起きる病原菌による下痢を防いでくれる。

五番めに、最後になったが、いちばん大事な教訓は、離乳期は生涯続く健康な食習慣を子どもに教える最高の機会になるということだ。健康な腸内マイクロバイオータを維持する習慣を身につければ、生涯を通じてその子のためになる。正しい食習慣を子どもに教えこむのは親にとっては消耗戦だ。子どもが不平を並べようと、言うことを聞くまいと、健康な選択について毅然とした態度で接すること。子どもが新しい食べ物を口にするようになるには何度か試す必要があるし、それをおいしく食べるようになるにはさらに長くかかる。成功のカギは、諦めて不健康な食べ物に走らないことだ。わが家では、子どもたちにこう説明して成功した。「君たちは自分の体内に棲む生命体（マイクロバイオータ）の番人なんだ。腸内にいる細菌も腹を空かせるし、君たちが食べるものの一部は君たちのためだけど、マイクロバイオータのためにも食べなければいけない」。こう説明すると、子どもたちは皿に盛られた野菜を進んで食べるようになる。体の中に棲んでいる「ペット」を助けてあげなければいけないと思うのだ。本書の最終章では、マイクロバイオータのために最善で、子どもにも人気のある食べ物について述べよう。マイクロバイオータの養育は、子どもがこの世に生を享けたそのときに始まる。だから早く始めれば始めるほど、子どもが健康なマイクロバイオータを維持し、子ども自身も生涯を通じて健康でいることが楽になるだろう。

第3章　腸、免疫系、殺菌の関係

体を清潔にしすぎて病気になる?

欧米社会では、この半世紀でアレルギーや自己免疫疾患が急増した。工業化社会に暮らす人の多くは、自分や身内が季節性アレルギー、湿疹、皮膚炎、クローン病、潰瘍性大腸炎、多発性硬化症にかかった経験をもつ。

これらの免疫系にかかわる病気が、なぜいまこれほどまでに多く見られるのだろうか?答えには諸説ある。有毒な化学物質や公害にたえずさらされるからだとか、祖先がときおりしか強いストレスに直面していなかったのに対して、現代人はストレスやうつに日常的にさらされるからだという人びとがいる。これらの病気はそれぞれに複雑で、一人の人を取っても多様な環境要因が絡んでいることは間違いない。けれども、これらの病気の核心にあるのが、マイクロバイオータと免疫系の相互作用であることを示す証拠は増える一方だ。

腸は免疫系の司令塔

人体内外の他の微生物環境、たとえば、皮膚や口などと比べて、腸内における微生物と免疫系の関係は特別なようだ。腸内にいる微生物は腸の免疫系とつねに連携を保っている。この微生物と免疫系間の「対話」によって、人体は食べ物のような無害な異物と、サルモネラ菌のような有害な異物とを区別する。ピーナツを食べたか、汚染されたチキンを食べたかによって、免疫系が異なる反応をする必要があるのは明らかで、マイクロバイオータはこの区別ができるように免疫系を訓練する。しかし、免疫系の反応にマイクロバイオータが与える影響は、腸内で起きることに限られていない。全身に張り巡らされた免疫系も、マイクロバイオータとの対話によって指示を受けている。

腸は外的環境にさらされている（つまるところ、ヒトはただの管(くだ)である）ので、外部からの侵入者の攻撃にいたって弱い。病原体の多くにとって、腸は血液や他の器官への入り口になる。だが人体は、こうした腸の弱点と環境との不断の接触を自らに有利になるように活用する。

免疫系はよく動く。腸内の微生物と「対話していた」腸内の免疫細胞が不意に動きはじめ、腸を出てから血液に入り、体内の新たな場所に移ることがある。たとえば、体内で見つかる主要な免疫細胞であるT細胞は、今日は腸内にいても、明日には肺や脳脊髄液にいるかもしれない。そしてこの細胞は、新しい場所でも腸内の微生物との対話を覚えている。この動きは不思議に思えるかもしれないが、ヒトの生存という視点から見ればじつは理にかなっている。たとえば、あるT細胞が腸内に侵入してきた病原体に出会ったとしよう。すると、このT細胞は多数のT細胞に分裂し、全身に広がって他の組織に危険が迫っていることを知らせる。だから、その病原体が肺に入ってきても、すでにその情報をつかんでいるT細胞は準備を整え、感染と戦うべく待機している。つまり、腸内の免疫細胞は重要な哨戒兵としてはたらく。病原体らしきものが現われるとただちに出動し、腸の反応を全身に伝えて広域戦に備えるのだ。

腸内マイクロバイオータは、免疫系全体の感度（応答性）を調整するつまみと考えることができる。腸内の微生物は腸内の局所的な免疫反応、たとえば旅行先で始まった下痢がどれほど長く続くかを決めるが、子どもがワクチンにどう反応するか、あなたの花粉症が今年どれほど悪化するかなどにも影響を与える。

腸は体の免疫機能を良好に維持するために重要な役割を果たすが、免疫系を誤った方向に導くこともある。免疫系と腸内微生物との間の相互作用に支障が生じると、全身の健康状態が悪化する。司令塔の信号が誤って解釈されると、免疫系はあまりに早く、あまりに強力な反応を起こしてしまう。免疫系が腸のはたらきでこのように過敏になると、T細胞その他の免疫細胞が体内の無害な部分まで攻撃する自己免疫反応が起きる。

腸内微生物が自己免疫疾患に与える影響について、パサデナにあるカリフォルニア工科大学（カルテック）のある研究室が、二〇一一年に明快な実験結果を発表した。サーキス・マズマニアン率いるチームは、腸内微生物が多発性硬化症に与える影響に興味を抱いていた。一見すると、この中央神経系疾患は腸とは何らかかわりがないように思われる。だがマズマニアンと彼のチームは、自分の神経系に対する攻撃の強さが、腸内に棲む細菌種によって変わることをマウス実験によって証明した。*1

このカルテックの研究以外にも、腸内の微生物こそが全身への脅威に対する免疫系の反応を調整するつまみを制御していると示す研究は豊富にある。免疫学者は、伝統的に腸内微生物とは食べ物を便に変えるものとしか考えていなかった。しかし現在ではマイクロバイオータに注目するようになり、人体内部に棲む細菌が免疫系のつまみを調節していることを考慮しなければ、人体の免疫反応のもっとも基本的な側面を研究し理解することは不可能だと認識するようになった。

腸内微生物が免疫反応を操る

免疫系は軍事用語で語られることが多い。感染菌が人体に侵入すると、敵の細菌に勝利を収めるために免疫細胞その他の分子が動員される。たとえば、サルモネラ菌が付着した、生焼けのチキンを食べたとすると、この病原菌は消化器系を移動し、腸の内表面を覆う細胞内に侵入する。すると、これらの細胞はサイトカインと呼ばれる分子を大量に産生する。サイトカインは遭難信号（SOS）の使命を帯びた分子として人体の免疫系に送られる。免疫細胞はこの援助要請にただちに応え、現場に駆けつけて敵と対峙する。最終的には、免疫系の歩兵であるB細胞とT細胞が、他のより特化した免疫細胞と協力して体内から侵入者を追いだす。

このとき、宿主は体内で小競り合いが起きているために発熱と痛みを感じ、サルモネラ菌の感染でよくあるようにトイレに頻繁に通う。こう書くと、人体が微生物と出会うたびに起きる戦闘のイメージがつかめるだろう。侵入者への攻撃が免疫系のいちばん重要な仕事だ。ここ数十年で、免疫系を重装備の軍隊と見なす考え方が、免疫学の科学的研究の大勢を占めるようになった。

ところが、マイクロバイオータ研究における最近の進展によって、この単純なモデルは崩された。人体の内外に一〇〇兆個もの微生物が棲んでいるという認識が広がったことにより、免疫学者は免疫系とマイクロバイオータ間のより密で、継続的な相互作用に目を向けるようになった。免疫系は「攻撃を知るとただちに戦闘態勢に入る軍隊」というだけの存在ではなく、いわゆる「国務省」までもつのだ。感染に対する反応がその国の戦闘準備態勢によって象徴されるとすれば、共生菌との相互作用は政府による外交努力と考えることができる。世界政治と同じく、免疫系によるこれらの和平活動は日常的な活動であり、危機に際して起きる戦闘はまれだ。

免疫系は、共通の資源（人体）をとおして共生菌とたえず交渉している。免疫系としては、ヒト細胞と細菌細胞のあいだに安全な距離を保ちたい。だが細菌は棲息地（ヒトの腸）を確保したいので、そこから追いだされたくはない。この両者がたえず繰り広げるせめぎ合いは、その人がどのようなものを食べてきたか、食べ物によって細菌を体内に取りこんだか否か、その他の多くの要因によって、その強度が異なる。「強引な」細菌がある一定の期間を超えて腸内を支配すると、免疫系は厳戒態勢に入る。たいていの場合には緊張が解けて、ヒト細胞と細菌細胞はデタントに似た状態にいたる。だがデタントにいたらない場合、免疫系は戦闘準備態勢に入り、ただ脅威に見えただけで、実際はそうでもない事態に対して過剰に反応してしまう。この過剰な反応が、軽度のアレルギーから重い潰瘍性大腸炎までさまざまな結果につながる。

腸は体内の残りの免疫系とつながっているため、私たちの体内に棲む微生物が全身の免疫反応を決める。それに対抗して免疫系が出す決定によって、腸内その他の場所への病原菌の侵入に対して免疫系が起こす反応や、自己免疫疾患の発症と進行、そしてマイクロバイオータから排除される微生物と残ることを許される微生物が決まる。それが果たす真の役割に鑑み（かんが）みて、免疫系の名称を「微生物相互作用系」などに改めるべきだと主張する人もいる。このシステムの仕事はヒトを有害な微生物から守ることであるのは確かだが、より頻繁に起きているのはヒトが日常的に遭遇する微生物と繰り広げる対話だ。こうした対話がさほど頻繁に起きないとどうなるのだろう？　現代社会では免疫系がかかわる疾患が増えており、ある興味深い説がこの免疫系不全を説明するかもしれない。つまり私たちは清潔になりすぎたのだ。

潔癖症もほどほどに

一九八九年、現在はロンドン大学セント・ジョージ校疫学教授の職にあるデイヴィッド・ストラッチャンが衛生仮説を主唱した。[*2] この説によれば、工業国における花粉症とアトピー（皮膚炎）の増加は、感染因子にさらされること（暴露）が減ったのが原因だという。ヒトの免疫系は、食べ物、水、環境全般で遭遇する大量の病原体とつねに戦っている環境で進化してきた。数百年前、いや、現在でも近代化が進んでいない（伝統的な）社会では、ヒトの免疫系は病原菌の絶えざる攻撃から人体を守るフルタイムの仕事についている。だが現在では、抗生物質、殺菌された水や食物のおかげで、細菌との接触が少なくなり、私たちの免疫系はパートタイムの仕事に甘んじている。兄弟姉妹が多い児童にはアレルギーが少ないという当初の観察にもとづき、衛生仮説は大家族の子どもは家庭内でより多彩な病気にさらされるため、免疫系は感染と戦うのに忙しく、花粉やグルテンに過剰に反応して問題を起こす「時間」がなかったと示唆した。

やがて衛生仮説は、農場で生まれ育った児童には、非常に清潔で裕福な家庭に育った児童よりアレルギーが少ないという発見も取りこんだ。[*3] 免疫系が仕事をするのは、病原菌だけでなく、家畜や土壌にいる細菌などあらゆる細菌にさらされたときなのだ。衛生仮説の背後にある種々の要因とメカニズム間の複雑な相互作用についてはいまだに議論が絶えないが、ある集団内で自己免疫疾患が流行していれば、その集団では微生物にさらされる機会がかなり減っているのは明らかだ。環境を滅菌し、細菌を抗生物質で死滅させることは、現代社会における感染症の撲滅についてはきわめて有効だった。だが残念ながら、標的を限定しない病原体攻撃によって、交戦に巻きこまれた有用菌にまでも大きな犠牲を出したのだ。

では免疫系が過剰な反応を起こさないようにするには、もっと頻繁に病気にかからなければいけないのだろうか？　答えはノーのようだ。自己免疫疾患の増加は感染症の減少ではなく、私たちの清潔さと密接なつながりがある。私たちが遭遇する細菌の大多数は病気を起こすものではないが、免疫系に刺激を与えるのは事実だ。このため、ヒトの上に舞い降りたり、通りすぎていったり、体内に棲む細菌を相手に、免疫系はさほど派手にではないにしても、つねにエンジンを吹かしている。こうした軽い免疫反応は細菌との日頃の相互作用に依存し、健康な免疫系を維持する基盤になっている。

環境と食物がどんどん滅菌されるにしたがい、免疫系が対処すべき細菌との遭遇の機会が失われている。抗菌石鹸とアルコール消毒剤は、憎き黴菌よりすばやく広がっている。児童はバックパックやランチバッグに漫画のキャラクターが描かれた抗菌製品をつけている。食料品店は入り口のすぐ外に消毒剤を置いた台を用意する。消毒剤をありとあらゆる物に振りまくのでは生ぬるいとばかりに、トリクロサンのような殺菌剤が台所用品、ショッピングカート、歯ブラシなどに使われている。なんと、抗菌アイスクリームスクープまである。これを目にすると、ふつうのアイスクリームスクープを使ったら、どんな感染症リスクがあるのだろうとつい考えてしまう。トリクロサンは最近アレルギーとの関連が取り沙汰されており、その乱用は現代社会が何でも殺菌しなければいけないという固定観念に取り憑かれていることを物語る。[*4]

欧米の生活習慣は、かつては作物の世話をしたり、食べ物を採集したりするときに自然に接触していた土壌微生物から人をさらに遠ざけている。さらに悪いことに、抗生物質や抗菌剤によって無害な細菌との接触が減っているばかりか、こうした化学薬品に対する耐性を獲得した微生物が繁殖している。[*5] 病院内や工場で加工された牛肉のミンチなどに潜む危険なスーパーバグ（メチシリン耐性黄色ブドウ球菌〔MRSA〕など、抗生物質や抗菌剤に対する耐性を獲得した超強力な細菌）が、問題をさらに悪くするという悪循環に陥っているのだ。カンタロープメロンやミックスサラダ、ハンバーガーなどが細菌に汚染されていたために病人が出たというニュースが伝えられるたびに、私たちは細菌を退治しなければという思いを新たにし、おかげで免疫関連疾患が増えているのかもしれない。危険な微生物との接触を避けるのが重要であるのはもちろんだが、深刻な感染症にかかることなく、環境内の有用菌との接触を安全に取り戻すことは可能だろうか？

失われた友人

人体は日常的に二つの経路で微生物と接触している。体内に棲む微生物（マイクロバイオータ）をとおして、そしてコンピュータのキーボードなどに手を触れたり、誰かと握手したりするときだ。多様性の低いマイクロバイオータや極度に清浄な環境によって微生物にさらされる機会が減ると、免疫に問題が生じるという証拠は多い。たとえば、小児に対する抗生物質の投与（マイクロバイオータの多様性が減る）は喘息の増加と関連しており、投与回数が増えるごとに喘息の罹患率が増える。ところが、犬を飼っている家庭では喘息が減る。[*6] 衛生仮説から想像がつくように、犬がいると子どもは環境中の微生物にさらされ、抗生物質の投与による体内の微生物の消失が緩和される。

これらの研究によって抗生物質と自己免疫疾患のあいだの因果関係が明確になったわけではなく、先に触れたニワトリと卵の問題は未解決だ。ヒトの場合、抗生物質の使用によって自己免疫疾患が増えるが、体内のマイクロバイオータを抗生物質によって殺してしまうことが問題の原因かどうかはわかっていない。ヒト対象の研究では、さまざまな要因のために因果関係を確立するのがきわめて難しい。たとえば、抗生物質を服用する人はたいてい病気がちで、病気につながる免疫系の問題を抱えており、めったに服用しない人と比べると他にもいろいろな違いがある。ただ因果関係を脇に置いても、マイクロバイオータが自己免疫疾患を予防してくれるという証拠はある。細菌がゼロという極端な環境で生育した無菌マウスは、アレルゲンのある条件では気管が重い喘息に似た症状を呈する。ところが、ふつうのマウスのマイクロバイオータをそっくり移植されると、そのような症状が消えるのだ。[*7]

近年の抗生物質の乱用によって巻き添えを食ったヒトのマイクロバイオータは、さらに二度、三度と多様性が減って微生物種に変化が起きた。経口投与される抗生物質は短期的には腸内微生物の減少につながるが、マイクロバイオータは回復していく。ただし、完全に回復するか否かはわからない。ところが、ヒトの進化を通じて人体内部にふつうに見られる微生物がかつては存在し、たとえば特定の細菌種や蠕虫（蟯虫や鉤虫のような寄生虫）などがいた。ヒトはこれらの微生物と何十万年も共存してきたので、これらの種はすでに私たちの「朋友」のような存在になっている。これらの朋友には病気を引き起こすものもあるが、長い付き合いのなかで、ヒトの免疫系は適切に機能するためにこれらの種との相互作用に依存するようになっていた。ところが近代化の波に押されてこれらの微生物種の多くが失われ、現在のヒトの免疫系にはかつてともに生きた朋友はいない。これらの微生物は開発途上国の人びとのあいだではいまだに生きているものの、欧米文化の広がりとともに、過剰な殺菌、抗生物質、劣悪な食事、その他多くの要因によって、これらの人びとに残っていた微生物も失われようとしている。おおかたの人は蠕虫などいないほうがいいと思うだろうし、自分たちが失った細菌の重要性に気づいている人は少ないだろうが、これらの朋友がいなくなったために免疫系がアレルギーや自己免疫疾患を引き起こすということはありうる。

免疫系のバランス

腸の内表面の組織内にはたくさんの免疫細胞がいて、腸内環境をたえずチェックし、必要とあらばただちに出動する。これらの細胞は粘膜免疫系と呼ばれ、その仕事は腸内に侵入し感染を起こそうとする有害菌から人体を守ることだ。粘膜免疫系は、病原体にさらされる体表面にいる微生物との相互作用を監視する、免疫系の一部だ。この免疫系は、いずれも外的環境と日常的に相互作用する肺、鼻、眼、口、喉、腸内の組織を保護する。感染を起こす微生物が体内に侵入しようとしていないか、たえず目を光らせているのだ。腸内では、この免疫系は二つの仕事をこなす。ときおり体内に入ってくる病原体から人体を守り、マイクロバイオータを構成する細菌と連絡を取るとともにそのはたらきを監視するのだ。

粘膜免疫系は、二つに分かれている。一方が脅威に激しく反応し（炎症誘発）、他方が脅威が去ればこの激しい反応を抑制する（抗炎症）。腸内微生物に対する適切な反応の一つは、シーソーの両側に同じ重さがかかるように、これら二つの作用のバランスをたえず取ることだ。シーソーが完璧にバランスが取れていれば、免疫のはたらきもバランスが取れる。粘膜免疫系は微生物が腸壁を傷つけたり、重い炎症を起こしたりするのを防ぐ。この状態では、腸内微生物とヒトの腸組織は平和に共存する。ところが、シーソーが炎症抑制側より誘発側に傾くと、免疫のバランスが狂って常在微生物に強力な攻撃をしかけるため、その人は病気になる。残念ながら、いったんシーソーのバランスが狂うと、ふたたびバランスを取るのは難しくなる。

炎症性腸疾患にはクローン病と潰瘍性大腸炎の二種があり、いずれの場合も肛門に近い大腸に炎症が起きる。これらの疾患の原因は明らかになっていないが、遺伝と環境双方の要因がかかわっているのは確かだ。これらの疾患には、多数の遺伝子の変異が関係すると考えられている。マウス実験では、遺伝子の変異に炎症性腸疾患に似た炎症を起こすマウスもいたが、これはマウスが腸内マイクロバイオータをもっていなければ起きないことが多い。無菌状態で育てられ、腸内マイクロバイオータをもたないマウスは、こうした炎症を起こさないことが多かった。ゴルフボールをティーに載せるように、遺伝子が炎症性腸疾患リスクを上げても、クラブを振ってボールをラフに飛ばすのは微生物なのだ。

炎症性腸疾患の治療には、一般に、炎症を起こす側に傾いている免疫系のバランスを元に戻すことが試みられる。炎症を抑えるために免疫抑制剤を投与し、抗生物質によって体内の微生物をやっつけて目の前の脅威に対処する。しかし、いったん体内の微生物に対する免疫反応が始まってしまうと、反応を調整することは難しい。炎症性腸疾患の治療が難しいのはこのためだ。炎症を起こした部位を外科的に切除するしかない場合も多い。

炎症性腸疾患の治療の難しさは、炎症のバランスを正常に保つ難しさを示している。炎症が軽すぎると微生物が腸組織に侵入するが、重すぎると免疫系はマイクロバイオータによって維持される完全な炎症モードに入ってしまう。化学療法やＨＩＶ感染で免疫が低下した人では、免疫系のはたらきが弱すぎる。これらの人びとは腸組織に微生物が侵入するリスクが高い。弱い免疫系が腸壁に「微生物は立ち入るべからず」という看板を立てても、微生物にこれをきちんと守らせることができないからだ。反対に、免疫系がきわめて攻撃的になった人では、免疫系が微生物相手に戦うために激しい炎症を起こす。がんの免疫治療には、不適切な免疫反応を自然に阻止する安全策（ブレーキ）を排除することで、この種の炎症誘発作用を利用しようというものがある。この治療法は、炎症を意図的に起こして、攻撃モードに入った免疫系ががん細胞を攻撃するのを期待する。だが、この手法に潜む危険性は、腸内の善玉菌まで標的となり、炎症性腸疾患のような症状に見舞われることだ。こうした症例は、免疫系の恒常性（ホメオスタシス）と腸内細菌の監視が不安定なことを示している。

あいにく、健全な免疫系のバランスを維持する難しさを心配しなければならないのは、免疫不全を抱えた人や免疫療法を受けている人だけではない。欧米社会の生活習慣が免疫のシーソーを狂わせてしまい、微生物と平和に共存するための免疫系の炎症誘発側と抑制側の微調整がうまくいかなくなっているのだ。免疫系のバランスを保つ上で、腸内微生物がただの傍観者ではないという証拠は増えるばかりだ。マイクロバイオータは、免疫系が腸内微生物と外部から侵入してくる病原体に対する反応を決めるのに大きくかかわっているのだ。

粘膜免疫系のバランスをとる微生物

腸の内表面はネバネバした粘膜に保護されていて、腸内の微生物がヒト細胞に近づけないような物理的な防護壁を形成している。この粘液層はマイクロバイオータを安全に隔離するとともに、マイクロバイオータ内の細菌の一部にとって食べ物となる豊富な炭水化物源でもある。炭水化物を多くふくむ分泌物を産生することで、腸はこの微生物群内の有用な微生物を養っているのだ。これらの微生物は腸に病原菌が侵入するのを防ぎ、免疫のバランスを整える。

生焼けのハンバーガーを食べると、病原性の大腸菌（*E. Coli*）が消化器から腸にするりと入ろうとする。ところが、この病原体が腸の内表面をすり抜けようとしても、粘膜を突破する前に無数の常在微生物をやっつけなくてはならない。

腸内細菌はこれらの侵入者に対する最初の砦であり、強引に入ってこようとする病原体に物理学的、生化学的な障害を与える。マイクロバイオータは免疫系にとって傭兵のようなもので、有害菌を排除するために雇われている（報酬はネバネバした粘膜）が、完全に目を離しても大丈夫なほど信頼が置ける相手ではない。

マイクロバイオータは、病原体に対する特別な障壁になる以外にも仕事をこなしている。人形遣いが人形の糸を操るように、それは免疫反応の強度と持続期間を調整するのだ。たとえば、侵入者がいる場合、免疫系の反応が遅かったり生ぬるかったりすると、病原体が有利になる。反対に、免疫系が死に物狂いになると、過剰な炎症と無用な組織の損傷や自己免疫反応が起きる。常在菌は多くの意味において免疫系を制御する糸をその手に握っていて、免疫反応の強度と速度を決める。免疫系が人の一生を通じて発達するにつれ、マイクロバイオータは免疫系を微調整する。子宮内で守られていた胎児が乳児になり、やがて一〇〇兆個の微生物にさらされる幼児へと成長する生後の数年間が、免疫系の発達がもっとも速く著しい時期だ。免疫系が適切に発達するには、それが監視すべき微生物にさらされることが必要不可欠で、それが人生が始まったばかりの時期に起きる必要がある。

第２章で、ふつうのマイクロバイオータをもつマウスに比べて、マイクロバイオータをもたないマウスは、腸の内表面を覆う粘膜層が薄くまだらであることを述べた。微生物が

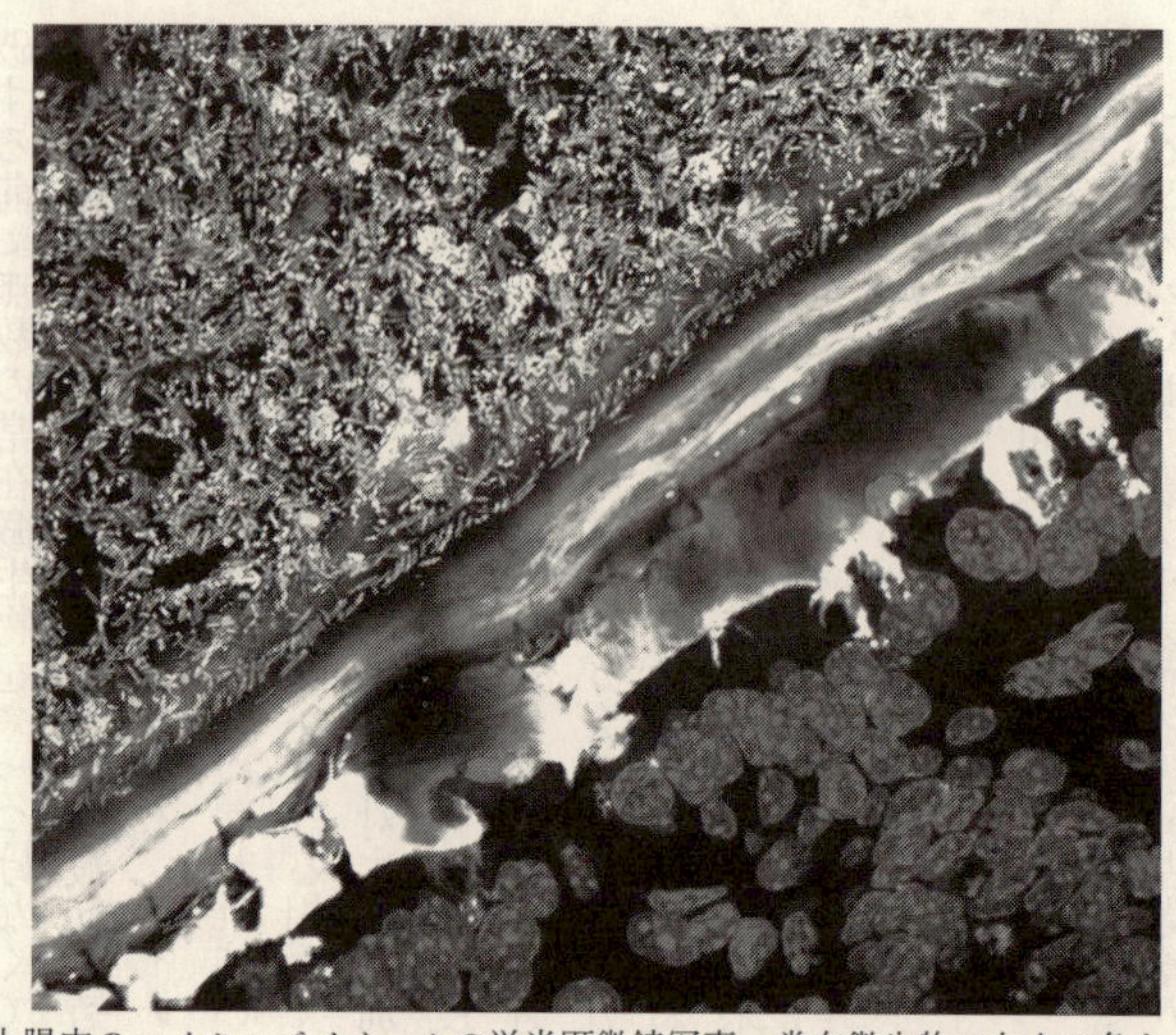

小腸内のマイクロバイオータの蛍光顕微鏡写真。常在微生物は左上の角を占める桿菌。粘液は画像全体を二分する筋状の厚い層。小腸細胞が右下の角にある。 © Kristen Earle and Justin Sonnenburg

いなければ、粘膜免疫系は適切に形成されない。マイクロバイオータをもたないこれらのマウスでは、粘膜層以外にも粘膜免疫系の外観、組成、機能にふつうのマウスとは大きな違いがある。微生物の侵入に対処する免疫細胞がほとんど腸内にないのである。無菌マウスの免疫不全は、ふつうのマウスのマイクロバイオータを丸ごと移植すれば治せる場合があるが、治せない場合もある。一生のうちあまりに遅い段階で微生物にさらされると、一生のはじめに発達する機会を奪われた免疫系は未発達のままになってしまうのだ。[*8] レシピを見ながら料理していて、ある材料を入れるのを忘れたようなものだ。スープなら塩を入れるのを忘れても、最後に加えればまったく問題ないだろう。ところが、オーブンから焼いたケーキを取りだそうとして、ベーキングパウダーを入れるのを忘れたのに気づいても、もうベーキングパウダーは入れられない。ぺちゃんこのケーキで我慢するしかないのだ！

ヒトでは生後すぐの段階でマイクロバイオータがないということはありえないが、抗生物質による治療や清潔すぎる環境などのために、最初の数週間をわずかな微生物と過ごすことはある。だが生後間もなくという重要な時期に出会う微生物が、ヒトの免疫系の発達のさまざまな側面を決めるかもしれないのだ。忘れてならないのは、あまりに清潔な環境で子どもを育てるのは、その子の免疫系の発達にとって長期にわたって悪影響を及ぼすかもしれないということだ。

免疫系と常在菌

免疫系が常在微生物に対して見せる反応は、マイクロバイオータの特定の細菌が免疫機能を最適に保つ可能性を秘めることを示している。では、どの微生物が免疫系の健康にとって最適なのかを決めて、その微生物を究極の「免疫強化」有用菌サプリメントに加工できるだろうか？　完璧にバランスの取れた免疫系をつくってくれる有用菌で、感染症にすばやく対処するが、花粉やピーナッツには反応しない有用菌の錠剤があれば最高だ。いや、そうだろうか？

残念だが、粘膜免疫系は複雑なので、それは科学というよりSFのような話になる。免疫反応が起きると、B細胞とT細胞が抗体をつくって炎症をうながし、赤味、腫れ、発熱、化膿が起きる。この反応の後には、これらの症状が消えていく段階がある。この仕事を担うのがTレグ細胞（制御性T細胞）と呼ばれる免疫細胞の一種だ。Tレグ細胞が少ないと免疫反応が強くなり、自己免疫疾患、炎症性腸疾患、がんなどに発展することもある。Tレグ細胞の不足が欧米人の多くの特徴で、欧米でよく見られる種々の疾患の原因だと唱える人もいる。もっと多くのTレグ細胞があれば、たくさんの炎症性疾患を治療、予防する新たな方法につながるかもしれない。

日本の理化学研究所で消化管恒常性研究チームを率いる本田賢也は、マイクロバイオータの一部の菌に腸内のTレグ細胞を増やすはたらきがあることを発見した。[*9] 現代人のマイクロバイオータは抗生物質や貧弱な食事など多様な要因のために劣化していて、「このために宿主は自己免疫疾患とアレルギーを起こす」と考える科学者たちがいるが、本田もそうした一人だ。炎症性腸疾患、アレルギー、多発性硬化症などの患者はこの数十年にわたって急増しており、彼が暮らす日本でもいまだに増えていると述べる。

本田と彼のチームは、フィルミクテス門（腸内マイクロバイオータを構成するおもな二門のうちの一つ）の菌が、実験マウスの腸内でTレグ細胞を増やすことを発見した。Tレグ細胞が増加すると炎症反応が抑えられ、マウスは大腸炎、自己免疫疾患、アレルギーを起こしにくくなる。この腸内細菌の混合物(カクテル)は、どの既知の医薬品にも不可能だった哺乳動物の免疫の活性化をすることができる。問題は、人はそれぞれ異なるマイクロバイオータをもつので、どの人にもまったく同じカクテルが効くか否かだ。この問いに、本田はこう答える。「人それぞれにマイクロバイオータが違うことが重要であるのは間違いない」。ある特定の細菌カクテルが、誰にでも同じ抗炎症効果を与える可能性は少ないだろう。しかし、微生物種の違いは、それらが産生する分子ほど重要ではないかもしれない。

微生物は腸内にあるものを食べて、副産物、つまりは排泄物を体外に出す。そう、私たちの腸は微生物のトイレなのだ。こう考えるとあまり気持ちよくはないが、これらの細菌の排泄物はあなたが考えるほど有害ではない。事実、なかには健康に良いものもある。たとえば、マイクロバイオータの排泄物の主成分に、短鎖脂肪酸（これらの特別な分子については、あとの章で述べる）がある。これらの分子は腸がTレグ細胞を増やすのを助ける。[*10]腸マイクロバイオータにとって、「そこに誰がいるか」より「それが何をしているか」のほうが重要だ。多くの細菌種が短鎖脂肪酸をつくることができるので、すでに腸マイクロバイオータにいる細菌がこの脂肪酸をつくるよう仕向ければ、Tレグ細胞を増やして炎症を抑えることができる。ここで触れた研究はまだ予備的なものだが、腸内微生物にどう対処すれば腸を健康に保てるかについて手がかりを与えてくれる。すばらしい健康上の利益を与えてくれる微生物の組み合わせは、まだまだ市場に出回るのに時間がかかるに違いない。だが微生物にもっと短鎖脂肪酸をつくり、免疫系のバランスを保つ他の重要な化学伝達物質もつくるよう促せば、各種の疾患を予防あるいは治療できるだろう。

ピロリ菌はどうなの？

免疫系は、体内から有害菌を排除するという大きな使命を帯びている。しかし、有害な細菌を追いだすのはさして難しくない。免疫系は、有害菌を退治するのにきわめて有効な戦略兵器（標的が明確に定められた抗体）と大量破壊兵器（発熱や下痢）双方を進化させてきた。免疫系にとってより難しいのは、どれが有用菌でどれが有害菌かを見定めることだ。免疫系がここで間違いを犯すと、危険かもしれない感染を見逃したり、多発性硬化症の場合のように、完全に正常で重要な細胞が攻撃にさらされたりする。人間にとっても有用菌と有害菌の別を見分けるのは難しく、とりわけ多くの細菌が「グレー」ゾーンにいるのでそうなる。これらのグレーゾーンにいる細菌は一定の状況や一部の個人にとっては有害でも、他の場合には有用だったりする。

マーティン・ブレイザーはニューヨーク大学の教授で、ヒトの胃の中に棲むヘリコバクター・ピロリ（*Helicobacter pylori*）、いわゆるピロリ菌が健康に与える影響を研究するグループのリーダーだ。この細菌は胃潰瘍、ときには胃がんを発症させることがある。どう見ても悪玉だ。そうではないか？　医学界もそう考え、この「有害な」微生物を抗生物質で根絶すると決めた。

「検査と治療が常識になっている」とブレイザーは語る。「医師はピロリ菌を発見したら排除する。ところが、証拠を精査すると、ピロリ菌の根絶を必要とする人はいたって少ない」。一部の人にとってピロリ菌は問題になるが、多くの人は体内にこの細菌がいるのに気づかないし、何ら不都合は感じていない。というより、ピロリ菌には有用な面もあるという証拠が集まってきている。

ピロリ菌はたいてい両親から受け継ぐものなので、親になる前に除菌によってピロリ菌を失うと、将来自分の子に伝えられなくなる。まさに、このことが欧米諸国で起きている。「悪玉菌」のレッテルを貼られてからというもの、ピロリ菌はわずか数十年で絶滅の道を歩んできた。世代が替わるごとに、胃の中にピロリ菌のいる子どもたちは欧米諸国で減っていった。一見、これはいいことのように思われる。この子たちは、ピロリ菌が原因の胃潰瘍や胃がんを発症することはないだろう。ところが、ピロリ菌をもたない人には大きなマイナス面がある可能性がある。ブレイザーなどが示したように、ピロリ菌がいない子どもは喘息やアレルギーを発症しやすいのだ。[*11] ピロリ菌がいなければ、人生の後期に少数の人が胃の問題を免れるかもしれないが、生まれてからずっとピロリ菌がいない子どもは生涯を通じて健康問題を背負いこむリスクがある。ヒトと何万年にもわたって共進化してきたこの細菌には、免疫系のバランスを最適に保つはたらきがあるらしいのだ。この微生物を排除してしまうと、免疫系は攻撃すべき標的（インフルエンザウイルスなど）と、そうでない標的（花粉など）を見分ける能力を失う。じつはピロリ菌を失ったのは氷山の一角かもしれない。どの種の細菌や微生物が私たちの祖先の消化管に棲んでいたかが明らかになるにしたがい、近代化によって以前は優勢だった細菌が何種か根絶されたことがわかっている。

ピロリ菌の消失は、二つの重要な事実を教えてくれる。第一に、たった一種の細菌でも免疫にとって有益かもしれないということ。細菌を根絶すると決める前に、とりわけ、その細菌が何十万年にもわたってヒトと密接な関係があったなら、根絶によって免疫系に損傷を与える可能性を考慮する必要がある。第二に、ヒトと密接な関係のある細菌の中にはジキル博士とハイド氏のように二面性をもつものがいる。人に有用と思える細菌を病原体に変えてしまう要因が何なのか、私たちはまだ完全に理解したわけではないのだ。細菌に共生菌や病原菌などのレッテルを貼るのはあまりに安易で、微生物が状況に応じてその性質を変える能力を忘れている。

昨今、ヒトと微生物の相互作用の機微と複雑さについて解明されつつあることは、ヒトの健康にどのような影響を与えるのだろうか？　「将来、医師は子どもにピロリ菌を接種し、壮年になったら除菌するだろう」とブレイザーは予想する。子をもつ年齢を超えてからピロリ菌を除菌すれば、この微生物とその利点は次世代に受け継がれるのだ。

免疫の調整つまみを正しく合わせる

免疫系の調整つまみは、ゴルディロックスの原理にしたがって設定されている。「暑すぎる」（反応性が高すぎる）設定だと、自己免疫疾患にかかる。「寒すぎる」設定では、危険な感染が見逃されるか、炎症に発展する。免疫系はちょうどいい具合に設定されているのが理想だ。危険な感染には対処し、ヒト細胞や善玉菌には攻撃を加えないことが肝心なのだ。

ピロリ菌は、腸内細菌が免疫系に対してもつ力をよく示している。だがこの菌は、人体の免疫パラメータを決める多様な微生物の一種に過ぎない。かつてヒトと超個体を構成していた微生物の多くは、現代人の一部では失われている。私たちの一部が失われてしまったのだ。ヒトは常在菌に頼って生きている。この重要きわまりない関係が崩れたとき、たとえば数種の細菌が根絶やしにされたとき、ヒトは機能不全や疾患に苦しむ。ある微生物の存在が最終的に宿主の生命にかかわるか否かを見定めるには、その微生物がヒトと結んでいる関係の詳細や文脈を知ることが欠かせない。

マイクロバイオータと免疫系のつながりの重要性はわかったが、マイクロバイオータやヒトの免疫系の複免疫系を健康に維持するために積極的にできることがあるだろうか？

雑さに拍車をかけるのが、個性に富む微生物が見せるやはり複雑な性質だ。マイクロバイオータが免疫系を活性化できるという認識に、科学界は沸いている。だが安全を期すなら、この知識を利用した治療法を検討中の研究者は慎重に事を進めるべきだ。健康にかかわる助言をする立場にいる科学者にしても同じだ。それでも、私たちのマイクロバイオータと健康に積極的に影響を与える安全な方法があるという証拠は十分に得られたと、私たち二人は感じている(もちろん、どのような助言をもらったにしても、それがあなたの病歴に照らして良策か否かを医師に相談するのが賢明だ)。

私たち二人は、子どもがアレルギーや喘息にならないようにするにはどうすべきかと保護者によく訊かれる。食事の前に手を洗わせるべきですか? 犬を飼うのは? うちの子は土と十分に慣れ親しんでいるでしょうか? もちろん、これらの問いに唯一の正しい答えがあるわけではない。答えは、それぞれの状況に応じて、長所と短所を見きわめる費用便益分析をしてみなければわからない。

こうした場合の対処法について説明しよう。

手洗いにかんする決定的な科学研究がまだない状態でも、どんどん発表されるデータにしたがって行動するのがベストだと私たち二人はつねづね考えている。手洗いにかんする私たちの考えもこの原則に当てはまる。わが家では、子どもが庭で遊んでいたり、犬を可愛がっていたり、庭仕事をしたりしていたときには、食事の前に子どもたちに手を洗わせないことも多い。ところが、ショッピングセンターや病院、動物に触れられる動物園、他の人や家畜が病原菌をもっているかもしれない場所から戻ってきたときには、手を洗わせる。風邪やインフルエンザの季節や、残留化学薬品（農薬など）に触れた可能性のある場合にも頻繁に手を洗わせる。病原性微生物に感染するリスクがあるし、抗生物質の効かないスーパーバグもいるのだから、そういう場合の危険度は高く、慎重な判断が欠かせない。だが現代社会で自己免疫疾患が流行していることを考えるなら、殺菌や衛生状態に必要以上に神経をとがらせるのもかならずしも良策とは言えない。

ペットについて。ペットを飼うのはとても大きな責任をともなうし、微生物との接触を増やすという目的のみで論じるべき問題ではない。同じ目的を果たすためなら他にもっと簡単な方法がある。だがペットを飼うことには、日常の交わりや毎日散歩に行くきっかけになる（どちらもそれ自体が健康にいい）などたくさんの利点があり、微生物にさらされる機会が増えるのはさらなる特典だと思う。犬を飼っている人の皮膚には、その犬と同じような細菌がいるが、それらの細菌は他の犬のものとは異なっている。[*12] 犬との接触によって、微生物はおそらく犬とヒトのあいだを両方向に移動している。犬から細菌が移れば、飼い主の皮膚マイクロバイオータは多様性が増える。また犬の毛には、ヒトがあまりさらされることのない環境（たとえば、消火栓の側面）の細菌がいる可能性が高い。ペットの飼い主の微生物が多様であることが、ペットのいる環境で育った子にアレルギーや喘息が少ない一つの理由かもしれない。

ペットを飼っていない人も心配はいらない。環境内の微生物との接触を増やすもう一つの方法が土壌だ。典型的な土壌サンプルの細菌多様性は、ヒトの腸内の約三倍だと推測する科学者もいる。私たちがしょっちゅう靴から払い落としているもの、子どもに手を洗いなさいと言わせるもの（土壌）は、微生物に満ちた自然そのものなのだ。残念なことに、私たちはライオンを恐れるあまり、優しいシカまで根絶やしにしてしまった。土壌などの環境中の微生物にさらされることで、ヒトは自己免疫疾患から守られるという科学的な証拠は増えつつある。

だが子どもたちに裏庭で泥遊びをさせたり、微生物を家の中に呼びこもうとドアマットを取り除いたりする前に、費用便益分析が必要であることを理解していただきたい。私たちの祖先は食用の塊茎（かいけい）を土中から掘りだし、地面の上で寝起きするという土中心の環境で暮らしていたが、現代社会の土壌には化学肥料、除草剤、農薬など、人間がつくった種々の化学物質がふくまれている。これらの物質を体内に取りこんだ場合の害悪は、微生物が与えてくれる利益を上回るかもしれない。つまり、自宅の庭に除草剤などをまいていないなら、土を掘り返して、そのあとに手を洗わなければ、化学物質のリスクにさらされずに多様な微生物に出会えるかもしれない。だが雑草が一本も混じっていない芝生の遊び場に子どもを連れていったなら、そのあとに手を洗わせるのがいちばんの安全策だろう。自宅で庭仕事するのは、たとえそれが鉢植えでも、健全で、堆肥の混じった、細菌がいる土壌に触れる絶好の機会になる。

これまでに得られている知識によれば、おおかたの現代人は微生物との接触を増やすことで免疫を強化できるだろう。だがその方法は安全で、楽に実践できて、各人のライフスタイルに合っていなければならない。

第4章　毎日、排泄される細菌たち

この便秘、どうしたらいい？

最近、友人のリックが助言を求めてきた。彼はおおむね健康なのだが、ときおり便秘や膨満感（ぼうまんかん）など消化器系の問題に見舞われる。それで有用菌（プロバイオティクス）を使ってみてはどうかと医師に勧められたという。有用菌を摂取すれば消化器系が健康になり、免疫系のバランスも整うかもしれないというのが助言の狙いだろう。ところが薬局に一度行ってみたところ、市販されている有用菌の種類の多さに肝を潰した。多くの疑問を胸に私たちを訪れたのだった。自分にとってどの有用菌がベストか？　どのくらいの頻度で使用すべきか？　消化器系にいい有用菌はどれ？　サプリメントを服用すべきか？　食品でとるべきか？

「プロバイオティクス」という言葉は「健康に良いもの」を意味し、世界保健機関は「適切な量を服用すれば健康に良い生きた微生物」と定義している。しかし、この定義では、健康のために有用かもしれないが（発酵食品にふくまれる菌など）、未研究であるために正式には有用と認められていない微生物群というグレーゾーンが残る。そこで本書の趣旨に照らして、ここでは「有用菌」という言葉を、健康上有用であったり、健康上有用であるとして市販されたりしている食用の細菌を指して使うことにする。

マイクロバイオータを構成する常在菌と違って、有用菌は腸内に長くはとどまらない通過菌である。けれども、これらの有用菌が腸に短期間しかとどまらなくても、その影響を私たちや微生物が受けないことを意味するわけではない。有用菌が一部の感染症を防いだり、感染してしまった場合に回復を早めたりするという証拠がどんどん出てきている。

有用菌はマイクロバイオータの調整のために、食事とは異なる方法を提供し、食事と併用すれば健康に良い効果をもたらしてくれる。有用菌は常在菌や腸細胞と情報を交換する。免疫系はこうした情報交換の利益を得るのだ。有用菌を摂取した人は風邪、インフルエンザ、下痢などにかかりにくい。有用菌については錯綜する情報も多いものの、細菌を食べる習慣は人類の歴史とともに古くからある。腸はたえず体内に入ってくる細菌に対処できるように進化してきたが、こうした日常の出会いから利益を得ることも学んできた。

発酵の誕生

あなたがいちばん大切にしている台所用品は何だろうか？　それにいくら払ったかではなく、それがないと生きていけないと感じる度合いで考えてみてほしい。冷蔵庫を選ぶ人は多いだろう。私たち一家がセントルイスに住んでいたとき、わが家は電力網の境界線にあった。ハリケーンに見舞われると停電が起きるが、それは道路の片側に限られていた。ハリケーンの強度によっては、停電が何日も続く。そんなとき、近隣地域の半分は暗く、残りの半分は電気があって普段と変わらない。だが停電から二四時間以内に、電気のある家から電気がない家の冷蔵庫に電気を届ける延長コードで道路は一杯になる。それは嵐がやって来るたびに、冷蔵庫のありがたみを思い起こさせてくれる光景だった。

では、まだ現代のような冷蔵庫がなかった時代、木でできた戸棚のようなアイスボックスや、古代ギリシャ人や古代ローマ人、中国人などが使った地中に穴を掘って雪や氷を詰めたものを考えだす前には、どのようにして食べ物を新鮮に保ったのだろう？　有史以前の祖先、とりわけ、氷や雪のない熱帯に住む人びとは、食べ物が腐るのをどのように防いだのだろうか？　じつは、腐敗を防ぐのはたいていの場合には無理だった。だが腐敗を防ぐというより、祖先たちは腐っても食べられるように腐敗を調整した。

発酵は、微生物が糖を酸、アルコール、炭酸ガスに分解する過程である。発酵で得られるおなじみの飲み物にワインとビールがあり、この場合には果汁や穀物の糖を酵母菌がアルコールに変える。現代人は祖先と同じように発酵の力を借りてつくるアルコールの酔い心地を楽しむが、アルコールのより重要な機能はたぶん保存だろう。アルコールは飲み物が保存可能な時間を延ばしてくれる。同様に、食品も細菌を使った発酵によってより長く保存することが可能になる。たとえば、室温で保存した発酵チーズには何年も経ったあとでもまだ食べられるものがある。

発酵はたぶん偶然に発見されたと思われる。いつになくたくさんの食べ物が手に入り、一度では食べ切れなかったのだろう。たとえ一カロリー分でも食べ物は貴重なので、腐りかけているものでも無駄にしないことは私たちの祖先にとって大きな意味をもっていたはずだ。腐りかけた食べ物にも食用に適するものがあるのを知ると、発酵を利用して食べ物をより安定して供給するようになったと考えられる。

こんにち、冷蔵庫も食べ物をより長期間食べられるように保存するのに用いられる。現代の食品保存法の大きな欠点は、食事から微生物を排除したことだ。社会グループを形成して労働の分業を図ることで、私たちの社会は狩猟採集社会から発展してきたことがわかっている。おそらく、私たちの祖先が発酵を利用できたために労働の一部が無用になり、他の分野に目を転じることが可能になったのだろう。

発酵食品をはじめて食べた記録は八〇〇〇年以上前にさかのぼり、少なくとも一種類の発酵食品が多くの文化に見られる。[*1] 発酵過程では、生菌がヒトに代わって消化プロセスを始める。いちばんよく見かける発酵食品はヨーグルトだ。ヨーグルトをつくるには、乳糖

（ラクトース）を多量にふくむ牛乳に特定の細菌を加える。細菌が乳糖を発酵させて乳酸に変え、これがヨーグルトに特有の酸味を与える。冷蔵庫にあるヨーグルトの容器を体外の消化管と考えるといい。ヨーグルトは私たちの口に入る前に乳糖をあらかじめ消化してくれているのだ。このことは乳糖不耐症の人もヨーグルトを食べられることを意味するが、乳糖を消化できる人にとっては細菌が食べた分だけ熱量減になる。過去には、この長い保存期間と引き換えの熱量減はわずかとはいえ代償だったかもしれない。だが熱量が安価で豊富な現代では、細菌に熱量をいくらかもっていかれるのはさしたる代償でもないだろう。実際、食べ物を発酵させると、微生物が食べ物から単糖を奪う（ヨーグルトの場合には乳糖）。だが乳糖が多すぎると血糖値が上がり、2型糖尿病などの患者などにとっては健康問題にかかわる。細菌は発酵によって食品にふくまれる単糖を減らし、より健康的な食べ物に変えてくれるのだ。発酵食品にいる微生物は、食品の糖分を減らし、腸およびマイクロバイオータと相互作用するという二つの健康増進効果をもつ。一世紀以上前には、発酵食品をたくさん食べる人はこの恩恵に与っているとすでに考えられていたようだ。

腸を腐敗から守る

一九世紀末ロシアの科学者イリヤ・メチニコフは、微生物と、それが免疫系と行なう相互作用にとくに興味を抱いた。顕微鏡をのぞいて、ヒトの血液にいる特定の免疫細胞が侵入者に反応し、これをゲームのパックマンがドットを食べるように呑みこむのを観察した。「食べる」と「細胞」をそれぞれ意味するギリシャ語の「ファージ」と「サイト」をつなげて、彼は微生物を食べるこれらの細胞を「ファゴサイト（食細胞）」と呼んだ。このパックマンのような細胞の発見によって、メチニコフは免疫系が病原性微生物を排除する主要な戦略を解明し、その業績によってノーベル賞を受賞した。

晩年のメチニコフは、ヒトの老化と死に深い興味を抱いた。一九〇八年には、自身の科学的発見とアイデアを著書『長寿の研究──楽観論者のエッセイ』に収めた。[*2] この本で老化と死は腸内に棲む細菌が出す有毒な排泄物が体内に溜まったのが原因だと唱えている。メチニコフは大腸はほぼ無用の器官で、便を溜めておくために進化したと考えた（大人になってからの大半をマイクロバイオータの研究に費やしてきた研究者たちは、メチニコフの主張はいくらか単純にすぎるが、失礼な話だとは思わないようにしている）。メチニコフは獲物を効率良く仕留めるには、ヒトはたえず排泄するのを止めるべきだと考えた。「獲物を狩る途中でときどき移動を中断する肉食の哺乳動物は、休むことなく獲物を追える動物に劣っている」と説いた。メチニコフによれば、便を大腸に溜めることは代償をともなう。腸内細菌の一部は「無害だが、有害な性質をもつ細菌もいることが知られている」というのだった。これらの有害な細菌のために、人類は長寿をまっとうできないと彼は固く信じていた。食べ物に酸を加えると「腐食作用」を防げることに注目したメチニコフは、ヒトも酸（とりわけ、乳酸）の力で体内の腐敗を最小限にできると論じた。

さらに彼は、乳酸をつくる細菌（ヨーグルトにいるような細菌）を摂取すれば、牛乳の腐敗を防ぐように、これらの細菌が腸を「腐敗から守る」ことができると確信するようになった。発酵食品が健康にいいという単純な説明はさておき、発酵した乳製品を毎日飲むブルガリアの農夫は長生きするというメチニコフの観察のおかげで、微生物にかかわる当時の考え方が改められはじめた。一〇〇年以上も前に彼はもっと細菌（とくに乳酸を出す細菌）を食生活に取りいれるべきだと主張し、発酵した乳製品を食べることで寿命が延びるという考えに科学界は驚かされた。自説を信じこんでいるメチニコフはこう述べる。

「読者は……大量の微生物を摂取せよという私の勧めに驚くかもしれない。一般に、微生物はすべて有害と思われているからだ。だがこの考えは間違っている」

腸内における有用菌の機能が解明されるにつれて、微生物の利点は腸を酸性に保つことにあるというメチニコフの説が、まだ微生物のはたらきを完全に説明し切れていないことが明らかになった。これらの有用菌はある時点を取れば腸内にいる細菌全体のごく一部にすぎないが、その少なさに釣り合わぬほどの影響を人体に与える。腸以外にも影響を及ぼしていて、人体の隅々、それこそ脳にさえ信号を送っているのだ。


毎日排泄されるのならなぜ食べるのか？

有用菌（プロバイオティクス）にかんしてよくある誤解は、これらの菌が腸内にずっと棲みつづけるというものだ。だが有用菌はたいてい腸内を通過するだけで、口から入ると腸に至り、やがて体外に排泄される。発酵食品にいるラクトバチルス属菌（乳酸菌）は、牛乳のように乳糖をふくむ環境をいちばん好む。母乳を飲んでいる赤ちゃんでさえ、発酵食品にいるような乳酸菌が体内にいるわけではない。母乳にふくまれる乳糖は赤ちゃんが消化吸収してしまうので、大腸に棲む微生物にまで回らないのだ。

つまり、多くの有用菌はヒトの腸内で生きていけるが、その環境を好む菌は少ない。これらの菌は腸内の珍しい食べ物（ヒトの夕食や腸管内面を覆う粘膜層など）を食べるようにできていないのだ。だから、有用菌はヒトの消化管を通りすぎるだけの通過菌だ。有用菌を定期的に摂取することを推奨する人びとは、これらの菌がつねに腸内を通過している状態をつくろうと提唱しているのである。有用菌は、自分の国（自分たちが育ったヨーグルトやその他の発酵食品）から、外国（ヒトの腸）を訪れている観光客のようなものだ。

これらの細菌は腸内に長くはとどまらないので、常在菌に比べて数が少ない。とはいえ、これらの細菌はただの不活発な存在ではない。有用菌が体内を通過すると、病原体に対する人体の防御が強まるという証拠がある。有用菌は、免疫系がより危険な微生物に対して微調整するための「ダミー」になってくれるのだ。

ヒトの腸壁を覆う細胞はタイルのようにきれいに並んでいる。これらの細胞のあいだに、漆喰（しっくい）の役目を果たす、タンパク質でできた細胞間マトリクスがある。この漆喰で固められたタイル張りの壁は、マイクロバイオータと消化中の食べ物が体組織や血液に入りこむのを防ぐ防護壁になる。細胞はこのタイル張りの壁、つまり、腸壁内にとどまるのが理想なのだ。研究によれば、有用菌は腸細胞にタンパク質でできた「漆喰」をもっとたくさんつくらせ、腸壁を丈夫に保つ。いわばタイル張りの壁を強化するのに加えて、この壁のいちばん内側にある粘液(有害な侵入者からヒトを守るネバネバの遮蔽物)の分泌をも促す。腸壁を強化して粘膜層を分厚くするにとどまらず、有用菌は腸細胞にデフェンシンとして知られる分子をつくらせる。デフェンシンとは、体外から侵入してくる細菌、ウイルス、真菌などから人体を守る一種の化学兵器だ。どの有用菌株がヒトの腸の防御に関与し、それをどのように達成しているのかは今後の研究を待たねばならない。腸内の良好な反応や有用菌をもっと理解するには、有用菌を観光客というより、国境を警備し外部からの攻撃を阻止する国連平和維持軍と考えるといいかもしれない。

有用菌は腸の境界線を守って免疫系を刺激することで、胃腸の感染症に対する戦いをともに戦う強力な味方になってくれる。この考えを直接検証するため、ジョージタウン大学医学センターの研究グループが、有用菌の摂取によって幼児の胃腸感染症が予防できるか否かを調べた。[*3] まず、ワシントンDCの幼稚園に通う三〜六歳の幼児を六三八人選んだ。そのうち無作為に選んだ半数は有用菌をふくむ発酵乳製品を飲み、残りの半数は有用菌がまったく入っていないプラセボを飲んだ。実験期間は九〇日だった。保護者は子どもの健康にかんするアンケートに毎週答えた。アンケートの質問は、病気で幼稚園を休んだか、嘔吐、便秘、胃痛、発熱などがあったか、抗生物質を処方されたか、だった。有用菌の入ったドリンクを飲んだ子どもたちは、飲まなかった子どもたちに比べて胃腸感染症の罹患率が二四パーセント低かった。さらに、これらの子どもたちは三カ月にわたる実験期間内に抗生物質を服用した回数が少なかった。

有用菌に胃腸の感染症を防ぐはたらきがあると結論づけているのは、この研究だけではない。一般に有用菌（ある特定の菌株あるいはそれをふくむ製品）は、感染性下痢症患者に対して改善効果（重篤度と期間について）を示すことを多くの研究が示している。[*4] ヒトの腸の境界を強化したり、間接的に病原体を死滅させたりすること（あるいは、まだ発見されていないメカニズム）によって、これらの有用な微生物は感染を防ぎ、場合によっては感染期間を短縮する。有用菌はヒトのマイクロバイオータに属したままになるわけではないが、腸内における病原体との戦いで私たちの味方になってくれる。

発酵食品は有用菌のカクテル

有用菌の摂取によって腸が健康に保たれるというのは、直観的に納得できる。人体を通過するときに、これらの細菌は腸やマイクロバイオータのごく近くにいる。けれども腸内でずっと暮らす常在菌と同じように、有用菌も消化管を移動する際に腸以外の部分にも影響を与え、全身を健やかに保つ。

ワシントンDCの幼稚園で園児を対象に研究したとき、研究者たちは、やや意外なことに、有用菌を摂取した園児は胃腸感染症のみならず上気道感染の罹患率も低いことを発見した。数千人を対象に行なわれた他の治験でも、あらゆる年齢層で、有用菌を摂取する人は急性上気道感染の罹患率が低く、抗生物質の使用も少なかった。[*5] これらの知見は、腸内という限られた環境だけでなく、全身をひっくるめた環境における免疫系のはたらきを、有用菌がうまく調整できるという見方を裏づけている。

健康な研究参加者が有用菌を摂取すると、免疫系に変化が起きて感染との戦いを支援してくれることを実証した研究もいくつかある。免疫系はたえず腸内の微生物の構成をチェックしているようだ。有用菌が体内に入ると、免疫系は侵入者に対して準備が整った状態になる。マラソンの「位置について」と同じだ。感染が起きると、それが上気道だった場合でも、免疫系は「用意、ドン！」で走りだせるのだ。

いや、もしそうなら、なぜ医師たちがこぞって有用菌を推奨しないのだろう？ そう、じつはこの話には難点がある。有用菌にかんする研究は何千と発表されているが、その大半が比較的少数の人を対象にしていて、それぞれの結果は他の研究で再現できていない。

さらに、ヒトを対象にした研究で、特定の有用菌株に特定の有用性を認めたものはほとんど見当たらないのだ。つまり、特定の免疫効果に関与するメカニズムや特定の分子の相互作用、遺伝子などを明確にできないなら、その研究の信憑性には疑念が残るだろう。

有用菌の効果はなぜこれほど安定性に欠けるのだろうか？　ある人が有用菌を摂取すると、これらの細菌はその人のマイクロバイオータ内の微生物と相互作用する。だが各人のマイクロバイオータはその人だけのものなので、Aさんが摂取した有用菌は、Bさんの体内では異なった振る舞いをする。Aさんと同じ結果を得るには、Bさんは別の有用菌を摂取するとか、Aさんと同じ有用菌を一〇倍摂取するとかの必要があるかもしれない。またマイクロバイオータは同一人物でも毎日変化しているので、有用菌の効果もまたその日によって変わるかもしれない。私たちが現在もち合わせているマイクロバイオータにかんする知識は、特定の有用菌が、ある人のマイクロバイオータにどのような効果を与えるかを予測するほど完全なものではない。したがって、多様な微生物をふくむ発酵食品が、良好な効果をもつ微生物に出会えるいちばんの候補だと私たち二人は考えている。

アメリカでもっとも親しまれている有用菌をふくむ食べ物は、ヨーグルトや発酵サワークリームのような発酵乳製品だ（ただし、サワークリームは細菌の助けを借りなくても製造できるので、どのサワークリームも生きた微生物をふくむわけではない）。「ケフィア」と呼ばれる有用菌入りの乳飲料は、あまり広く知られていないが、牛乳などを最大で一〇〇種という多様な細菌と酵母を使って発酵させたものだ。ヨーグルトと同じく、この乳飲料は一人前で数十億個の生きた微生物をふくむ。多種多様な微生物が入ったこの乳飲料はわが家の定番で、とくに風邪やインフルエンザの季節にはよく飲む。この飲み物にはたくさんの種類の微生物が入っているので、わが家の家族四人それぞれのマイクロバイオータがそれらのうち少なくとも一種の微生物に反応する可能性は高い。

ほかにも欧米でおなじみの発酵食品と言えば、ザワークラウト（発酵したキャベツ）、ピクルス（発酵したキュウリその他の野菜）、そして最近人気を博している「コンブチャ」という発酵した甘いお茶（昆布茶ではなく紅茶キノコのこと）などがある。これらのすぐ入手できるものだけでなく、世界中の人びとが豆、果物、野菜、穀物、肉、魚などほぼ何でも発酵する方法を編みだしている。アイスランドの伝統料理「ハカール」は、山腹に穴を掘って砂と小石を敷き詰め（傾斜があるので余分な水分が排出される）、そこでサメの肉を三ヵ月ほど発酵させたものだ。この料理がどれほどおいしいかはわからないが、それは幼いころからの習慣で食べるものなのだろう。

プロバイオティクスと呼ばれる条件とは？

最近、有用菌（プロバイオティクス）のサプリメントや、有用菌をふくむ発酵食品をつくる一大産業が生まれている。こうした製品をつくる企業は、食品や純粋なサプリメントで有用な微生物を摂取すれば健康増進効果が得られると宣伝する。

ネットには、有用菌の利点を指摘し、整腸効果のある有用菌のサプリメントを販売するウェブサイトが花盛りだ。これらのサイトには、相利共生（シンバイオティック）、機能性表示食品、栄養補助食品など、人びとに期待を抱かせ、畏（おそ）れさせ、混乱させ、おそらくはそのすべての効果を狙う耳慣れない用語があふれている。こうしたウェブサイトの多くによれば、私たちはこれらのサプリメントを毎日、しかも大量に摂取すべきだという。もしあなたが健康なら、これらの製品がその健康を維持し、病気を追い払ってくれる。腸が不調でも、この製品が解決してくれる。「アルティメット・フローラ・スーパー・クリティカル」、「プライマル・ディフェンス」、「ヘルシー・トリニティ」などという名のサプリメントがこう叫ぶ。「健康になりたいなら、私が必要です！」

こうした製品にかんする混乱に拍車をかけているのが、これらの有用菌の恩恵について医学界に一致した見解がないことだ。それでも、過去数年で、数種の臨床条件下で有用菌の使用効果を実証する科学的証拠が得られている。プロバイオティクスのコンサルタントで、国際プロバイオティクス＆プレバイオティクス科学協会（ＩＳＡＰＰ）理事でもあるメアリー・エレン・サンダース博士も、現在ではすでに多くの疾患（未熟児の壊死性腸炎、抗菌薬関連下痢症、急性下痢症、さらに風邪にまで）に有用菌の使用を支持する強力なデータがあると述べる。

残念なことに、特定の疾患治療に特定の有用菌株を使用することにかかわる再現可能な科学的結論はまだ得られていないので、医療現場はおおむね有用菌は有害ではなさそうであり、有益かもしれないという立場に立っている。すばらしい安全性プロファイル（医薬品の化学的性質、薬理学的性質、治療効果、副作用）と有望な予備的研究がたくさんあることを考えるなら、これは妥当なアプローチだろう。

プルナ・カシャップ医師は、ミネソタ州ロチェスターにあるメイヨークリニックの個別化医療センターでマイクロバイオーム・プログラム副主任を務める。正式には胃腸病学者だが、マイクロバイオータが胃腸の健康に与える影響にかんする専門的な訓練を、スタンフォード大学の私たち二人の研究室で二年間受けた。メイヨークリニックでは、過敏性腸症候群や消化管運動障害などの胃腸疾患をおもに診ている。有用菌にかんする彼の考えは積極的というよりは消極的だ。「患者に尋ねられたら、有用菌の摂取を思いとどまらせようとはしないが、最初にそれを治療方針にすることもない」

カシャップ医師のどっちつかずの方針は、医師のあいだではけっして珍しくはない。全般に「体調がよくなった」という程度の反応ではなく、厳密で再現可能な臨床研究によって測定可能な結果が得られていない治療を患者に勧めることに慎重になる医師は多い。効果を確信しているわけではないが、カシャップ医師は毎日バターミルクを飲む。バターミルクは培養された乳飲料で、インドで育った子ども時代に母親が毎日つくってくれたヨーグルトを思いださせるのだという。

名前が何だっていうの？

たいていの消費者は「有用菌」という言葉を聞くといい連想をするはずだ。これが使用に正当な理由がない場合でも、企業が製品を宣伝する言い訳になっている。国際プロバイオティクス＆プレバイオティクス科学協会は、こう注意を促す。「名前は『有用菌』でも、それが有用であるとは限らない。『有用菌』とされる製品でも、効果のある菌株をふくんでいなかったり、消費期限の終わり近くには十分な有用性を示さなかったりすることがある」。したがって、有用菌はなかなか有望ではあるが、製品に「有用菌」と書いてあっても、消費者がその効果を疑う理由は十分にある。

細菌を有用菌と呼んで販売するには多くの理由がある。だが話を進める前に、まず細菌の命名について少々述べておこう。細菌の名称はその細菌の性質にかんする情報をふくむからだ。また消費者は、企業が細菌に与える呼称はマーケティングツールだと心得る必要がある。

細菌には、科学的には属名と種名の二種の名称がある。ビフィドバクテリウム属菌とラクトバチルス属菌は、もっともよく見られるタイプの市販されている有用菌だ。属名は名前の最初にあり、細菌の姓と考えるといい。ある属の細菌はすべて互いに関連している。属名は名種名は人の名前に当たり、その属の特定の一員を指す。ビフィドバクテリウム・ロングム

(*Bifidobacterium longum*) とビフィドバクテリウム・アニマリス (*Bifidobacterium animalis*) は、同一の属に属する二つの異なる種だ。これら二種の細菌の近縁性は、ビフィドバクテリウム・ロングムとラクトバチルス・アシドフィルス (*Lactobacillus acidophilus*) より高い。また同じ属と種の細菌でも異なる菌株表示をもつものがある。この菌株表示は種内のより細かな変異を示す。たとえば、私たちはみなホモ・サピエンスだが、各人は他の人すべてと異なる性質をもつ。細菌の場合、ある菌株は属名と種名の後に一連の文字と数字をくっつけて、ビフィドバクテリウム・アニマリス DN-173-010 のように表記される。細菌の特定の株には所有権や財産権が付帯することがあり、所有する企業によって製品名を与えられていることも多い。こうした商品名は、その細菌と消化器の健康のあいだに関連があると思わせるように選択されていることが多い。たとえば、ダノンの「アクティヴィア」ヨーグルトの容器には、有用菌の商品名「ビフィドゥス・レギュラリス」が明示されていて、この名称はダノンが所有するビフィドバクテリウム・アニマリスの菌株に与えられたものだ。同じ菌株でも市場によっては異なる商品名を与えられている。それはイギリスでは「ビフィドゥス・ディジェスティヴム」と呼ばれる。

有用菌の製造・販売企業が消費者を混乱させるのを防ぐ規則がありそうなものだが、そういうわけでもない。「有用菌」(プロバイオティクス) という言葉は生きた細菌をふくむ大量の多様な製品群に使用されていて、アメリカ食品医薬品局 (FDA) は、これらの製品をその使用目的に応じて規制するための複雑な枠組みを開発してはいる。ところが大半の有用菌製品は明確に病気治療の目的で販売されているわけではない。そこでこれらの製品は医薬品と見なされず、医薬品として承認を得るための検査や規制を経る必要がない。医薬品として分類されるのを避ければ、有用菌はＦＤＡの調査を受けることがないのだ。ちなみに、ＦＤＡのおもな関心事は製品の効果より安全性にある。有用菌は医薬品ではないので、ＦＤＡは製品のラベルに病気を治すと記載する行為を禁じている。

多額の金（そして潜在的な健康上の有用性）が絡むだけに、有用菌の販売企業はいちばん有用性の高い細菌を探すとふつうなら考えるだろう。ところが実際には、食品とサプリメントどちらの場合でも、何らかの厳密な選択を経て製品化された有用菌はほとんど存在しない（これらの製品を販売する企業は異を唱えるだろうが）。数種の菌株は特別な性質をもつために選ばれているが、大半は発酵食品に自然にいるものからさしたる理由もなく選ばれている。

おおかたの消費者が、有用菌に出会う三つのおもなルートを考えてみよう。まず、ヨーグルトのような発酵食品。次に、発酵していない、生きた微生物を添加した食品。代表的なところでは有用菌入りのグラノラバーなどがある。最後に、サプリメントとして提供される微生物。どの場合も、使用されている微生物は健康に悪影響を及ぼさないと長年の使用で判明しているか、「一般に安全」（ＧＲＡＳ）とＦＤＡに認定されている特別な種類である。この認定を受けるには、その製品を摂取しても安全だと専門家グループによって証明されなければならないが、予算の都合から、FDAはこの有用菌の認定をほぼ志願制にしてしまった。

私が有用菌サプリメントの会社を起業しようと計画し、社名に「イミューン・ブースターズ」（免疫強化）を選んだとしよう。わが社初の製品はヨーグルトによく入っているラクトバチルス・カゼイ（*Lactobacillus casei*）をふくむので、この菌株が安全であり、FDAもとくに危険とは見なさないだろうと私にはわかっている。私は自身の菌株を所有していて、それには「ラクトバチルス・プロヘルシー」という商品名をつけようと思っている。イミューン・ブースターズ社のラクトバチルス・プロヘルシーを全国津々浦々の薬局に出荷する前に、私はその成分と安全性にかかわる情報をFDAに通知しなければならない。だが通知から九〇日後には、ラクトバチルス・プロヘルシーを市販することができる。FDAの認定は不要なのだ。サプリメントの安全性に対する責任がその販売企業に委ねられているのだから、この手ぬるい管理が薬局の棚に怪しげな製品がずらりと並んでいる現況につながっているとしても不思議はない。多くの場合、一瓶の有用菌サプリメントにどんな種類の生きた微生物が、どれだけ入っているかはラベルの記載と食い違っていて、市場に出回っている製品が消費者の利益になるか否かという重大な問題は考慮されていない。[*6]だからラクトバチルス・プロヘルシーは、ラベルに記載されていない他の種類の細菌をふくむかもしれないし、ラクトバチルス・プロヘルシーがまったく入っていないかもしれない。そしてわがイミューン・ブースターズ社は、ラクトバチルス・プロヘルシーが健康によいと証明する文書を一枚たりとも提出する必要がないのだ！

企業は有用菌の効果を証明することなく販売利益を得られるので、新しい有用菌を発見しようという動機が生まれることはまずない。だから市販の有用菌は、おもに数種のよく知られた菌株（昔から発酵食品に使われてきたもの）に限られている。有用菌の優秀な候補になる細菌は、さまざまな環境（ヒトの消化器など）を探せばたくさんいるだろう。しかし、そうした菌の摂取が安全であるという過去の実績がないことが、それが実際に製品になるための大きな障壁となる。私が有望な健康上の有用性を示すと最近発見された細菌を使って、新しい有用菌サプリメントをイミューン・ブースターズ社で販売しようと考えたとする。その場合、ラベルに製品の具体的な効果を記載するつもりがなくとも、この新しい細菌の摂取が安全であることを証明しなければならない。つまり、動物とヒトを使ったコストのかかる大規模な研究を行ない、消費者やＦＤＡに提訴される危険を冒さねばならないのだ。たいていの企業はそんな賭けは割に合わないと考えている。

企業の思惑

アメリカの有用菌産業は、製品のラベルなどの表示に、金と時間のかかる治験をＦＤＡ

に要求される栄養機能すれすれの主張をするという危うい綱渡りをしてきた。サンダース博士によれば、アメリカではFDAの承認がなくても、企業は人体の正常な「構造・機能」に自社の製品を関連づける「構造・機能表示」をすることができるという。こうした表示は真実であって誤解を招くものであってはならないが、証拠にかんする要件はかなり緩やかだ。アメリカの連邦取引委員会（FTC）は、製品が宣伝文句どおりの効果をもつか否かを決める組織である。二〇一〇年、「アクティヴィア」を食べると「二週間で便通がよくなることが臨床的に立証されました」と表示することで、ダノンがこの綱渡りに失敗したことはよく知られる。FTCはダノンの栄養機能表示が行き過ぎであって、虚偽広告に相当するとして同社を提訴した。その後、ダノンは「臨床的に」という部分を削除し、「アクティヴィア」の宣伝文句からは「便通がよくなる」という部分が消えた。

有用菌製品の販売企業は、自社製品が健康にいいと巧みな戦略で消費者に信じこませようとする。これらの主張はみな誇大広告だろうか？　残念だが、有用菌が腸内細菌と宿主の健康に与える影響にかんする科学は、不十分な研究にもとづく疑似科学と言わざるをえない。これらの劣悪な研究の多くは、明らかに消費者と利害関係が対立する、有用菌やヨーグルトの製造会社の資金でまかなわれている。それでも、マイクロバイオータにかんする理解が進むにしたがい、私たちの健康に有用菌が果たす役割はより本格的な科学研究の対象になりつつある。メアリー・エレン・サンダースは、将来、有用菌が臨床応用されるだろうと期待している。「有用菌の臨床的有用性について強力な証拠が一部ながら存在するし、こうした有用性を利用しようと決めた医療機関もある」。より本格的な研究によって有用菌がヒトの健康によい影響を及ぼすことが明らかになれば、有用菌は健康維持のための一般的な手段になるだろう。

プレバイオティクスとシンバイオティクス――プロバイオティクスの仲間

プレバイオティクス（有用な食品成分）はプロバイオティクス（有用菌）と違って微生物ではないが、有用菌と同じく大腸内の善玉菌を増やすことを最終的な目的としている。プレバイオティクスは食品にふくまれる化合物で、たいていは多数の単糖分子が直鎖状につながった複合炭水化物、いわゆる多糖類（食物繊維を分離、精製したもの）として知られる。これらの化合物は宿主（ヒト）には吸収・代謝されないので、大腸内の細菌の栄養になる。大腸に到達すると、プレバイオティクスはマイクロバイオータの細菌によって発酵分解され、細菌の成長と増殖を促すことで健康にいい効果をもたらす。

もっとも一般的な市販のプレバイオティクスはイヌリンで、この物質は最大で六〇個の果糖分子が直鎖状につながった重合体である。サプリメントとしても購入可能だが、多くの果物や野菜（とりわけ、玉ねぎのような球茎や、キクイモのような塊茎（かいけい））に天然に存在する。果糖（フルクトース）は、たいてい高果糖コーンシロップ（甘みを強くするためにデンプンのブドウ糖を果糖に異性化した糖）として摂取される。この物質を大量に摂取した場合の不利益を考えるなら、健康のために果糖の大重合体を摂取するのはそういいこととも思えない。しかしこの場合、悪魔は細部に宿る。イヌリンは果糖の重合体なので、ヒトの消化管内での運命は、コーンシロップにふくまれる果糖の単糖分子とは異なってくる。水につけたスポンジのように、ヒトの消化器系は果糖の単糖分子を吸収し、血液中に送りこむのには長けている。細菌も果糖をうまく発酵させられるが、人体が消化のごく初期段階で果糖の単糖分子を吸収してしまうので、果糖は大腸にいる微生物にはほとんど届かない。一方で、ヒトゲノムはイヌリン中の果糖分子どうしを結合している化学結合を切断する能力をコードしていないので、これらの結合が錠のかかった檻のような役目を果たし、ヒトはイヌリンの果糖分子を消化することはできない。この「檻」がマイクロバイオータに達すると、そこには錠を開ける鍵をもった細菌が待ち構えている。こうして、檻の扉が開けられ、マイクロバイオータは果糖の単糖分子を食べることができる。ヒトにマイクロバイオータがなければ、イヌリンは私たちの体内をただ通過するだけで、ほぼそのまま排泄されるだろう。

腸内細菌は、イヌリンを発酵させて短鎖脂肪酸をつくる。第3章で触れたように、短鎖脂肪酸はエネルギーとして吸収され、腸を炎症から守る。だから果糖は悪名高いとはいえ、その果糖をどういう形で体内に取りいれるかを考えるのが重要だ。果糖をイヌリンのような重合体で摂取すれば、それはマイクロバイオータの食べ物になる。

多くのプレバイオティクスは食物繊維を分離、精製しただけのものなので、植物にも天然に豊富にふくまれている。たとえば、イヌリン、フラクトオリゴ糖（FOS）、その他多くの炭水化物重合体は、玉ねぎ、ニンニク、キクイモに豊富にふくまれている。実際、植物性の炭水化物重合体と食物繊維は、ほとんどすべてマイクロバイオータの細菌の食べ物になるプレバイオティクスと考えて間違いない。

食料品店の青果部には、「プレバイオティクスが入っています！」という看板を立てるべきだろう。わが家ではマイクロバイオータの研究を始めてから食事を見直し、おもにプレバイオティクスをとるために野菜や果物、豆類を増やした。有用菌の場合と同じく、個々のプレバイオティクスの健康効果にかんする確かな科学的証拠はまだ出揃いはじめているところだ。けれども、マイクロバイオータのために食物繊維をたくさん食べることが健康につながるという証拠は多い。

シンバイオティクスは、プロバイオティクスとプレバイオティクスを組み合わせたものだ。シンバイオティクスの「シン（syn）」は相乗効果（synergism）のことで、二つの成分を組み合わせると両方を足し合わせたより大きな効果が得られることを意味する。シンバイオティクスを摂取すると、プレバイオティクスがプロバイオティクスの食べ物になり、体内に取りこんだ細菌が大腸で増える。プロバイオティクスと同じく、シンバイオティクスは医薬品ではないので、FDAによる規制対象にならず、したがって病気を治すという趣旨の効果を主張することはできない。そこで「フローラミューン」などのように何らかの効果を連想させるような商品名であることが多く、ラベル表示はきわめて慎重に言葉を選んで書かれている。たとえば、「腸内のマイクロフローラのバランスを整えます」といったように。シンバイオティクスを売る店も増えているが、わが家ではヨーグルト（プロバイオティクス）にバナナのスライス（イヌリンをふくむプレバイオティクス）を載せて自分たちでつくっている。玉ねぎ（プレバイオティクス）入りのサラダに、サワークリームかケフィア（プロバイオティクス）を使ったドレッシングをかけて食べたりもする。野菜や果物は、たいていプレバイオティクスをふくむので覚えておこう。

プロバイオティクスの未来

特定の菌株の分離が進むにしたがって、プロバイオティクス（有用菌）は、将来、過敏性腸症候群、炎症性腸疾患、さらに肥満や肥満関連疾患の治療に貢献するようになるだろう。「プロバイオティクス医薬品が登場し、ヨーグルトの一〇倍ほどの値段になると私は考えている。そのような医薬品は効果を強調するだろうが、中味は現在とまったく同じかもしれない」とはサンダースの言葉だ。だが、どのプロバイオティクスがどの病気にいいという具体的な情報が示されるようになるには、まだだいぶ時間がある。各人のマイクロバイオータがそれぞれ異なることを考えるなら、研究前、研究中、研究後の各人のマイクロバイオータを詳細に調べれば研究は有益なものになるはずだ。一〇〇人規模の治験で、一種類のプロバイオティクスに一定の反応を示したのがわずか一〇人なら、そのプロバイオティクスには効果がないと判断されるだろう。だが、これらの一〇人のマイクロバイオータがいずれも似通ったフィンガープリント（指紋）（人体に棲む細菌のDNA配列）を共有し、それが残りの九〇人と異なるなら、誰がそのプロバイオティクスの恩恵をもっとも受けそうかを予測できる。しかし近所の医院で待望の個人化医療を受けられるようになる前に、プロバイオティクス治療に発酵乳製品以外から分離された細菌が使われる可能性もある。たとえば、ヒトの便から分離されるかもしれない。事実、プロバイオティクス・サプリメントやヨーグルトに入っている多くのビフィドバクテリウム属の菌株は、もとは健康な乳児のオムツにいたもので、下痢の治療に用いられたという歴史がある。

ヒトのマイクロバイオータを構成する細菌にかんする情報は爆発的に増えていて、どの種類の細菌が効果的な新プロバイオティクスになるかの手がかりになってくれる。ヒトの腸内によく見られる細菌のフィーカリバクテリウム・プラウスニッツィイ（*Faecalibacterium prausnitzii*）は、炎症性腸疾患、クローン病、潰瘍性大腸炎、大腸がんなどの患者では少ないことが多い。[*7] この細菌をもつマウスは腸の炎症が少なく、その他の免疫系疾患のマーカー値が良好なので、この細菌は効果的なプロバイオティクスの有望な候補だ。[*8] 病人の体内で減っているフィーカリバクテリウム・プラウスニッツィイのような特定の細菌を体内に再導入し、症状を緩和できるか否かはいずれ判明するだろう。通過菌ではなく有用な常在菌を補えば、大きな健康増進効果を期待できるのは明らかだ。

また、多彩な細菌の混合物、いわばプロバイオティクス・カクテルを使うことも考えられる。細菌は互いにあるいはヒトと相乗効果をもたらすかもしれず、相性のいい菌株を組み合わせれば期待を上回る効果を得られるかもしれない。腸内のマイクロバイオータが不安定な場合には、わずか一種の菌株を補っても、それは大規模火災に軽装備の消防隊を向かわせるようなものだ。しかし梯子(はしご)やホースなど必要な資機材と救急隊員を併せて呼べば、全体として効果的な消火活動ができるだろう。健全なマイクロバイオータにいる細菌の種類を調べれば、とりわけ有用な菌株を同定できるかもしれない。互いに相性のいい細菌の組み合わせは、新プロバイオティクスの有望な候補だ。

腸以外にも、ダイアモンドの原石とも言うべきプロバイオティクスが発見できそうな微生物集団がいる場所がある。土壌だ。

土を食べるという土食症は、動物の世界にはよく見られる。ヒトも手指や野菜などについている土を知らないうちに体内に取りこんだり、塩として意図して食べたりしている。世界には、好んで土を食べる文化もある。ハイチでは、バター、砂糖、土でつくった土入りクッキー「ボン・ボン・ドゥ・テール」を食べる人がいるのだ。『精神障害の診断と統計マニュアル』によれば、土を食べるのは何百年と行なわれてきたとはいえ、異常な行為だという。

ひもじい場合を除いて、ヒトがなぜ土を食べたいと思うかはわかっていない。土が足りない栄養素を補ってくれる、あるいは、土、とりわけ粘土が消化器系から毒素を抜いてくれるなど諸説がある。実際、土を食べるのは吐き気があるときには効果的な治療法だ。[*9] しかし、栄養素の補充や毒消しに加えて、土中の微生物を食べることがヒトにとって有益であるとしたらどうだろう？　ある企業がまさにこのとおりの主張をしていて、独自のプロバイオティクス・サプリメントを販売している。この会社は、乳製品やヒトから分離培養された細菌の代わりに、土壌にふつうにいる微生物を混合したものをサプリメントに使っている。土壌にいる細菌を摂取すると、過敏性腸症候群の症状を改善できるという証拠はたしかに一部にある。[*10] ことによると、工業化された清潔な環境に住む人の食事には土が紛れこんでいることが少ないため、土壌からのプロバイオティクスが進化上重要な相互作用を促すのだろうか。土中の細菌を摂取することが厳密な科学の要件を満たすかどうかは未知数だが、他の伝統的な場所から分離したプロバイオティクスが効かない場合には、土壌の細菌から分離されたプロバイオティクスを試す価値はあるかもしれない。

未来のプロバイオティクスを考えるとき、わくわくするような可能性として細菌の遺伝子工学がある。あなたが炎症性腸疾患にかかって、腸が炎症を起こしていると想像してほしい。遺伝子工学で生まれた「スマート」プロバイオティクスがあるとしたらどうだろう？　このプロバイオティクスは、腸内を通過するときに炎症を起こしている正確な場所を感知し、その場所に分子標的薬を直接届けることができる。微生物界の誘導爆弾（スマート）だ。さらにこのプロバイオティクスは炎症が鎮まればそれを感知し、薬の放出を止めることもできる。あるいは、細菌を診断検査に使えるように遺伝子工学でつくり変え、病気をごく初期の段階で検知するセンサーができるかもしれない。こうした微生物を利用したテクノロジーによって、誰もが嫌がる結腸内視鏡は過去のものになるだろう。

プロバイオティクスをどう選ぶか

ヒトの祖先は、現代人よりはるかに多くの細菌を体内に取りこんでいた。なかには有用な細菌も、有害な細菌もあった。この有害な細菌がいるために、食べ物や飲料水、家屋が過剰に殺菌され、衣服、台所用品、プラスチックのおもちゃなどが抗菌剤まみれになった。環境からできる限り多くの病原性微生物を排除するのはよくないと主張する人はまずいないだろうが、微生物を完璧に殺してしまうのも最善ではないのかもしれない。微生物のいない世界をつくるのではなく、有害菌をプロバイオティクスのような有用な微生物と入れ替えるべきなのだ。

病気を治すためにプロバイオティクスを使う前に、どのプロバイオティクスが自分にいちばん合っているかについて医師の意見を仰ぐのが大切だ。ヒトはプロバイオティクスを何百年にもわたって安全に食べてきたとはいえ、免疫不全の人もいるので医師に相談するのがいい。プロバイオティクスは、病気を治すというより、健康な人が病気にかからないようにするのにもっとも役立つだろう。

食べられる生菌にはさまざまな形態があり、サプリメント、殺菌されていない発酵食品（ヨーグルト、低温殺菌されていないザワークラウトやピクルス、キムチ、味噌など）、生菌を添加した非発酵食品（細菌を加えたフルーツジュースの「グッドベリー」など）がある。サワークリーム、バター、一部のチーズには、発酵したものと発酵していないもの、生菌入りとそうでないものがある。これらのうち生菌入りの製品は、「生きて活動している培養菌（live and active cultures）」のラベルをつけられるほど多く（一グラム当たり少なくとも一億個）の微生物をふくんでいないものもあるが、そういう製品はラベルの「培養菌（cultures）」という言葉でそれとわかる（日本では表示が異なり、たとえばヨーグルトは「はっ酵乳」「乳製品」「乳酸菌飲料」〔生菌と殺菌〕、「乳酸菌飲料」〔生菌〕の三種に分かれる）。昔から発酵によってつくられてきたピクルスなどの食品は、現在では穀物酢などを使ったピクルス液で調理することが多く、細菌を使う段階を省いている。発酵食品の中には低温殺菌された製品もあり、そうした製品では生きた細菌をとることはできない。発酵食品が冷蔵庫に入っておらず、瓶または缶に詰められて（缶詰のザワークラウトなど）室温で保存されているなら、その製品が生きた細菌をふくむことはまず期待できない。だから、生きた細菌が入った製品がほしいなら、ラベルをきちんと読むようにしよう。生菌入りのプロバイオティクス製品は、たいていそのことを誇りにしているからラベルに記しているはずだ。

私たち一家は日頃から微生物を摂取していて、たいていヨーグルトやケフィアのような発酵乳製品を食べる。どうも体調がすぐれないと思ったら、細菌の摂取を増やす。ヨーグルトとケフィアを食べるのは個人的な好みで、これらの製品のプロバイオティクス細菌が他の製品に勝っていると考えているわけではない。ときどき味噌やキムチも食べるし、ピクルスを手作りすることもある。けれども、食料品店でヨーグルトを選ぶときには、砂糖の塊のような子ども向けの製品がヘルシーなおやつとして棚に並んでいることが多いのでご注意を。砂糖の入っていない発酵乳製品は、一部の人、とくに子どもは間違いなく苦手にしている。ヨーグルトをつくるのに使われる乳酸菌があのツーンとくる酸味の原因なのだが、フレーバー付きのヨーグルトは甘味料でこの酸味を抑えている。甘くないプレーンのヨーグルトを子どもが嫌がる場合には、はちみつやメープルシロップなどで甘味を足し、まったく足さなくてよくなるまで徐々に量を減らしていくといい。生や冷凍のベリー類やその他の果物を加えれば、プレーンヨーグルトが甘くなるし、プレバイオティクスを足すことにもなる。

わが家では、普段はプロバイオティクス・サプリメントをとらない。発酵食品には多彩な細菌がいるので、発酵食品を食べるのが健康にいい微生物に出会ういちばんの方法だと考えている。ただし、過去には発酵食品に加えてサプリメントを使っていた時期もあった。それは抗生剤を服用した後のことで、たくさんの細菌を腸内に取りいれて、マイクロバイオータの損傷を補うためだった。また、下痢の後にもサプリメントを使う。抗生物質の使用と下痢は、体力が弱った人を虎視眈々と狙っている病原体にとって絶好の機会になる。プロバイオティクスが補ってくれる多彩な細菌は、弱った腸につけ込もうとする有害菌を撃退してくれるかもしれない。

マイクロバイオータは人によって異なり、どのタイプのプロバイオティクスをどれほど摂取するのがどのような症状にいいかは判断が難しい。したがって、自分のマイクロバイオータに合ったプロバイオティクスを見つけるのが重要だ。不快な腹部膨満感、ガス、頭痛などが起きるなら、そのプロバイオティクスとは相性が悪い。プロバイオティクスのわかりやすい利点は、便通が良くなることだ。プロバイオティクスをふくむさまざまな食品やサプリメントで少し試行錯誤して、自分にいちばん合ったものを見つけるのがいいだろう。

試せるプロバイオティクス食品はたくさんあり、その多くが乳製品だが、そうでない製品もある。巻末の付録に発酵食品のリストを付したので、参考にしていただきたい。またネットには、発酵食品の種を販売する便利なサイトがあり、自宅でヨーグルト、ケフィア、コンブチャ、発酵大豆、発酵米、発酵野菜までつくることができる。わが家が製品を買った会社の一例は、カルチャーズ・フォー・ヘルスだ。どの選択肢も合わない場合や、サプリメントのほうが良さそうだと思う場合には、さまざまな分離源から得られた細菌がたくさんあることを覚えておこう。怪しげな生産者を避けるには、信頼できる企業から購入するのがいちばんだ。評判の良いプロバイオティクス会社は、自社製品にかんする研究情報を提供し、製品のラベルに使用した細菌の名称と消費期限を明確に表示している。製造日のみ表示しているような製品には注意しよう。製品のラベルには、科学非営利団体の米国薬局方（USP）のような機関が第三者評価を提供している。

自分に合うプロバイオティクスを探すにあたっては、自分にぴったりと思う製品が見つかるまで、いろいろな製品を系統立てて試してみるのが大切だ。だがどうすれば、自分にぴったりとわかるだろうか？まだ何も症状は現われていないので、マイクロバイオータに何が起きているかを知る最大の手がかりは便にある。理想的な便はなめらかで、柔らかく、するりと下りてきて、途中で割れずに長いヘビのように排泄される。割れる場合は便秘を意味する。便器の水が跳ねなければ、あなたの腸は健康だ。

第5章　一〇〇兆個の細菌が餓えている

マイクロバイオータ、絶滅の危機

ヒトの食料調達が狩猟採集から農耕、工場生産へと変遷するにしたがい、腸内の微生物集団はこれに対応せざるをえなかった。こうした食料生産にかかわる技術的イノベーションにともなって、一部の細菌種が姿を消し、現代の欧米人の腸内では絶滅しかけている。このマイクロバイオータの多様性の消失にはさまざまな要因がある。最初の要因は、食品由来の微生物（善玉菌）の欠乏である。この種の微生物は前章で触れた発酵食品を食べれば復活させられる。二つめの要因は、食物繊維の減少だ。ヒトの多様なマイクロバイオータを植物性の食べ物が何万年にもわたって養ってきたというのに、ヒトがあまり植物を食べなくなって微生物は餓えているのだ。

マイクロバイオータの多様性を増やすには、二つの方法がある。有益な微生物をたくさん食べる。そして、腸内にいる微生物に良質の食べ物を与えるのだ。これらの方法を同時に使えば、欧米人の腸内で起きているマイクロバイオータの絶滅は食い止められる。「追加」できる細菌源には、ヨーグルト、ピクルス、ザワークラウト、キムチ、コンブチャなど細菌が入った発酵食品、庭やペットにいる環境内の微生物がある。有毒な抗菌剤で家の中を殺菌しないのも腸内に微生物を届ける一つの方法だ。食品や環境中の微生物にさらされる機会を増やすにあたって、腸内に長くとどまる細菌を決めるカギは食事にあるということを覚えておこう。

マイクロバイオータの多様性を高めるには、食物繊維の摂取を増やすのが欠かせない。腸内の微生物は、おもに食物繊維をふくむ複合炭水化物を食べる。デンプン質の多い食品や炭酸飲料に入っている、嫌われても仕方ない単純炭水化物はヒトの小腸で吸収されてしまい、大腸に暮らす微生物に届くことはまずない。複合炭水化物はこの単純炭水化物とは大きく異なる。いずれにしても、「食物繊維」という不正確な用語より、「マイクロバイオータが食べる[*1]炭水化物」を意味する microbiota accessible carbohydrates（ＭＡＣ）を使うほうが好ましい。食物繊維にふくまれるこの炭水化物なら腸内の細菌の食べ物になる。マックをたくさん食べれば、マイクロバイオータに栄養を届け、腸内細菌の生存を助け、この細菌集団の多様性を改善できる。そのためには、工業化された現代社会の食物繊維に乏しい食事習慣から大きく転換しなければならない。わが家では、冗談で「ビッグマック

・ダイエット」と呼ぶ食事を実践している。この食事は、果物、野菜、豆類、未精製の全粒穀物の複合炭水化物が豊富で、腸内マイクロバイオータを多様化し、その状態を維持するようにデザインされている。

体内のリサイクル業者

腸内マイクロバイオータがヒトの健康のあらゆる側面にかかわっていることが解明されつつあるが、最大の発見は、マイクロバイオータが私たちの食事内容に直接反応することを利用すれば、これらの微生物をコントロールできる点だ。腸内細菌の構成（組成とも言う）と、それらが何をしているか（機能）は、私たちが体内に取りこんだ食べ物が直接もたらす結果なのだ。では、最善のマイクロバイオータをつくって維持するために、どんな選択をすればいいだろうか？　生きていれば食にかんする難しい疑問にたくさん出会う。低脂肪の食事がいい？　いや、糖質を制限する食事だろうか？　それとも、有機食品を食べるべき？　山のようなフライドポテトを食べても、何本か食べずに残したらそれでいい？　食事にふくまれるマックを増やして、すでに健康なマイクロバイオータを維持するだけなら、簡単な規則をいくつか守るだけでいい。けれども、問題を抱えたマイクロバイオータを健康に戻すには、腸内の微生物に何を食べさせればいいかを知る必要があり、それには食べ物が消化管を通過するときに何が起きるかにかんする基礎知識が要求される。

消化器系は、効率の良いゴミ処理場のようなものだ。捨てられたゴミがベルトコンベヤーに載せられて分別されるように、胃はその内容物（私たちが最後に食べたもの）を小腸に送りだす。消化管は、食べ物を脂肪、タンパク質、炭水化物、塩、ビタミン類、その他の多様な化合物に分けていく。ゴミ処理場のベルトコンベヤーからは、ガラス、金属、その他のリサイクル可能なものなど価値のあるものが最初に選び取られる。同じように、小腸は単純炭水化物、タンパク質を構成するアミノ酸、脂肪酸など有用な「リサイクル可能な」物質を吸収する。これらの食品成分は高カロリー値をもち、簡単にエネルギーに変えられ、一部は体内の細胞によって新たな組織にリサイクルされる。

ゴミ処理の次の工程は、廃棄すべき生体物質の除去だ。同様に、私たちが食べたものの中で消化吸収されなかった物質は大腸に到達し、微生物によって分解される。大腸に届く物質の多くは食物繊維で、ヒトの小腸内の酵素はこの食物繊維を有用な熱量や栄養素に消化できない。ところが、大腸のマイクロバイオータにとってこの食物繊維はマックを豊富にふくむご馳走だ。

死んでしまう菌のはたらき

腸内の微生物は、ヒトが食べるものに完璧に依存して生きている。バナナにふくまれるマックを好む菌もいれば、玉ねぎのマックを好む菌もいる。何を食べるかによって、ヒトはどの微生物が生き延びて繁殖し、数を増やすかを決めているのだ。一方で、これらの微生物が好んで食べる食物成分、つまり複合炭水化物の熱量はヒトには利用できない。これらの微生物はヒトにただ乗りしているというより、人体が利用しない成分を譲り受けているだけなのだ。

地球上のあらゆる生命体と同じく、微生物は分子を吸収して代謝し、自分の成長と繁殖（専門的に言えば、細菌の場合は細胞分裂）のためにエネルギーを得る。ヒトのように有性生殖する種から見れば、やや自己中心的に聞こえるかもしれないが、それぞれの細菌の目的は自分のコピー、つまりクローンをできるだけ多くつくることにある。ある環境でもっとも効率良く繁殖する種が生き延びて、その環境を支配する。これが自然淘汰のもっとも基本的なかたちと言えよう。遺伝子を獲得し、削除し、活性化するゲノムの力を借りて、微生物は世代を重ねていくうちに進化し、腸内における競争力を鍛える。

腸内にある栄養源の獲得競争は熾烈なので、微生物は生存するために多様で巧妙な代謝戦略を進化させる必要に迫られる。しかし、どのような戦略を使うにしても、腸内の微生物はみな熱量を獲得する過程で二つの大きな試練に直面する。まず、酸素のない状態で食べ物からどうエネルギーを抽出するか、という問題だ。腸内は酸素のない環境だ。ヒト細胞は、酸素を使う好気性代謝によって自分の一部になる分子を合成し、生体エネルギーを得る。けれども、マイクロバイオータは酸素のない条件下でエネルギーをつくり、重要な分子を合成するために、嫌気性代謝、すなわち発酵に頼らざるをえない。二番めの試練は、この代謝の速度にある。食べ物は消化管内をすばやく通過するし、競争の激しい生態系内のことなので、細菌は通りすぎる栄養素を迅速に食べねばならない。これらの問題を解決するために、ヒトの腸内にいちばんよく見られる細菌は、腸内にいちばん豊富にあるエネルギー源のマックを急速に発酵させるという戦略を取る。人体外のさまざまな環境でも、微生物は同様の発酵を行なっている。たとえば、ヨーグルトをつくる細菌は、牛乳にふくまれる乳糖（ラクトース）を発酵させて乳酸をつくる。いちばんよく知られる発酵では、酵母菌がデンプン、蔗糖（スクロース）その他の糖を代謝によってエタノールに変え、ビールやワインができる。ビールやヨーグルトと違って、エタノールや乳酸は腸内発酵の最終産物としては稀な例だ。腸内発酵によっていちばんよくつくられるのは短鎖脂肪酸である。

ヒトには消化できない植物由来の炭水化物にふくまれる短鎖脂肪酸は、微生物のおかげでわずかながら熱量をヒトに与えてくれる。マイクロバイオータは炭水化物から熱量を抽出するが、短鎖脂肪酸から熱量を得ることはできない。短鎖脂肪酸から熱量をつくるには酸素が必要なのに、腸内は無酸素だからだ。ヒトは腸内の短鎖脂肪酸を酸素のある組織内に吸収し、本来は消化できない繊維質から熱量を取りだす。エネルギー源が貴重だった古代のサバンナでは、ヒトは野生のベリー類や根などの食物繊維をたくさん食べていた。当時はマイクロバイオータが与えてくれる短鎖脂肪酸が、日常のエネルギー源の主要な部分を占めていたと思われ、狩りや採集に欠かせない燃料だったかもしれない。

しかし、こんにちの欧米で一般的な高カロリー食では、マイクロバイオータがつくる短鎖脂肪酸は私たちが一日に摂取する総熱量のわずか六〜一〇パーセント程度で、これは二〇粒のアーモンドほどのエネルギーに過ぎない。全体から見れば大した値ではないが、それでも肥満関連疾患がその深刻さを増している人びとにとってはやはり不要な熱量と言える。いらない熱量はことごとく排除すべきではなかろうか？ マイクロバイオータをなくしてしまうのはどうか？ 腸を無菌状態にしたら私たちは痩せる？ たぶん。マイクロバイオータのあるマウスに比べて、マイクロバイオータのないマウスは餌をより多く食べるのに体重は減る。とはいえ、人間は永久に無菌のバブル（マイクロバイオータのないマウスはこの環境にいる）で暮らすわけにもいかないので、マイクロバイオータを排除するにはたえず大量の抗生物質をのまねばならない。そこまでしても、腸内を無菌に保つのは無理だろう。細菌は適応力に優れているので、抗生物質に対する耐性を獲得した細菌がすぐに腸内に棲みつくはずだ。

若干の余分な熱量を与えるのみならず、短鎖脂肪酸が人体のあらゆる場所でより重要な役割を果たすことがどんどん解明されている。実際、マックをもっとたくさん食べて短鎖脂肪酸の産生を増やすべきだという考え方が有力になってきている。短鎖脂肪酸は人体の諸機能にかかわる重要なはたらきをしており、体重増にはつながらないという証拠があるのだ。

繊維質のカロリー

短鎖脂肪酸がヒトの健康に及ぼす影響は次々と発見されつつある。[*2] 短鎖脂肪酸は熱量を与えるのに、その元になる繊維質の多い食事をする人は体重が減る。このパラドクスについて考えると、フランスのある事例を思いだす。フランス人は比較的脂肪の多い食事をするのに、さほど体重が増えない。考えられる理由は、短鎖脂肪酸によって満腹感を長く感じるので、全体として熱量摂取が減るというものだ。ほうれん草サラダを食べると、その発酵でつくられた短鎖脂肪酸によっていくらか熱量を得るが、同時に満足感もあるのでクッキーなどのデザートが欲しくならないのかもしれない。

短鎖脂肪酸は、マイクロバイオータがつくる、健康増進効果のある数種の化合物の一つに過ぎない。マイクロバイオータにコードされた代謝経路はきわめて複雑で、腸内で多彩な分子を産生できる。科学者はマイクロバイオータがつくる多様な分子を発見しているが、その多くの正体とそれが人体に与える影響はまだわかっていない。

マイクロバイオータ研究で主流となっている説によれば、食物繊維の欠乏が現代人のマイクロバイオータを変えてしまい、このことが欧米で増加している疾患の多くを説明するという。マイクロバイオータが発酵できるようにもっと食物繊維を食べれば、より安定した多様なマイクロバイオータは言うまでもなく、体重減、炎症の低減、欧米によく見られる疾患リスクの低下が期待できると考えられる。伝統社会の多くでは、現代の欧米社会より植物性の食物をたくさん食べていたし、現代の欧米人が食べる植物性の食物は繊維質に乏しいことが多く、その主成分が小腸で「リサイクルされる」単純多糖（一種類の単糖から成る多糖）だ。繊維質を多くとる社会の人びとは、マイクロバイオータの細菌種が多彩で（欧米人のマイクロバイオータにはいないものもある）、炎症性疾患の罹患率が低い。しかし、繊維質を多くとることで病気が減るという考えはほんとうに新しいのだろうか？

繊維質はすごい！

健康を保つためのマイクロバイオータ管理はこの研究分野の最前線にあり、マイクロバイオータをコントロールする最強の手段は食事と考えられている。しかし、ほぼ一世紀前に《ジャーナル・オブ・メディカル・リサーチ》誌が、「犬の腸内細菌の食餌による管理」と題する研究を掲載している。[*3] 一世紀前でさえ、犬が食べたものの化学的性質（たとえば、炭水化物の種類）がマイクロバイオータの構成に影響を与えると知られていたのだ。犬の餌がマイクロバイオータに与える影響がわかったのは、犬の排泄物を片づけるのが人間の仕事だったためだろう。犬の餌とマイクロバイオータの関係に早くから気づいていたというのに、私たちはなぜ自分たちが食べる炭水化物の種類が犬の場合と同じように自分のマイクロバイオータに影響があるとすぐに気づかなかったのだろう?

トーマス・クリーヴ博士は、一九五〇年代に食物繊維をもっと食べようとはじめて提唱した医師の一人だ。著書『サッカリン病(*The Saccharine Disease: Conditions Caused by the Taking of Refined Carbohydrates, Such as Sugar and White Flour*)(一九七四年)』で、彼は生活習慣病の多くは精製された炭水化物を食べすぎる反面、食物繊維をあまり食べないことが原因だと主張した。[*4] クリーヴは第二次世界大戦中に海軍兵の診療にあたっていたイギリスの海軍医だった。海軍の戦艦では野菜や果物はめったに口に入らず、海軍兵は便秘に悩まされることが多かった。クリーヴはその対策として海軍兵にふすま(ブラン)(穀物を製粉したときに出る糠)を食べさせた。すると便秘がただちに解消したことから、クリーヴは憩室炎や痔から虫歯や頭痛まででさまざまな健康問題にブランの摂取を推奨した。ブランに健康増進効果があるという信念のおかげで、彼は「ブラン先生」のあだ名をもらい、やたら食物繊維の摂取を勧める医師として知られた。生活習慣病が砂糖を食べすぎ、食物繊維をあまり食べない結果だというアイデアを多くの人は馬鹿げていると考え、クリーヴは医学界ではまともに取り合われることもなく変人扱いされた。

デニス・バーキット博士は、アフリカの病院でがんの一種(バーキットリンパ腫として知られるようになる)を研究・治療する外科医だった。バーキットはクリーヴの研究の一部を読み、アフリカでの自身の経験から、高繊維食のおかげでアフリカ人の多くが糖尿病、心臓病、大腸がんなどの疾患、さらに痔や便秘などの健康問題を免れているらしいと考えた。クリーヴ同様、バーキットは私たちの健康に食物繊維が果たす役割について強い興味を抱くようになった。バーキットやアレク・ウォーカー、ヒュー・トローウェルなどの研究者たちは、辺境のアフリカ人は排泄物の嵩が欧米人の三～五倍あり、腸通過時間が二倍速く、三～七倍の食物繊維（欧米人の二〇グラムに対して六〇～一四〇グラム）を食べることを発見した。バーキットは、その後の学究生活を健康に対する食物繊維の重要性の研究と称賛に費やした。彼が高繊維食の重要性を信じていたことは、次の発言から明らかだ。国全体の問題として考えるとき、「国民の排泄物が小さいなら、病院を大きくせねばならない」。

クリーヴ、バーキット、ウォーカー、トローウェルその他大勢の研究にもとづいて、アメリカ食品医薬品局（FDA）は、一九七七年に食物繊維をもっとたくさん食べるようにアメリカ人に推奨した。[*5] これにともない、食品製造業者も製品の食物繊維含有量を明示するようになった。一九九七年、FDAは特定の食物繊維をふくむ食品に「心臓病のリスクを減らします」という表示を付すことを許可した。バーキットが食物繊維と健康の関連性について講演をした町ではブラン製品がたちまち売り切れ、「食物繊維」は有名になった。

では、私たちはなぜまだ高繊維食を食べていないのだろうか？　残念なことに、ちょうど食物繊維の利点が知れ渡ったころ、多くの人が食物中の脂肪分に注目するようになったのだ。脂肪はただウエスト回りだけでなく、心臓機能や数々の生活習慣病のリスクにとって敵と考えられた。低脂肪食があらゆる場所で提供され、アメリカ人は食品にふくまれる食物繊維の量ではなく脂肪含有量に注意を向けた。脂肪が少ない方がいいという考えは理解しやすい。体脂肪を減らしたいなら、脂肪をあまり食べなければいいのだ。簡単そのものだ。だが高繊維食はわかりづらかった。食物繊維をたくさん食べると欧米に多い生活習慣病のリスクが減るが、その理由はわかっていなかったのだ。

クリーヴの著書『サッカリン病』に寄せた「まえがき」で、バーキットは低繊維と生活習慣病間の関連性は明らかでも、その理由はわからないと次のように認めている。「食習慣の変化がさまざまな病気を引き起こす……メカニズムの理解は、われわれの知識が進めば変更する必要が生じるかもしれない」。当時と現在との違いは、ようやくその理由がわかり始めた点にある。私たちのマイクロバイオータは食物繊維を必要とするのだ。

嫌われ者の炭水化物

「炭水化物」（糖質）という言葉には、たくさんの悪評がついて回る。私たちはみな糖質制限ダイエットをしている人を知っていたり、自分がそのダイエットをしていたりする。アトキンス、サウスビーチ、ゾーン、パレオその他のダイエット法が急速に普及し、クリスピー・クリーム・ドーナッツは商売上がったりと嘆いた。だが炭水化物を悪者呼ばわりする前に、まず炭水化物とは何かを明確にすることが大切だ。炭水化物は炭素、水素、酸素をふくむ有機化合物群のことで、動物の主要なエネルギー源になる。炭水化物として分類される化合物はたくさんある。本書では、炭水化物をおおまかに三タイプに分類する。ヒトが消化する炭水化物、マイクロバイオータが消化する炭水化物、どちらにも消化されずに体外に排泄される炭水化物である。

まず、ヒトが消化し、微生物の力を借りずに小腸で吸収する炭水化物について考えてみよう。単糖類はもっとも単純な炭水化物で、ブドウ糖（グルコース）や果糖（フルクトース）のような単糖分子である。単糖類は消化管から血液へ直接吸収される。二つの単糖分子から成るのが二糖類で、乳糖（ラクトース）や蔗糖（スクロース、いわゆる砂糖）がその代表格だ。食物の成分表には、単糖類と二糖類の含有量は「糖類」としてまとめて記載され、その内訳は表示されない。多糖類は単糖が多数結合したものを指し、複合炭水化物とも呼ばれる。デンプンは多糖類の一種である。しかし、単純炭水化物の単糖類や二糖類と同じく、たいていのデンプンは大腸に到達する前に消化吸収される。現代の食事はデンプン質が中心になっている。パスタ、白パン、ジャガイモ、白米は、どれもデンプン質を豊富にふくむ。このデンプン質の大半は、マイクロバイオータに到達する前に単糖類のブドウ糖に分解されて血液に吸収される。つまり、代謝的には同量の糖を摂取したのと同じ結果になる。けれども、食品成分表を見る限り、食物のデンプン含有量はかならずしも明確ではない。

二番めのタイプの炭水化物（マック）は、マイクロバイオータの食べ物だ。ヒトが食べるさまざまな植物にふくまれ、マイクロバイオータの食べ物になる炭水化物は数千種類ある。[*6] オリゴ糖は三〜九個の単糖から成り、豆類、全粒粉、多くの果物や野菜にふくまれる。オリゴ糖は小腸ではほぼ消化されずに大腸に達し、大腸内の細菌によって迅速に発酵される。同様に、デンプン以外の多糖類（果物のペクチンや玉ねぎのイヌリン）は一〇〜数百個の単糖が結合したもので、マイクロバイオータによって短鎖脂肪酸に転換される。

三番めのタイプの炭水化物は、消化管をそのまま通過して体外に排泄される。これらの炭水化物の大半は多糖類で、ヒトにもマイクロバイオータにも消化されない何らかの化学的または物理的特性をもつ。植物の細胞壁にふくまれる木質繊維の線維素が、そうした難分解性多糖類の一例だ。他の生物の腸内細菌、たとえばウシの反芻胃やシロアリの腸内に棲む微生物はセルロースを消化するが、これにはヒトの典型的な腸通過時間より相当長い時間がかかる。

炭水化物がさんざん言われようであるのは、甘味料に使われる単糖と消化しやすいデンプンのせいだ。これらの「体に悪い」単純炭水化物は、食後すぐに血糖値を上昇させる。すると人体は高血糖に反応してインスリンを放出し、肝細胞や筋肉細胞、脂肪細胞に体内を循環する糖を吸収させせようとする。また、体内の糖がすべて消費されるか、グリコーゲンとして貯蔵されるまで、インスリンは体が脂肪をエネルギー源に使うのを予防してもいる。しかし、単純炭水化物をたくさん摂取するために血糖値がつねに高いと、インスリン反応性を示す細胞もインスリン抵抗性を示すようになる。これらの細胞はつねに高レベルにある血糖値に対する感受性を失い、高い血糖値を無視するようになる。これが2型糖尿病の典型的な進行例だ。この感受性低下によって血糖値が危険なレベルまで上がり、結果として心臓病、脳卒中、腎不全にいたる。

ある食物にふくまれる炭水化物が食後どれほど早く血糖値を上昇させるかは、その食物のグリセミック指数（GI）によって表わされる。血液への吸収がいちばん早い単糖のブドウ糖のGIは一〇〇だ。食物のGIは、高（七〇以上）、中（五六～六九）、低（五五以下）に分けられる。消化がたやすい炭水化物（単糖類や二糖類）を多くふくむ食品はGI値が高い。白パン、白米、ジャガイモは、どれもGIが高い。GIが中程度の食物には、全粒小麦紛パン、玄米、皮つきのジャガイモがある。豆類、種子（カボチャやごまの種）、全粒穀物が低GIをもつのは、単糖類、二糖類、デンプンを少量ふくむのに対して、非デンプン質の複合炭水化物を豊富にふくむからだ。

グリセミック指数より大切なのは、食物のグリセミック負荷（GL）だ。グリセミック指数は、ある食物にふくまれる炭水化物がどれほど早く血糖値を上げるかを示す。一方でグリセミック負荷は、ある量――たとえば、一人分の分量――の食物にふくまれる、血糖値を上げる炭水化物の量に注目する。グリセミック負荷がグリセミック指数より重要であることを示す例がカボチャだ。カボチャはそれがふくむ炭水化物の種類のために高GIをもつ。しかし、一人分の分量のカボチャが血糖値に与える影響はきわめて低く、それは低GLに反映されている。たいていの野菜は低GLで高マックだ。ヨーグルトの上に蒸すか茹でた枝豆（急いでいるならレンジでチンしてもいい）、生の果物、ナッツを散らした一品や、全粒粉パンにホムスを塗ったものは、わが家で定番の低GL、高マックのおやつだ。食事や軽食、なかでも一人分の分量のGLが低い食物についてオンラインで調べれば、食料品店で何を買えばいいかの目安がわかる。

食品成分表を読む

食料品店に並んだ食品の栄養価を見定めるのは大仕事だ。容器に書かれた保健機能、原材料表、栄養成分表などを全部読めば、その食品を買うべきか否か何か手がかりがあるだろうと私たちは期待する。ラベルに書かれた保健機能は読むのはいたって楽だが、ほんとうのことを書いてあるのか、売らんかなの宣伝文句なのかを見きわめるのは難しい。それに生化学博士号をもつ私たちにとっても、多くの製品の原材料表はチンプンカンプンだ。そんな場合は、その食品は棚に戻したほうがいいだろう。

アメリカ食品医薬品局は、栄養成分表は食品にかんする、簡単で一貫した情報を与えなければならないと規定している。この表には、おもに、熱量、脂肪、コレステロール、ナトリウム、タンパク質、総炭水化物が記載される。おおかたの人は熱量と脂質や糖質の量をきちんとチェックするが、その他の部分は見ない。残念なことに、食物の炭水化物にかんしてもっとも重要だと私たち二人が考える二つの情報（グリセミック負荷とマイクロバイオータが食べられる炭水化物の量）は、この表に表示されていない。だが、この情報が抜けていても、炭水化物の分類を理解すれば、その食品にどれほどのマイクロバイオータの食べ物がふくまれているかを推測することはできるだろう。

総炭水化物は、食品の重量を測り、その値からタンパク質、脂質、水分、灰分（鉄分や重炭酸塩などの無機分子）の重量を引いた値で表わされる。言い換えれば、炭水化物は直接測定されるのではなく、他の成分を測定したあとの残量なのだ。総炭水化物の項には、糖質と食物繊維という下位区分が記載されていることが多い。糖質と食物繊維を足し合わせてもかならずしも総炭水化物と同じにならないことに気づくかもしれないが、これはこの二つの下位区分に属さない炭水化物が何種類かあるためだ。糖質は、血液に簡単に吸収される単糖類と二糖類、すなわち、たやすく血液中に吸収される炭水化物の総量だ。食物繊維は多糖類の混合物で、その食物がマイクロバイオータの食べ物になるか否かの目安になる。しかし、消費者はこの点についてある重要な限界があることを知っておく必要がある。

「食物繊維」という言葉は、種々の公的機関によってさまざまな定義を与えられている。マイクロバイオータによる発酵に触れる定義(本書のマックに似ている)もある一方で、マイクロバイオータを考慮していない定義もある。[*7]「食物繊維」という言葉にかんする混乱は、食物中の食物繊維を測定する標準的な方法がないために複雑になっている。国際連合食糧農業機関(FAO)によれば、食品成分表に記載される食物繊維量の測定に少なくとも一五種の方法が用いられているという。[*8]現在用いられているさまざまな測定方法では、同じ食物でもいくらか異なる結果になる。食物中のどの炭水化物が、大腸内で微生物による発酵を促すか、すなわちマックと呼べるかを知る良い方法はいずれ開発されるだろう。とはいえ、各人でマイクロバイオータは違うし、ある人のマイクロバイオータも時が経てば変化するので、そうした方法による測定結果も推測の域を出ないことは覚えていてほしい。各人のマイクロバイオータに対応して、食物のマック含有量を測定する方法が開発されるまで、表示された食物繊維量はいまのところ最良の近似値ということになる。

食物繊維の定義と測定にかかわる問題は別にして、多くの食品の容器に記載された栄養成分表を調べると、自分が普段食べているものの多くが食物繊維をふくまないことに気づくだろう。精製小麦粉と大量の砂糖でつくられた食品は、マイクロバイオータの食べ物にはならないので、腸内は餓えた微生物だらけになると考えられる。FDAは、成人男子で一日あたり三八グラム、成人女子で一日あたり二九グラムの食物繊維の摂取を推奨している。にもかかわらず、アメリカ人の場合には一日あたりわずか平均一五グラムにとどまっている。これが欧米人のマイクロバイオータ構成の悪化につながっていることは疑う余地がない。

やせ衰えた微生物のイメージが頭に残っているうちに覚えておいてほしいのは、細菌は食物繊維がなくてもなかなか戦略に長けているということだ。これらの細菌には別の炭水化物源として小腸の粘液がある。食物繊維があまり体内に入ってこない時期には、腸内細菌はヒトの小腸の細胞がたえず分泌する粘液の炭水化物を食べて生きる。[*9] ご記憶のように、この粘液はヒト細胞が直接マイクロバイオータと接触しないようにはたらく防護壁だ。だから粘液の炭水化物を食べるということは、細菌が腸を守っている粘液層を食べてしまっているわけで、防御機能が衰えて炎症が起きる。小腸の粘液が減ることがヒトの健康にどのような長期的影響を与えるかはまだ知られていないものの、予備的な実験によれば小腸の粘液が失われると大腸炎になる恐れがあると考えられている。[*10] それでもマイクロバイオータは非常に適応力が高い。食物繊維を食べ物として与えれば、多くの微生物が粘液を食べるのを止めて、あなたが食べたばかりの食事に切り換える。

マイクロバイオータが食べる炭水化物（マック）

「食物繊維」という言葉は不明確なので、ヒトが体内に取りこむ食物成分のうちマイクロバイオータの食べ物になるものを、私たち二人は「マイクロバイオータが食べる炭水化物」を意味するmicrobiota accessible carbohydrates（MAC）と呼ぶ。すでに述べたように、マックは果物や野菜、豆類、穀物などさまざまな植物にふくまれ、マイクロバイオータによって発酵される炭水化物のことである。食物や食物繊維サプリメントにふくまれる食物繊維には、マイクロバイオータのいる大腸まで到達せず発酵しないものもある。これらの発酵しない繊維質も便秘の改善にはとても効果があり、排泄物が水分を吸って嵩を増すので、良好な整腸作用が得られる。だがマイクロバイオータに食べ物を与えて短鎖脂肪酸をつくってもらうには、やはりマックを食べる必要がある。マックをたくさん食べれば食べるほど、腸内の発酵が盛んになり、より多くの短鎖脂肪酸がつくられる。マイクロバイオータにどのマックを与えるかによって、腸内で繁殖する微生物群、マイクロバイオータを構成する細菌種の数（細菌集団の多様性）、この細菌集団が果たす機能が変わってくる。イヌリンを多くふくむ玉ねぎをたくさん食べると、イヌリンの発酵に特化した微生物がマイクロバイオータ内で優勢になる。リンゴならペクチン分解菌、小麦のブランならアラビノキシラン（アラビノースとキシロースという二つの糖から成り、イネ科植物に多くふくまれる）を食べる微生物、キノコはマンナン（単糖のマンノースを主成分とする多糖類）を好む微生物の繁殖をうながす。本書ではこれらの食物と関連する主要なマック数種を例示したが、植物はそれぞれマイクロバイオータの食べ物になる多様な炭水化物（および微生物によっても分解されない多彩な炭水化物）をふくむ。ある食物について、タンパク質含有量と同じ要領でマック含有量を測定することはできない。各人のマイクロバイオータが異なるために、ある人にとってはマックでも別の人にとってはマックではないということもあるからだ。二〇一〇年、ある科学者グループがポルフィラナーゼと呼ばれる酵素を研究していた。[*11] この酵素は、日本の寿司の巻物やトッピングなどに使われる、海苔と呼ばれる種類の海藻にふくまれる多糖類を分解する。当然とも言えるが、海洋性細菌には海藻を食べるためにこの海苔分解酵素の遺伝子をもつものがいる。だが驚くべきは、ヒトの腸内マイクロバイオータがこれらの遺伝子をもっていたことだった。なぜ腸内の微生物が海藻の分解酵素をもつのだろうか？　科学者たちはこれらの遺伝子を日本人のマイクロバイオータのゲノム、すなわちマイクロバイオームに発見したものの、北アメリカに住む人びとのマイクロバイオームには発見できなかったことから、この問いの答えが明らかになった。歴史上のある時点で、海藻を食べる日本人のマイクロバイオータはこの新しい食物源を利用するように適応したのだ。これはどのようにして起きたのだろう？　おそらく海藻を食べるうちに、人びとはその海藻に付着していた海洋性細菌も食べたのだ。食べ物を殺菌しないことが、有益な環境微生物にさらされることにつながるというもう一つの例だ。これらの海洋性細菌が大腸を通過するとき、遺伝物質を腸内の常在菌に伝えたのだろう。こうして、突如として新たな機能が腸内で生まれた。海藻を食べる習慣は、マイクロバイオータにかかわる二つの重要な点を示唆する。第一に、ヒトゲノムの他の側面とは異なり、マイクロバイオームは比較的短い時間で環境にうまく適応する。食事にどの植物を取りいれるかが、マイクロバイオータの細菌を入れ替えたり維持したりするための重要な要因なのである。海苔を消化するマイクロバイオータをもつ日本人がまったく海苔を食べなくなったら、やがて彼らも海苔の消化能力を失うだろう。第二に、マイクロバイオームには膨大な数の遺伝子がふくまれるが、かなり頻繁に使われ、微生物にとって有益な遺伝子のみが維持される。腸内の微生物は分裂するたびにヒトのマイクロバイオータにふくまれる遺伝子を維持、複製しなければならず、これらの微生物がそのエネルギーコストを担う。この余分な労力を最小限にするため、微生物は自身のゲノムを比較的簡単に保ち、有益な遺伝子のみ残そうとするのだ。

豊かなマイクロバイオータ、貧しいマイクロバイオータ

食事にふくまれるマックの種類と量によってマイクロバイオータの構成が変わるなら、欧米人は食物繊維の摂取を減らしてきたので、マイクロバイオータもそれに合わせて変化してきたと考えるのが妥当だろう。二〇一三年に発表された研究で、多国籍の科学者グループが、二九二人に及ぶデンマーク人のマイクロバイオームにふくまれる遺伝子の数を調

べた。[*12] すると、これらのデンマーク人が二つのグループに分かれることがわかった。一方のグループは多数の遺伝子をふくむ「豊かな」マイクロバイオーム、他方のグループは比較的少数の遺伝子をふくむ「貧しい」マイクロバイオームをもっていたのだ。最初のグループは腸内に抗炎症性細菌をもち、痩せている場合が多かった。二番めのグループは、炎症を起こす細菌（炎症性細菌をもち、炎症性腸疾患にかかっている人に見られる）が多いのみならず、肥満になりがちで、より高いインスリン抵抗性をもち、代謝によって発がん性をもつ化合物ができる可能性が高い。換言すれば、貧しいマイクロバイオームの人は、2型糖尿病、心臓血管病、肝臓病、がんになりやすい。豊かなマイクロバイオームの人は、健康増進効果のある短鎖脂肪酸をつくるのにかかわる遺伝子をたくさんもっていた。どちらのグループがより肥満になりがちか想像がつくだろうか？　貧しいマイクロバイオームのグループだ。豊かなマイクロバイオームが好ましいのは明らかだが、どうすればそれが可能だろう？

フランスで行なわれた類似の実験でも、同じように豊かなマイクロバイオームと貧しいマイクロバイオームのグループについて調べた。[*13] フランスの研究者たちは、被験者に食事について質問し、貧しいマイクロバイオームの人が、豊かなマイクロバイオームの人より野菜や果物（マックも）の摂取が少ないことを発見した。だが、マイクロバイオームが貧弱な人も希望がないわけではない。低脂肪・低カロリーで高タンパク質・高食物繊維の食事を六週間にわたって続けると、これらの人びとも体重が減り、マイクロバイオームの遺伝子の種類が増えた。すると、他の健康指標、たとえば、コレステロール値や炎症の度合いも改善した。

肥満の人のあいだでも、糖尿病や心臓病など肥満関連疾患にかかる人とかからない人がいる理由について、これら二つの研究が重要な手がかりを与えてくれる。同様に、この手がかりはけっして肥満してはいない、瘦せた人でも肥満関連疾患にかかる理由も説明してくれるかもしれない。これらの研究の結果は、マイクロバイオームの豊かさ（または貧弱さ）が体重より欧米の生活習慣病リスクの良好な予測因子であることを示している。将来、医師はあなたのボディマス指数（ＢＭＩ）を測定するのではなく、マイクロバイオームの状態を見て、もし貧弱とわかったら、マックを豊富にふくむ食事療法を処方するようになるかもしれない。

貧しいマイクロバイオームに対処するもう一つの方法は、マイクロバイオータにもっと多様な細菌種（そしてこれらの細菌がもつ遺伝子）を加えることだ。二〇一三年、ワシントン大学のジェフリー・ゴードンが、肥満の度合いが異なるマウスの双子（片方が瘦せていて、もう片方が太っている）のマイクロバイオータを調べた。[*14] 肥満している片割れから多様性の低い、つまり貧しいマイクロバイオータをマウスに移植したところ、それらのマウスは太っていった。瘦せているほうの片割れから多様性の高い、つまり豊かなマイクロバイオータを移植したマウスは瘦せた。その後、これらの二つのマウス群を同じ檻に入れたらどうなるかを調べた。マウスは糞食をするので、同じ檻に入れられると、太ったマウスは痩せたマウスの糞（とそれにふくまれるあらゆる細菌）を食べるし、その反対も起こる。この実験は、私たち二人が以前投げかけた問いの答えを知ろうとするものだった。つまり、低多様性のマイクロバイオータに細菌を加えると多様性が増え、健康増進効果が得られるのか、という問いだ。ゴードンの実験では、痩せ型微生物が肥満型マイクロバイオータをもつマウスに棲みつき、マイクロバイオータの多様性を上げて、肥満予防因子としてはたらいた。

だがいちばん痩せている友人にマイクロバイオータを移植したいので便を譲って下さいと頼む前に、注意すべき点がある。実験では、太ったマウスがさらに肥満するのを防ぐには、野菜と果物が多く脂肪が少ない餌を与えねばならなかったのだ。研究者たちは、双子のマイクロバイオータを移植した二群のマウスを一つの檻に入れるところまで同じ手順を踏み、今度は脂肪が多く野菜と果物が少ない餌をマウスに与える実験を行なった。すると、太ったマウスはもっと太り、双子の痩せた片割れから移植されたマイクロバイオータは消滅した。つまり、マイクロバイオータを構成する細菌の多様性を増やすには、ただ微生物を食べるだけでは足りないのだ。私たちはみな微生物を食べるし、他人のマイクロバイオータからの微生物もどうしても体内に取りこむ。しかし健康にいい微生物は、私たちがこれらの微生物が腸内で生きるのに適した食事をしなければ生存できない。

精製食品にはマックがない

それにしても、ヒトが古来食べていたはずのマックはどこへ行ってしまったのか？　これについては、小麦の食習慣の歴史が示唆的だ。こんにち、小麦には悪いイメージがつきまとうが、過去にはかならずしもそうではなかった。ヒトは小麦を一万年以上食べてきたし、きわめて大量に食べてきた文化もある。古代から主食だった食物がなぜいまになって悪者扱いされているのだろう？

小麦の穀粒、つまり小麦粒は、胚乳、ブラン、胚芽から成る。胚乳は次世代の小麦が成長するための栄養を単純多糖のデンプンとしてすべてふくんでいる。ブランは固い繊維質の外皮で、これが胚乳を覆っている。胚芽は脂質の多い生殖器官で繊維もふくんでおり、発芽して小麦に成長する。

数千年前、ヒトは石臼で小麦粒を碾くようになり、小麦粉が生まれた。しかし石臼で碾いた小麦は、こんにち工場で生産される小麦粉に比べるとまるで別物にしか思えないだろう。産業革命が蒸気を動力源に使った製粉機をもたらし、かなり大規模に小麦粉を生産できるようになった。だが製粉業者は、製粉機から消費者の手に届けるまで小麦を新鮮に保つのに苦労した。この問題を解決するため、業者は脂肪をふくむ胚芽（変質しやすい部分）を製粉前に取り去れば、小麦粉の貯蔵期間をほとんど限りなく延長できることに気づいた。彼らが気づいていなかったのは、胚芽を取り除いてしまうと、胚芽にふくまれる健康に良い少量栄養素は言うに及ばず、食物繊維も大量に除去されるということだった。次に、製粉業者はブランも取り除くと、ふわふわで白い小麦粉——胚乳のみから成る——を消費者に提供できると知った。この小麦粉は、見た目も味も良く、パンなどを焼くのに適していると多くの人が感じる。テクノロジーによって「金持ちの小麦粉」が安価になるのと引き換えに、私たちのマイクロバイオータの食事は貧しくなった。製粉技術の向上により、小麦はどんどん細かく碾けるようになり、こんにち食料品店の棚に袋に詰められて並んでいる、タルカムパウダーのような超微細な品物になった。

小麦からブランと胚芽を除去するとマックが減るのは明らかだが、小麦粉の粒子の細かさがなぜマックの含有量に影響するのだろうか？　小麦の全粒粉は小麦粒と同量のマックをふくんでいるのではないのか？　じつは、違うのだ。マックの中には、ヒトゲノムがそれを分解する能力をコードしていないためマイクロバイオータに到達するものがある。あたかも鍵のない錠のようなものだ。一方で、大腸に到達するまでにヒトには消化できないほど大きい粒に包まれているので、結果として大腸に届くマックもある。それは、消化にかかる時間の問題だ。この場合は、鍵はあるのに錠が隠されているようなものだ。この「隠された」炭水化物はヒトゲノムに消化能力がコードされている結合をもつが、保護膜に覆われているので、小腸内をほぼそのまま通過して細菌が発酵できるマックとなる。ところが小麦粉がきわめて細かく製粉されていると、ヒトの消化酵素が炭水化物の結合をより多く分解し、その結果得られる単糖と二糖を血液中に吸収する十分な時間がある。小麦粉の粒子がもっと粗ければ、ヒトの消化酵素は炭水化物のすべての結合を分解するのに十分な時間がなく、炭水化物の一部がマイクロバイオータの食べ物となる。現代人は曾祖母と同じ量のパンを食べているかもしれないが、曾祖母が食べていたパンはブランや胚芽をふくむ粗い小麦粉でできていたので、現代人が食べるパンより多くのマックをふくんでいた。精製された白い小麦粉で焼いたパンは、多くの意味において曾祖母が食べていたケーキに似ていて、ほぼマックをふくんでいない。全粒粉のパンなら、一切れにつき二グラムの食物繊維をとることができる。だがもっとこれを押し進めて一カップの製粉していない小麦粒を調理して食べれば、九グラムの食物繊維を摂取できる。これは一日に必要な摂取量の四分の一～三分の一になる。

サンフランシスコ湾岸近辺では、天然酵母パンがどこでも食べられている。天然酵母の種(たね)を使ってパンを焼く人もいる。私たちのマイクロバイオータにも似て、この種は小麦食に特化した各種の微生物群だ。なるべく多くのマックをパンに残すために、小麦粒は小型の手動ミルで碾く。工場で製粉されたものでない小麦粉を使えば、粉にある程度の粗さが残り、ブランと胚芽も除去されないですべて残っている。この方法で焼き上げたパンは、店で買ってきたふわふわの真っ白なパンより間違いなく歯ごたえがあるが、ブランと胚芽がとびきりの味わいを与えてくれる。市販の酵母菌ではなく天然酵母の種でパンを焼くのは、パンのグリセミック負荷を減らすいい方法だ。種にふくまれる微生物が小麦粉の単純炭水化物の多くを食べるからだ。それに、キッチンで微生物と遊ぶ楽しみを与えてもくれる。市販の天然酵母パンもある。マックがたくさん入ったパンが欲しいなら、全粒粉を使ったものを探そう。

イヌイットはどうなのか？

高繊維食の利点を示す証拠がたくさんある一方で、高タンパク食がいいと思う人びとには強い疑念をもつ人もいる。イヌイットはどうなんだ？　食物繊維などほとんど食べないのに、元気そのものじゃないか、と。伝統的に北アメリカの極地方に住む人びとは、ほとんど植物性の食べ物をとらなかった。彼らが食物繊維を食べたのは、ベリー類や塊茎（かいけい）、海藻などを採集できる夏のあいだだけだった。一年に一度だけ食物繊維を食べるのは、いくらか苦痛をともなったという証拠がある。カースティン・イードリッツが、一九六九年の著書『北極地方の食べ物と非常食（*Food and Emergency Food in the Circumpolar Area*）』でこう述べている。「アンマサリク（現タシーラク）のエスキモーは、しばらくぶりに大量の海藻を食べると［かならず］胃が痛くなる。だが数日慣らせば、胃痛を起こさずに海藻を食べられるようになる」[*15]。エスキモーが経験した胃痛は、食物繊維を食べて突然に発酵が起きた結果と思われる。発酵によって短鎖脂肪酸だけでなくガスも発生するからだ。

ここで、多くの読者がいだいたかもしれない疑問について考えてみよう。食物繊維の多い食事はガスもたくさん出すのではないか？　簡便な食べ物にあふれた現代社会では、健康にいい食事をするのはそれだけで難しい。ならば、嫌われ者になりかねない食事をすることもないではないか！　細菌による発酵によって、水素や二酸化炭素ガスなどが発生するのは事実だ。これらのガスは無臭だが、体外に出るときに、マイクロバイオータの一部がつくり出す悪臭のある種々の低分子揮発性物質も一緒に排出される。その中に硫黄（腐った卵のような匂いがある）をふくむ物質があるのだ。腸内の複雑な生態系内では、ある微生物の排泄物が別の微生物の食べ物だったり、ある菌種の発酵によって出るガスをメタノブレビバクター・スミシー（*Methanobrevibacter smithii*）のような腸内の他の微生物が食べたりする。メタノブレビバクター・スミシーは細菌ではなく、古細菌界に属する単細胞生物で、水素と二酸化炭素から無臭のメタンガスをつくる。だがメタンをつくる過程で、自分がつくるガスより多量の分子を吸収する。したがって、腸内のこの古細菌は体外に出るガスの総量を減らしてくれるのだ。腸内には多様な微生物が暮らしているので、発酵によって発生したガスは複雑な食物網の一部となり、他の微生物に食べられる公算が大きい。微生物が食べるガスが多ければ多いほど、体外に出るガスは減るというわけだ。

イヌイットがある季節にだけ食物繊維を食べる習慣をもっていたのは、マイクロバイオータの多様性を毎年復活させるという意味合いにおいて適切だったのかもしれない。苦痛を感じる数日間は、マイクロバイオータが新たな食べ物に順応する時期なのだろう。イヌイットは発酵したアザラシのひれ足をかなり大量に食べるが、これがマックの代わりにマイクロバイオータに多様な微生物を補っているのだろう。しかし、本当のところを言えば、伝統的な食事をしているイヌイットのマイクロバイオータにかんする研究は一つもないので（暮らしの西洋化によってイヌイットは文化変容を起こしていて、もはやそのような研究は無理だと考えられている）、彼らの伝統的なマイクロバイオータの構成を知ることはもうないのかもしれない。もう一つ忘れてならないのは、イヌイットは地理的に孤立していたので、彼ら自身とマイクロバイオータのゲノム双方に適応を蓄積し、肉と脂肪が多く食物繊維の足りない食事でも健康でいられたのかもしれないという重要な事実だ。たぶん、日本人が海苔を食べるようになった経緯と同じく、イヌイットのマイクロバイオームは極限の環境で生きるための遺伝子を獲得したのだ。この適応は、もしそれが起きたと仮定してだが、平均的な欧米人のマイクロバイオータには存在しないだろう。マックの摂取量を増やすべきだという考えに対する強力な反論の拠り所にイヌイットがなるには、もっと情報が必要だ。

肉中心の食事が、マイクロバイオータに悪影響を与えることを示す研究ならいくつかある。高タンパク、低糖質の食事をしていると、四週間で短鎖脂肪酸と食物繊維由来の抗酸化物質の量が急激に減少し、大腸に有害な代謝産物が溜まる。[*16] この環境は炎症性疾患や大腸がんなどのリスクを高め、長期的に見て大腸の健康に悪影響を及ぼす。菜食主義者やヴィーガンのマイクロバイオータに比べて、雑食性の人のそれは心臓病に関連する化学物質をつくる。[*17] その化合物、トリメチルアミン-N-オキシド（TMAO）は、赤い肉（牛肉や羊肉など）に豊富にふくまれる化学物質をマイクロバイオータが代謝してできたものだ。こうした研究は、マックを豊富にふくむ食事が豊かなマイクロバイオータをもたらし、健康増進効果をもつことを示している。

豊かなマイクロバイオータのための「ビッグマック」

わが家では魚、乳製品、放牧された家畜の肉も少々食べるが、皿に載るのはおもにマックを多くふくむ玄米や調理した全粒大麦、豆類、焼いた野菜で、デザートはたいてい果物かダークチョコレートだ。工場生産された食品を避けることで単純炭水化物の摂取を制限し、パンなどを焼くときには精製小麦粉を使わない。食物繊維を十分な量摂取するのは簡単なことではない。だがレンズ豆やインゲン豆などを中心とした夕食を一週間に少なくとも二回食べ、調理済みの豆類を常備してサラダに散らしたり、簡単なケサディヤ（トルティーヤを使ったメキシコ料理）をつくったりすれば、楽に食物繊維の摂取量を増やせる。私たち家族は缶詰の豆より自宅で煮た豆の味を好むので、週末にはブラックビーン、ひよこ豆、インゲン豆など入手できた豆類を大きな鍋で煮る。数時間コトコト煮るだけでいいので、豆が茹で上がるか水分がなくなるまで側にいるだけでいい。こうして煮た豆をガラス瓶に入れて冷蔵庫にしまっておけば一週間はもつし、冷凍庫ならもっと長く保存できる。またナッツや種子類もサラダや主食などの食べ物に散らして食べる。

こういう食事をいきなり始めるのはちょっと煩わしいと感じるなら、少しずつ可能な範囲で取りいれるのもいい。たとえば、食事のたびに皿に盛りつけられた料理の食物繊維量を推測することから始めてはどうだろう。自分がマイクロバイオータのために食べていないと気づいたら、マックの摂取量を増やすために何を調理すればよかったか、あるいは何を注文すればよかったかを考えてみよう。イヌイットの人びとが経験した大きな食生活の変化のように、突然マックの摂取量を変えたら体のむくみや腹痛などを起こすのではないかと心配なら、数週間または数カ月かけて変えていけば楽に変化を乗り越えられる。やがて食料品店やレストランで、腸内の微生物に栄養を届けて自分も健康になる選択をし始めるだろう。本書の巻末にマックを豊富にふくむ料理のレシピを紹介するので、マイクロバイオータに優しい食習慣を身につける一助になれば幸いだ。

第6章　脳と腸の深い結びつき

脳と腸のつながり

ヒトの脳と腸(gut)には深い結びつきがある。たとえば、はじめて会った人に対する「第一印象(gut feeling)」という言葉がある。難しい決断を迫られたときには「勘を信じるんだ！(trust our gut instinct)」と言うし、度胸と根性が試されるような場面では「頑張れ！(gut check time)」と言う。この脳と腸の関係はただのたとえ話ではない。ヒトの脳と腸は大規模なニューロン網と、化学物質とホルモンの連絡路とでつながっている。どれほど空腹か、ストレスを感じているか、病原性の微生物を食べたかなどにかかわる情報を、たえず相互にフィードバックしているのだ。この情報通信網は脳腸軸(のうちょうじく)と呼ばれ、脳と腸の状態をつねに更新している。休暇後にクレジットカードの明細書を見ると胃のあたりが痛くなるのは、脳腸軸のはたらきを示すいい例だ。あなたがストレスを感じていると、腸はすぐにそのことを知る。

　腸の神経系は第二の脳だとよく言われる。数億個にも上るニューロンが、胃腸を制御する腸神経系と脳のあいだをつないでいる。この大規模な通信網は、食道から肛門までの消化管全体に目を配っている。腸神経系はきわめて大規模で、中枢神経系からの入力がなくとも独立してはたらくとはいえ、両者はつねに情報を交換しあっている。頭蓋骨に守られた脳とは違って、「第二」の脳は交響曲を作曲したり絵画を描いたりすることはできないが、ヒトの内部にある管のはたらきを制御するという重要な役目を果たしている。腸内のニューロン網は、脊髄内のそれと同等に密集していて複雑で、ただ消化を見守るだけにしてはあまりに複雑に思える。なぜ腸は自前の「脳」を必要とするのか？　ただ消化を管理するだけのため？　あるいは、腸内に棲む一〇〇兆個もの微生物の声に耳を傾けるため？

　腸神経系のはたらきは、脳と中枢神経系によって統制されている。中枢神経系は、自律神経系（心拍数、呼吸、消化などを制御する不随意神経系）の交感神経と副交感神経を介して腸と連絡を取りあう。自律神経系の仕事は、食べ物の腸通過時間の調整、胃酸の分泌、腸の内壁を覆う粘液の合成にある。視床下部‐下垂体‐副腎軸（ＨＰＡ）は、脳が消化を助けるためにホルモンを使って腸と連絡を取りあうもう一つのメカニズムだ。

　ニューロン、ホルモン、化学伝達物質の回路は、腸の状態にかんするメッセージを脳に送る一方で、脳が腸環境に直接影響を与えるように計らってもいる。食べ物が通過する速度と腸内壁を覆う粘液の量（どちらも中枢神経系によって制御される）は、マイクロバイオータを取り巻く環境に直接影響する。

競合種が暮らすいかなる生態系でもそうであるように、腸内環境によってそこに棲む種が決まる。湿潤な熱帯雨林に適応した生物が砂漠では生きづらいように、粘液を食べて生きる微生物は腸の粘液層が穴だらけで薄いと生きるのに難儀する。粘液が増えれば、粘液に適応した微生物が戻ってくる。腸内の食物通過時間と粘液の分泌を変えられる能力を駆使して、神経系は腸内でどの微生物が生き延びるかを決める。この場合、決定は意識的ではないが、微生物の運命を決める一種の知性とも言える。

微生物の側ではどんなことが起きているのだろう？　マイクロバイオータが食事の変化やストレスによる食物通過時間の減少に順応すると、脳にはこの変化が伝えられるのだろうか？　脳腸軸の流れは一方向のみで、すべての信号は脳から腸に流れるのか？　あるいは、反対方向に流れる信号もあるのか？　頭の中でおやつが欲しいと言っているのは脳の声？　それとも、腸内にいる腹を空かせた微生物の声？　近年得られた証拠によれば、脳が腸内の微生物を「認識している」だけでなく、これらの細菌は私たちの世界観のみならず行動まで変えるという。マイクロバイオータの影響力が腸をはるかに超えて、ほとんど誰も予測もしなかった脳にまで及ぶことが明らかになりつつあるのだ。

たとえば、腸内マイクロバイオータは、幸福感を調整する強力な神経伝達物質であるセロトニンの体内濃度に影響を与える。不安感やうつに対してアメリカでもっとも処方される医薬品に「プロザック」、「ゾロフト」、「パキシル」などがあり、これらの医薬品はセロトニンの量を変えている。しかもセロトニンは、マイクロバイオータに翻弄される、私たちの気分や行動にかかわる多数の生化学物質のうちたった一つに過ぎないらしいのだ。

無菌マウスは忘れっぽい

微生物が、人間の行動に影響を与えるという考えは新しいものではない。多くの病原体が人の心に影響を及ぼす。梅毒の原因菌とされる、運動性が高く螺旋形をした梅毒トレポネーマ（*Treponema pallidum*）は、感染したヒトの脊髄や脳内に侵入する。神経系にゾンビのように取り憑くことで、梅毒トレポネーマは宿主にうつ、気分障害、果ては精神病まで起こす。増殖するために宿主をマインドコントロールする微生物すらいる。原生動物のトキソプラズマ・ゴンディイ（*Toxoplasma gondii*）はネズミに感染し、ネズミの脳に侵入してネコに対する正常な恐怖心を取り除いてしまう。するとネズミはすぐにネコの餌食になる。ネコがトキソプラズマ・ゴンディイに感染したネズミを食うと、この原生動物は恩恵を得る。ネコがふつうの暮らしを送って糞をまき散らすと、結局は自分をばらまいてくれるからだ。この場合、トキソプラズマ・ゴンディイがネズミのマインドコントロールをするのは、この微生物にとって非常に有利にはたらくということになる。自然界には、このように宿主を自分に有利なようにマインドコントロールする「悪い」微生物がたくさんいる。反対にあまり知られていないのが、閉ざされた腸内から同じように宿主の心に影響を与える「良い」微生物がいるか否かだ。

腸内マイクロバイオータが脳機能および行動とつながっていることに最初に気づいたのは、無菌バブルにいる無菌マウスを観察していた科学者たちだった。無菌マウスが正常なマイクロバイオータをもつマウスと違う性格をもつことに気づいたのだ。[*1] 無菌マウスは大きなリスクにも物怖じすることなく、環境を果敢に探る。マウスは野原では腹を空かせたタカに見つけられる危険が大きいが、無菌マウスはエクストリームスポーツ並みの危険をものともせず野原で長距離を移動する。進化の観点から見れば、リスクを冒す心的傾向は生存を確実にしたり、子孫に遺伝子を受け継がせたりするのに良策とは言えない。野原を避ければマウスは守られるし、遺伝子と微生物を将来の世代に残せる可能性が増えるのだから。

これらの勇気あるマウスを観察していて、科学者たちはマウスに微生物を移植すると、その行動が正常なマウスのように慎重になることを発見した。[*2] けれどもこの慎重さを植えつけるには、マウスが成体になる前に微生物を導入する必要があった。ひとたび成体になると、腸に微生物を移植しても、リスクを冒す傾向はもはや変えようがなかった。リスクに対するマウスの耐性を決めるのに腸内細菌が果たす役割は、幼児期という重要きわまりない時期に限られているらしかった。ヒトでは、幼児期は脳がきわめて速く成長し、再配線が行なわれる時期だ。微生物が（マウスで見られるように）ヒトの個性と行動の発達に何らかの役割を果たしているなら、腸内細菌が幼児期に最大限の影響を与えられるというのは理にかなっている。

さらに、無菌マウスはスリルを追い求めるばかりでなく、記憶障害があることに科学者たちは気づいた。ある研究者グループが二群のマウス（片方の群にはマイクロバイオータがあり、もう片方の群にはない）を対象に記憶実験をいくつか行なった。[*3] 最初の実験では、マウスにこれまで見たことのない二個の物体を五分間見せた。用いたのは、なめらかで小さなナプキンリングと、千鳥格子の模様のある大きなナプキンリングだった。その後、二つの物体を檻から二〇分間取り除いた。この休憩のあと、大きい方のナプキンリングを、マウスにまだ見せていない星形のクッキーカッターと一緒に檻に戻した。マウスにナプキンリングを見た記憶があれば、そちらにはあまりかまわず、見慣れないクッキーカッターに注意を向けるはずだった。正常なマイクロバイオータをもつマウスはまさにその通りのことをした。ところが、マイクロバイオータのないマウスは「見覚えがあるはずの」ナプキンリングと「新しい」クッキーカッターを、同等の時間をかけて調べた。これらのマウスはナプキンリングを二〇分前に見たばかりだということを完全に忘れているのだ。マウスを使ったこうした実験を行なうための無菌状態は、ヒトでは再現できないことを忘れない（あなたのマイクロバイオータが手を貸してくれるだろう）ことが肝心だ。微生物のいないヒトはいないからだ。しかし、無菌あるいは大量の菌という極端な条件の下では、マイクロバイオータが行動と記憶に有意な効果をもつかもしれないことをこれらの実験は効果的に実証している。たとえ、この実験ほど極端でない条件では違いはそれほど大きくないにしても。

マイクロバイオータは、宿主をより慎重にしたり記憶を改善したりすることでその生存率を上げるようだ。何代ものマイクロバイオータが、私たちの祖先に延命につながる賢明な決断を下させた結果、現生人類が生まれたのかもしれない。腸内細菌がヒトの個性や知性に果たす役割はまだわかっていないが、食べ物の消化に限られていないことは確かだ。うっかり結婚記念日を忘れたのを最近のんだ抗生剤のせいにはできないにしても、腸の声に耳を澄ませれば、聞こえてくるのは微生物の生化学的なささやきかもしれない。マイクロバイオータは消化管に閉じこめられているとはいえ、その影響が棲息範囲を越えていることは明らかだ。これらの細菌によってつくられた化学物質は小腸壁を通り抜けて血液に入り、脳に達する。研究者たちはこれらの化学物質の正体を突きとめ、それが私たちの精神状態にどのような影響を与えるのかを知ろうと懸命になっている。

個性を移植する

マイクロバイオータの移植によって、ドナーの肉体的特徴が被移植者に移ることがある。「肥満型」マイクロバイオータを痩せたマウスに植えつけると、そのマウスは体重が増える。同様に、「痩せ型」マイクロバイオータの移植によってマウスは体重増加を防げる。だがマイクロバイオータが脳機能に影響するのであれば、移植された微生物はその人の気分や個性まで変えるのだろうか？「幸せ」マイクロバイオータを使えば、うつの人を治せるのだろうか？

二〇一一年、カナダ・オンタリオ州にあるマクマスター大学の研究グループが、腸内微生物によって体形と同じように人格も移るのかという問いに挑んだ。[*4] 彼らは二系統の実験用マウスを用いた。一方のBALB/cマウスは不安症で、実験用マウス界のウディ・アレンだ。他方のNIHSwissマウスは、イタリアの監督で俳優でもあるロベルト・ベニーニのような、社交的で外交的なタイプだ。内向性/外向性の度合いを調べるため、彼らはこれらのマウスを高い台に載せ、そこから降りるのにかかる時間を測定した。台から降りるのに時間が長くかかれば、マウスが危険な状態について不安を感じていることを示す。自信があればあるほど、マウスは早い段階で台から降りる。ウディ・アレン型のマウスは、台から降りる方法を探るのに平均で四分半費やした。ロベルト・ベニーニ型のマウスは数秒もしないうちに飛び降りた。

次に科学者たちは、二系統のマウスのマイクロバイオータを入れ替えて台実験を繰り返した。ウディ・アレン型のマイクロバイオータをロベルト・ベニーニ型のマウスに移植すると、以前は自信に満ちていたマウスは台から降りるのに一分あまりかかった。ロベルト・ベニーニ型のマイクロバイオータを心配性のウディ・アレン型マウスに移植すると、台から降りるまでの時間が一分以上減った。これらの二系統のマウスのマイクロバイオータを入れ替えると、その後のマウスの不安感のレベルと行動をかなり変えることができた。行動は腸内にどの微生物が棲んでいるかに依存しているのだ。

科学者たちは、マイクロバイオータの移植によって海馬内の脳由来神経栄養因子（BDNF）のレベルが変わることを発見した。BDNFは、うつ、統合失調症、強迫性障害などの疾患とかかわる機能をもつタンパク質である。海馬内の低BDNFレベルは、不安感やうつ病的な行動と関連している。ウディ・アレン型のマイクロバイオータを植えつけられると、以前はロベルト・ベニーニのように外交的だったマウスは、恐怖心に駆られただけでなく脳内の化学的状態に大きな変化が生じた。

科学的に見れば、行動に変化が起きた理由ははっきりしていない。マイクロバイオータは、何らかの方法で脳内のBDNF（そしておそらく他の化学伝達物質）の濃度に影響を与えるのだ。この化学変化が、宿主（この場合にはマウス）の気分と行動に変化をもたらすらしい。消化管の反対側にいる細胞が、どのようにして頭蓋骨のてっぺんにあるタンパク質の発現を変えるのだろうか？　私たちは、脳が物理的にも化学的にも腸とつながっていると知って久しい。この配線は腹が空くとそのことを脳に知らせる。食べ物は生存に欠かせないのだから、腸と脳がある生き物ならこの二つをつなげることは筋が通っているのだ。しかし、腸から送られるメッセージはただ「腹が空いた」というだけのものではなく、はるかに多くの情報を知らせるものであることが明確になりつつある。

マイクロバイオータは医薬品工場

マイクロバイオータ内の細菌がマックを食べると、短鎖脂肪酸に加えて、膨大な種類の分子を産生する。これらの分子の中には、血液の流れに乗って全身を巡るものがある。多くは有毒な分子なので、腎臓で除去されて尿として体外に排出される（腎不全の人は、マイクロバイオータがつくり出したこれらの有毒な物質を取り除くために定期的に人工透析を受けなければならない）。マイクロバイオータがつくった化学物質の一部は医薬品に似ていて、実際に体内の化学伝達物質のデザインを模倣する。これらの分子の多くは小腸から吸収され、腸のニューロン（腸内にある免疫細胞）と相互作用したり、血液に吸収されて脳に到達したりする。腸内細菌由来のこれらの生理活性物質は、体細胞に降り注ぎ、ニューロンに信号を伝え、おそらくは心にまで影響を与える。マイクロバイオータは、腸から医薬品を出荷するための医薬品工場であり、脳と直接つながっているのだ。マイクロバイオータが、なぜ医薬品のような化学物質を産生するのかはわかっていない。

化学物質の作用によって私たちの食欲を増進させ、腸内細菌にもっと食べ物を与えさせたいのか？あるいは、これらの化学物質は腸内で細菌にとって有利な未発見の機能（腸の運動性を調整したり、免疫機能に影響を与えたりする）を果たすのか？これらの化学物質のはたらきと、それをつくる一〇〇兆個にも及ぶ薬剤師が果たす役割の理解には、さらなる研究が待たれる。

細菌には意識のある認識はないこと、ヒトを操るというただその目的のためだけに分子をデザインしているわけではないことを忘れてはならない。とはいえ、次に述べるような仮の物語を考えれば、細菌によってヒトの行動が変化し、その変化がヒトの行動パターンに組みこまれる経緯が見えてくるだろう。

ある細菌種を想定してみよう。柑橘類などの果物に豊富にふくまれる多糖類のペクチンを食べて生きる細菌だ。あなたが食べた柑橘類のマックを食うあいだに、この細菌は突然変異を起こすかもしれない。DNA複製時のこうした生物学的な誤りは細菌ではいたって頻繁に起こり、たいていDNAの持ち主である微生物の障害、多くは死につながる。ところが、その変異がまれに興味深い新たな分子を生みだすことがある。ペクチンを食べる何十億個の細菌のうち一個がたまたま新しい分子をつくって、その分子がたまたまあなたが柑橘類を食べたいと思うようになるものだったとしたら、その細菌はあなたの行動を自分と子孫に有利なように変える手段に行き着いたのだ。

この物語の重要な部分は、そのような展開になる可能性がきわめて低い点にある。あなたが柑橘類を食べたいと思うような化学物質を細菌がつくる可能性も、あなたが柑橘類を食べた恩恵をその細菌が受ける（つまり、ペクチンをうまく利用できる）可能性も低い。それでもヒトと微生物が共進化してきた永遠にも近い時を思い、一人ひとりの体内で三〇〜四〇分ごとにDNAを複製する微生物細胞が一〇〇兆個いて、地球上にヒトが何十億人も暮らしていることを考えれば、微生物が当たりくじを引きあてる確率は高い。競争上の利点を与えるものに一度なりとも行き当たった微生物は、たとえそれがただの偶然であったにしても繁栄する。その賢い（または幸運な）微生物は世代を超えて人びとに受け継がれ、微生物による人間の行動の操作はずっと続く。このようなシナリオがいましもあなたの体内で繰り広げられているのだ。

マイクロバイオータが出す有毒な老廃物

当たりくじを引きあてる細菌はごく少ないので、人体内を循環する化合物の多くは腸内細菌のただの代謝産物だ。これらの分子は人体に深い影響を与えるとはいえ、その影響はいま述べたばかりの細胞が享受する淘汰上の利点ほどではないだろう。これらの分子のうち短鎖脂肪酸などは健康増進効果をもつが、そうでないものもある。

肝臓は多彩な機能をもつが、その一つに微生物が出す化学的な老廃物の無害化がある。

肝臓に障害が起きると、これらの有害な物質が肝性脳症として知られる重い認知障害を引き起こす。[*5] これらの分子が血液中に溜まると、脳に侵入して正常な認知機能に問題が生じるのだ。肝性脳症によく使われる二種の医薬品はマイクロバイオータを標的にしていて、腸内の微生物を減らすことで、これらの微生物がつくり出す化学物質を減らそうとする。「ラクツロース」は食べ物の腸通過時間を短くして、微生物とそれらの代謝産物をすばやく体外に出す作用がある。「リファキシミン」は腸内細菌を減少させる抗生剤だ。[*6] これら二種の医薬品が開発される以前は、患者の大腸（および大腸内の微生物）の外科的切除が、肝臓不全によるマイクロバイオータ由来の精神障害に有効とされていた。

肝臓と同じく、腎臓もマイクロバイオータの代謝産物の多くを尿として体外に排出する役目を担っている。[*7] 研究者は尿検査によってマイクロバイオータの状態を知ることができる。腎臓不全に陥ると、血液にマイクロバイオータ由来の老廃物が溜まり、患者は認知障害を起こす。透析によってこれらの分子を濾過すれば、その量を低レベルに保つことができる。将来的には、マイクロバイオータを再プログラム化するか、その機能を食事によってコントロールし、有害な老廃物の生成と透析の必要性をなくすことが可能になるかもしれない。

マイクロバイオータ由来の有毒な老廃物のうちもっともよく研究されているのが、トリメチルアミン-N-オキシドである。オハイオ州にあるクリーブランド・クリニックの研究者たちがこの分子を発見したのは、初期の心血管疾患を予測する血液中の化学物質を探していたときだった。[*8] 心臓発作などの差し迫った健康問題の分子マーカーを同定できれば、有益な警告システムになるし、疾患の発生機序にかかわる洞察を与えてもくれる。クリーブランド・クリニックのある研究者グループは、心臓機能の検査を受けている人の血液中の化学物質を比較した。その結果、トリメチルアミン-N-オキシドが血液中に大量に見つかれば、これが心臓発作や脳卒中の予測因子となり、生死にかかわる動脈閉塞にもつながることがわかった。トリメチルアミン-N-オキシドはどこから来るのだろう？　この物質の濃度を低く保つにはどうすればいいのか？

もうおわかりのように、トリメチルアミン-N-オキシドの産生にはマイクロバイオータが深くかかわっている。そして、心臓病のリスク因子についてわかっていることに違わず、食事が主要な原因でもある。赤い肉その他の脂肪分の多い食物は、トリメチルアミン-N-オキシド合成に必要な物質――一般にレシチンとして知られるホスファチジルコリンと肉の一成分であるカルニチン――をマイクロバイオータに与える。

追跡研究では、トリメチルアミン-N-オキシドの前駆体であるトリメチルアミン（TMA）をつくらないマイクロバイオータをもち、トリメチルアミン-N-オキシドの血中濃度が低く、心臓病のリスクが低い人が一部にいることがわかった。[*9] 驚くまでもないのだが、赤い肉を食べたあとにトリメチルアミン-N-オキシドがどれほどの量できるかを決めるおもな要素が食習慣だった。ヴィーガンや菜食主義者は肉や魚を食べる人びとに比べてトリメチルアミン-N-オキシドの血中濃度が低かった。この研究のもっともすばらしい点は、科学の発展のためにステーキを食べてもいいという、五年間ヴィーガンだった人を見つけたことだった。長期にわたって肉を食べていないこの人物は、ステーキの夕食を食べたあともトリメチルアミン-N-オキシドの血清中濃度がきわめて低かった。このことは、ヴィーガンのマイクロバイオータが、トリメチルアミンをつくるのに適さないマイクロバイオータをもつことを示していた。この人物に肉を食べつづけることを頼めなかったか（頼まなかったか）はわからないが、研究者たちは同様の実験をマウス対象に行ない、肉を食べつづけるとマイクロバイオータが大量のトリメチルアミンを合成するように変化するか否かを探った。トリメチルアミンをあまりつくらないマイクロバイオータをもつマウスに、カルニチンをふくむ食事を続けさせると、これらのマウスのマイクロバイオータはトリメチルアミンを大量につくるようになった。この変化にともない、マイクロバイオータの構成はトリメチルアミンを合成する細菌種を多くふくむようになった。

この研究は赤い肉の摂取がどのようにして心臓病につながるかを示した。カルニチンからトリメチルアミンをつくることで、マイクロバイオータは宿主の健康に深刻な影響を与えるのだ。さらにこの研究によって、食事がマイクロバイオータの二つの側面（微生物集団を構成する細菌種とこの集団が行なう化学反応）に大きな影響を与えることが再確認された。たとえば、おもに植物性の食物を食べる人と、頻繁に肉を食べる雑食性の人が、どちらも夕食にステーキを食べたとしよう。まったく同じ食事をしたなら、腸内で起きる化学反応はまったく同じではなくとも似ているだろうとふつうなら考える。しかしあまり肉に出会ったことのないマイクロバイオータはクリーブランド・クリニックで研究対象だったヴィーガンのそれに似て、ほとんどトリメチルアミンをつくらないかもしれない。これと対照的に、雑食性の人のマイクロバイオータはより多くのトリメチルアミンをつくるだろう。同じ食事なのに、化学的結果は異なるのだ。植物性の食物をおもに食べる人がもっと肉も食べようと決めたら、マイクロバイオータはこの変化に反応するだろう。二カ月後にこの二人が同じ夕食を食べたら、トリメチルアミンの生成量は二人のあいだであまり変わらないかもしれない。

一方で、食事はマイクロバイオータがトリメチルアミンの合成原料を提供するという意味において重要だ。肉をあまり食べないと、トリメチルアミンを効率良くつくるマイクロバイオータをもっていても、材料の分子が入ってこなければ、トリメチルアミンはあまり合成されない。しばらく肉の摂取を控えていると、マイクロバイオータはトリメチルアミンをあまりつくれなくなり、ときたまステーキを食べてもトリメチルアミン-N-オキシドの血中濃度は低くなる。各人が異なる種類と量の生理活性をもつ分子をつくるマイクロバイオータをもち、これらの分子の産生に食事が影響することを考えるなら、新たなテクノロジーの開発が必要とされているのがわかる。そんなツールができれば、誰もが自分の健康にとって重要きわまりないマイクロバイオータ機能を、さまざまな面からチェックできるようになる。

数十年後には、トリメチルアミン-N-オキシドは定期的にチェックするマイクロバイオータ機能の中でも、もっとも重要な項目になるかもしれない。あるいは、もっとありそうなシナリオは、各人のマイクロバイオータの機能プロファイルにある、何百という機能の一つだけという存在になるかもしれない。現在解明されていることから考えて、この化合物がそれをつくるマイクロバイオータ中の細菌の繁殖につながるとは思えない。しかし、腸内で微生物が行なう代謝が、実際に健康に影響を与えかねない、奇妙で新奇な化合物をつくり出しているのもまた事実である。

腸内にいる一〇〇兆個の微生物との対話

脳と腸内の微生物との連絡は双方向だ。微生物はヒトの気分や記憶などを変えるが、脳もまた腸内でどの細菌が生き延びるかに関与する。実験用動物を母親から引き離してストレスやうつなどを生じさせると、その動物のマイクロバイオータの細菌構成が変わる。[*10] これがどのようにして起きるのか正確に知る人は誰もいない。ことによると、それは体の闘争・逃走反応なのかもしれない。攻撃態勢にある相手の脅威を感じると、動物の体はさまざまなホルモンや神経伝達物質を出し、こちらから攻撃するか相手の脅威を避ける準備に入る。闘争・逃走反応が起きるような状況に置かれると、体は心拍数を上げ、溜めてあったエネルギーを筋肉の燃料として放出し、血流を増やし、胃腸の運動性を変える。脅威に反応して消化が遅くなったり止まったりすると、微生物は腸内環境の変化を鋭敏に感じ取る。緩慢になった食べ物の動きにいちはやく順応した微生物が増殖し、迅速な腸通過時間に依存した微生物が減少することで、マイクロバイオータの構成が変わる。

ストレス、マイクロバイオータ、免疫系は複雑な相互作用によって絡み合っている。実験用動物が母親から引き離されたときのストレスはマイクロバイオータに長期的な変化を与え、この変化は成体になるまでずっと維持される。[*11] 免疫系にストレスが与える長期的な影響は、ストレスが取り除かれたあともマイクロバイオータの変化として残る。というより、ストレスによるマイクロバイオータの劣化が免疫系の長期的な変化を引き起こし、さらなるマイクロバイオータの変化につながるのかもしれない。母親から引き離された幼いアカゲザルは、以前とは異なるマイクロバイオータをもつだけでなく、日和見（ひよりみ）感染にかかりやすくなる。[*12] 免疫反応が適切でないと、マイクロバイオータはさらに劣化して悪循環に陥る可能性がある。

腸が病原菌に感染したマウスは、感染していないマウスより不安感が強い（これも、微生物が行動を変える例だ）。[*13] この不安感がマイクロバイオータの変化につながり、それがより強力で長期的な感染につながると、腸の炎症が悪化する。腸の炎症はマイクロバイオータの構成に悪影響を及ぼし、これもいま一つの悪循環になる。同様に、不安感に下痢や便秘などの腸の運動性の変化が重なると、腸内バランスが病原体有利にはたらく。過敏性腸症候群や腸運動障害などの機能性腸疾患の患者や、炎症性腸疾患の患者ですら、こうした不均衡の犠牲者かもしれない。このシナリオは脳腸軸の機能が悪化した場合のネガティブな結果の一例だ。マイクロバイオータが分泌する化学物質は気分に影響し、気分はマイクロバイオータに影響するので、一連の連鎖反応の発端を見きわめるのは難しい。炎症性腸疾患と過敏性腸症候群は、どちらも、慢性的な下痢、便秘、むくみなど胃腸の症状だけでなく、うつ、不安感、過敏な痛み知覚などの気分障害にも特徴づけられる。ストレスに満ちた出来事によってマイクロバイオータに不均衡が生じたのか？あるいはマイクロバイオータの劣化がまず生じて、強迫的な不安感やうつにつながったのか？こうした疾患の理解および治療はきわめて複雑だが、それは体内のもっとも複雑な生態系であるマイクロバイオータと、ヒトのもっとも複雑な器官である脳のあいだの連絡に齟齬が生じているからだ。

脳腸軸に問題を抱えた人びとのために、有益な細菌が解決策になるかもしれないと考える人びともいる。サイコバイオティクスと呼ばれる種類のプロバイオティクス菌は、向精神性の化合物を腸から脳に送ることで精神症状を改善することを目論む。行動を正常にする化学物質をつくる細菌を腸に送ることで、より健全な脳腸間の連絡を復活することが可能になる。腸にプロバイオティクス菌を与えると、ストレスやうつの動物モデルでは行動が改善するという証拠が次々に出てきている。ヒトを対象にした予備実験でも、慢性疲労症候群や過敏性腸症候群の症状をプロバイオティクスで緩和できることがわかった。[*14] 健康な参加者の場合も、三〇日にわたって毎日二種のプロバイオティクス菌のカクテルを摂取すると、不安感やうつが軽減した。[*15] このように楽観できそうな理由はあるのだが、これらはあくまで予備実験であって、過敏性腸症候群や炎症性腸疾患、気分障害（うつや重い不安障害）などの疾患の治療にプロバイオティクス菌をどう取りいれるかは、プラセボをのむ対照群を使った実験で決めるべきだろう。治療は個人化の必要があるかもしれない。しかし、こうした実験が思い起こさせてくれるのは、私たちの体内にいる微生物が脳と腸双方に影響を与える病気にかかわるということだ。

自閉症スペクトラム障害とマイクロバイオータ

自閉症スペクトラム障害（ＡＳＤ）が急増している。アメリカ疾病管理予防センター（ＣＤＣ）によると、六八人に一人がこの疾患にかかっており、発症率は過去一〇年にわたって着実に増加しているという。初期の自閉症スペクトラム障害の原因リストは膨れ上がる一方で、両親の年齢や職業、遺伝要素も槍玉に上がった。なかには調査中の原因、完壁に否定された原因もあり、この病気の不可解な原因を決定する難しさがうかがえる。腸内マイクロバイオータがこの病気の危険因子(リスクファクター)のリストにはじめて入ったのは、自閉症スペクトラム障害の児童が、慢性下痢、便秘、胃腸の痛み、むくみなどの消化管疾患、あるいは炎症性腸疾患など、より深刻な疾患にかかっている場合が多いことに医療関係者が気づいたときだった。

　こうして自閉症スペクトラム障害の児童と、そうでない児童のマイクロバイオータの違いをリストアップする研究が盛んに行なわれてきた。しかし、この病気の児童に過剰に見られる「悪玉菌」と欠けている「善玉菌」を網羅する試みは、原因リストの作成同様にうまくいかなかった。この病気をもつ児童のマイクロバイオータには正常な児童と比べて顕著な違いが見られる一方で、研究結果の多くが相互に矛盾するのだ[*16]。人によってマイクロバイオータが異なること、自閉症スペクトラム障害の重篤度の範囲が広く、亜型が多数存在することを考えるなら、この病気がマイクロバイオータ識別特性(シグネチャ)に欠けているのも驚くには当たらない。患者のあいだでも、マイクロバイオータの攪乱状態が異なっていることも考えられる。研究では、自閉症スペクトラム障害の児童に見られる再生可能なマイクロバイオータの異常を特定することはできなかったが、これらの児童の多くが正常ではない腸内マイクロバイオータをもつことは実証された。だがそうした違いはこの疾患の病因と進行に有意な関係をもつのだろうか？　あるいは、それはこの病気の原因とは無関係な副作用にすぎないのか？　マイクロバイオータを再プログラム化すれば、この疾患を治療または予防できるだろうか？

二〇一三年、カリフォルニア工科大学（カルテック）のサーキス・マズマニアン率いる科学者グループが、腸内細菌と自閉症スペクトラム障害の関係の理解を大きく前進させる発見をした。[*17]マズマニアンらは、過去に感染症にかかって免疫系が活性化されたらしい母マウスから生まれた子マウスについて研究していた。自閉症スペクトラム障害をもつ子マウスの一部では、母マウスが妊娠中に感染症にかかって強い免疫反応を起こしたことが、障害の発症にかかわっているようだった。人為的に免疫反応を起こさせた母マウスから生まれた子マウスは、自閉症スペクトラム障害をもつヒトに特有の胃腸障害や行動障害の多くを示す。腸の透過性が高く、このことは腸細胞の「タイル」をつなぐ「漆喰」が不完全で、マイクロバイオータがつくった小さな化学物質の分子が腸の外に漏れることを意味する。これらのマウスは不安感が強く、反復行動を行ない、正常なマウスと違って他のマウスとの意思疎通や仲間づきあいをしない。ヒトの自閉症スペクトラム障害患者と同じく、この病気にかかったマウスのマイクロバイオータは異常に見える。

カルテックの研究グループは、有用菌を与えれば、これらのマウスが示す自閉症スペクトラム障害患者に似た症状を変えられるだろうかと考えた。そこで、ヒトにきわめてよく見られる腸内細菌、バクテロイデス・フラジリス（*Bacteroides fragilis*）を、これらのマウスに与えた。この真正細菌は大腸の上皮細胞に「スパックル」(隙間だらけの漆喰を直す分子)を分泌させて腸内壁の漏れを治す。内壁を修復できれば、腸から漏れる化学物質は減り、自閉症スペクトラム障害の重篤度も軽減できると彼らは考えた。この賭けは吉と出た。自閉症スペクトラム障害をもつマウスにバクテロイデス・フラジリスを与えると、腸の透過性が変わり、マイクロバイオータの構成はまだ違いは大きいものの正常なマウスのそれに近づいた。もっと驚いたのは、この細菌を使った治療によって、多くのマウスで行動障害が軽減したことだった。治療後のマウスは不安感と反復行動が減り、仲間との意思疎通が増えた。仲間づきあいの問題はまだ残っていたが、この細菌による自閉症スペクトラム障害の治療効果は驚嘆すべきものだった。

バクテロイデス・フラジリスのサプリメントを急いで買いに走る前に、二つのことを知る必要がある。まず、バクテロイデス・フラジリスは市販されていない。腸内で優勢なたいていの細菌の例に漏れず、一般向けに販売するにはヒト対象の治験が必要になるからだ。二番めに、自閉症スペクトラム障害の改善効果がこの種の細菌に限られないことをカルテックの研究者たちが発見していた。別のヒト腸内細菌、バクテロイデス・シータイオタオミクロン(*Bacteroides thetaiotaomicron*)も、やはり自閉症スペクトラム障害の症状を改善したため、数種の細菌が同様の作用をもつ可能性が考えられた。ことによると、自閉症スペクトラム障害の種類や、治療を受ける人のマイクロバイオータか遺伝子構造に特異性をもつ微生物がいちばん有効なのかもしれない。現在行なわれている治験は、ヒトにとって安全かつ効果的な細菌株を特定するのに必要とされる。微生物の摂取によって自閉症スペクトラム障害の患者に恩恵があると実証されれば、多くの有益な細菌株の使用、すなわち危険分散戦略をとるマイクロバイオータ治療が、広範な効果をもつようになるかもしれない。

カルテックの研究者たちは、自閉症スペクトラム障害に似た症状を呈するマウスのマイクロバイオータによってつくられた特定の化学物質を同定した。これらのマウスでは、種々の物質のうち、菌体外多糖（EPS）（乳酸菌が発酵中に産生する物質の一種）が正常なマウスに比べて四〇倍多かった。バクテロイデス・フラジリスを使った治療は腸内の漏れを治す一方で、菌体外多糖の血中濃度を正常なレベルにまで引き下げた。では、不安感に見える行動を生じさせているのは菌体外多糖だけなのだろうか？ この可能性を検証するために菌体外多糖を健常なマウスに投与したところ、マウスは自閉症スペクトラム障害に似た行動変化を見せた。だが、これだけでは、菌体外多糖が自閉症にかかわる唯一の化学物質、もしくはもっとも重要な化学物質であることは意味しない。これらの研究は、マウス対象なのだ。とはいえ、腸内のマイクロバイオータが、行動に影響を与える特定の化学物質を合成する能力をもつことは明白だ。腸壁が正常な状態に比べて穴だらけだと、マイクロバイオータがつくったこれらの化学物質が腸細胞間の隙間を通り抜けて血液に入る。

腸内の監督者のいない医薬品工場は多様な化学物質をつくっていて、私たちはこれらの物質についてほとんど何も知らない。これらの物質の中には、血液中に高濃度で漏れだせば、異常な行動や気分につながるものもある。自閉症スペクトラム障害をもつマウスの腸内細菌に有用菌、この場合にはバクテロイデス・フラジリスを補うと、腸の漏れが治って、マイクロバイオータが産生する化学物質が減少した。実際、バクテロイデス・フラジリスによる治療後、マウスの血液にふくまれる一〇〇種を超える細菌由来の化学物質の濃度が変化し、なかには正常なマウスの濃度にまで下がった化学物質もあった。マイクロバイオータの劣化のみで、自閉症スペクトラム障害の亜型を起こしうるか否かはいまだに研究中だ。だが、自閉症スペクトラム障害の発症にマイクロバイオータが果たす役割についていくつか有望な手がかりがありそうだ。

自閉症スペクトラム障害とマイクロバイオータとの関係は、マイクロバイオータを統合失調症、強迫性障害、うつなど多様な行動障害に関連づける一例に過ぎない。神経学的な生理活性を有する分子を合成することによって、腸内の微生物は一見すると腸とは関係なさそうな人体の側面に影響を与える。あなたが第六感だと思っているものは、じつは腸内の住人が脳に送った化学メッセージなのかもしれないのだ。しかも腸内細菌の種類によっては、これらのメッセージはその人の行動障害にかかわる遺伝学的傾向によって増幅／軽減されるかもしれない。マイクロバイオータと脳腸軸との関係にかんする研究は、十分な知識にもとづいてマイクロバイオータを調整すれば、将来的には行動障害に対処できるようになるかもしれないという希望を与えてくれる。だが現代医療は、まだマイクロバイオータを予測可能に変えることはできない。しかし、食事や環境内の微生物など、腸内の住人を変える強力な手段がたくさんあることを私たちはすでに知っている。これらの手段は、腸とのつながりを利用して脳に影響を与える方法を授けてくれるかもしれない。

発酵食品の噂でもちきり

脳とマイクロバイオータの関係にかんする研究の多くは実験用動物を使って行なうので、さまざまな発見の解釈には慎重になる必要がある。動物実験は、腸内細菌と脳のあいだに有意な関係があることを決定的に証明したが、この関係はヒトでも間違いなく残っていると思われる。とはいえ、マウスの特定の腸内細菌と関連して観察された特定の行動や行動変化を、単純にヒトに当てはめるのは賢明とは言えない。ヒトの脳とマイクロバイオータはマウスのものとは異なるのだ。ヒトのマイクロバイオータが自閉症スペクトラム障害、うつ、不安障害、さらに個性や気分にどのような影響を与えるのかを知るには、ヒトを対象とする研究が不可欠になる。

二〇一三年、カリフォルニア大学ロサンゼルス校(UCLA)の科学者グループが、ヒトの脳も腸内細菌の影響下にあるか否かを探ろうと考えた。*18 胃腸にも精神にも障害のない一二人の女性が、四種類の細菌をふくむヨーグルトを毎日二回、四週間にわたって食べた。

比較のために二つの対照群が別に用意され、一方の対照群の女性はプラセボ（細菌の入っていないヨーグルト）を毎日二度食べ、もう一方の対照群の女性はとくに変わったことは何もしなかった。実験は二重盲検で、参加者も実験を行なう科学者も、誰が細菌を食べ、誰が食べないかについて実験が終わるまで知らなかった。機能的磁気共鳴画像法（fMRI）を用いて、四週間の試行期間の前後に各参加者の脳をスキャンした。参加した女性は全員、安静な状態とある課題（恐怖や怒りのような負の感情をあらわにした顔写真から同一の人物を選ぶ）をしている状態でスキャンされた。この課題が選ばれたのは、ある特定の不安障害をもつ人はこの課題中に脳活動パターンが変わるので、fMRIによってこれを確認できるからだ。

安静時のスキャンと課題実行時のスキャンのどちらでも、細菌をふくむヨーグルトを食べた女性と、食べていない女性のあいだで脳活動に違いが認められた。違いは感覚入力と情動を処理するいくつかの脳領域（前頭葉、前頭前野、側頭葉ならびに中脳水道周囲灰白質をふくむ）で起きた。これらの脳部位は不安障害、痛み知覚、過敏性腸症候群との関係で重要となる。何百種の腸内細菌にたった四種の乳酸菌が加わっただけで、脳の複数領域に大きな影響を与えるとは信じがたいかもしれない。

しかし、この実験が示したのは、ヨーグルトを一日二回、一カ月にわたって食べるだけで、脳活動のパターンが測定可能なほど変わるということだ。ヒトでも腸内細菌と脳につながりがあると実証することで、この科学的進展は多くの問いを掘り起こした。脳スキャンの違いは、プロバイオティクスの消費者の精神的健康にとって何を意味するのか？　これら四種のプロバイオティクス菌はどのようにして脳機能に影響を与えるのか？　それはこれらの菌が分泌する化学物質のおかげか？　あるいは、その影響はもっと間接的なのか？　細菌はその種の大半が脳機能に影響を与えるのか？　それとも、この能力は数種に限られるのか？　微生物を精神疾患の効果的な治療に用いることはできるか？　精神疾患の治療に現在使われている医薬品のさまざまな副作用について心配はないか？　これらの問いや関連する問いが、今後一〇年の活発な研究テーマになるだろう。

病原性細菌が不安感を生じさせ、プロバイオティクス菌がうつを軽減するのはマウスでは確認されているが、それがヒトにも当てはまるか否かは今後の研究を待たねばならない。ヒトの自閉症スペクトラム障害は細菌によって治療可能か、可能だとすればその方法はいかなるものかという問いには、将来の研究が答えてくれるだろう。腸内細菌が脳に影響を与えるメカニズムを理解し、両者の関係を私たちの精神衛生にとって有益なものに保つ方法にたどり着くには、さらに多くの研究が必要とされているのは明らかだ。だが、ここまで述べてきた初期の研究が、マイクロバイオータが精神衛生に果たす役割、最善の健康と精神機能を獲得するための細菌集団の利用法を知る基盤になってくれる。脳の複雑さを見きわめる試みは壮大な科学的試練だ。一〇〇兆個もの細菌がかかわることを考えるなら、脳と腸のつながりの解明には途方もない時間がかかるだろう。だがさらなる研究が必要とされているとはいえ、脳と微生物が会話を交わしていて、これがヒトの精神衛生にとって大きな意味をもつことはすでに突きとめられている。

脳と腸とマイクロバイオータの生涯変わらぬ同盟関係

ヒトの赤ちゃんが生まれるとき、人体組織はいたって未発達で、何年もの発達期間を必要とする。新生児の腸は穴だらけで、免疫系は未熟で、脳の配線にはこの先まだ何年もかかる。新生児はマイクロバイオータをもたずに生まれてくるので、脳腸軸は腸内マイクロバイオータの形成期に確立される。マイクロバイオータ形成時の違いは脳腸軸にどんな影響を与えるのだろう？　赤ちゃんが一歳になるまで、マイクロバイオータは混沌としているらしいことがわかっている。初期のマイクロバイオータ形成は、脳腸軸の形成とその生涯にわたる機能に影響を与えるだろうか？　マイクロバイオータ形成中に何か不都合が起きたとして、それを修復すれば健全な脳と腸の連携を確立することはできるのか？　最終的に形成された、安定したマイクロバイオータの構成は、成人後の脳機能に影響するだろうか？

ヒトの脳は一生を通じて変化しているが、最初の数年がことのほか重要だ。幼年期の経験は脳の物理的構造と精神衛生（うつ、不安障害、その他の精神障害をふくむ）に持続的な影響をもつ。人生の始まりの時期は脳とマイクロバイオータの発達にとって重要きわまるので、おそらく両者にはふかい結びつきがあるだろう。成人の脳と比べると、赤ちゃんの脳は、血液に乗って人体を巡る微生物由来の分子に影響を受けやすいと思われる。母乳から固形食へと乳離れし、はじめて肉を食べ、はじめて発酵食品を食べるなど赤ちゃんが大きな食生活の変化を経るとき、その結果起きるマイクロバイオータの変化は、体内を巡るマイクロバイオータ由来の化学物質の種類の変化となって現われる。はじめての腸感染症やはじめての抗生物質投与など他の重要なできごとも、マイクロバイオータと宿主との関係を良くも悪くも新たな方向へ導いていく。体内の医薬品工場は出生時に生産を始め、産生する化合物の種類と量が脳の発達にともなって変わっていく。

腸内微生物が赤ちゃんの脳の発達に与える影響にかんして現在知られていることは、赤ちゃんのマイクロバイオータ並みに未発達だ。無菌マウスは痛み知覚や不安感が強いが、どちらも腸内微生物を補えば改善できる。だがこのような介入は生後初期の段階で行なう必要があり、さもなければ問題は成体になった後も続く。生後初期の微生物との出会いがヒトの脳機能に与える影響については、本格的な実験が必要とされている。成人後のストレスに対する反応、学習能力や記憶力、個性の諸側面は、生後初期におけるマイクロバイオータの状態の結果かもしれない。

ことによると、身のすくむような恐怖やいわれのない病的な恐怖を経験する人や、エクストリームスポーツなどの危険な行動をする人は、その原因が部分的には腸内微生物にあるのかもしれない。自閉症スペクトラム障害、肝性脳症、多発性硬化症など、マイクロバイオータの構成の変化によって症状が変化する中枢神経系の疾患がいくつか存在する。欧米で抗生物質の頻用や低マック食によって生じたマイクロバイオータの変化は、肥満や心臓疾患につながるのみならず、自閉症スペクトラム障害、うつ、不安障害の一要因なのかもしれない。ならば、マイクロバイオータの劣化を食事によって修復し、プロバイオティクス菌の摂取を増やし、抗生物質や抗菌石鹸、抗菌クレンザーの使用を制限すれば、私たちの精神衛生を改善できるとも考えられる。だが、これもすべては現時点では仮定の話に過ぎない。

つまり、脳腸軸の健康を改善する方法について、明快で科学的な推奨をするのは時期尚早なのである。それでも、この探究は始まったばかりだとはいえ、将来的に恩恵をもたらす可能性は大きい。プラセボを使った対照群を用いる治験データはまだ存在しないが、マイクロバイオータの全般的な健康の改善が精神衛生に良い影響を与えるという考えもまんざら見当違いでもないだろう。この細菌集団を養うために高マック食をとり、抗生物質の使用を控え、母乳哺育を推進し、安全を確保しつつ微生物にさらされる機会を増やすことは、いずれもマイクロバイオータや脳の状態を改善する可能性を秘めている。アメリカ国立精神衛生研究所（NIMH）のトーマス・インセル所長は、精神疾患の治療にマイクロバイオータが大きな役割を果たす可能性があると考えている。「微生物相の違いが脳の発達や行動に与える影響は、今後一〇年、臨床神経科学の最前線になるだろう」[*19]

マイクロバイオータと脳のつながりは、微生物がヒトの健康のあらゆる側面について途方もない影響力をもつことを示している。マイクロバイオータの理解が進むにつれ、私たちはこれらの微生物が人体のあらゆる側面に直接かつ間接に影響を与えていることに気づきはじめている。体内の器官やそれらに関連した疾患を還元主義的に考えるのはもはや止めるべきなのだ。ほんの数年前ですら、脳疾患に腸が関連していることなど想像することさえ難しかったのだから。人体は複雑な生態系であり、すべての部分が相互につながっている。マイクロバイオータのただ一つの側面が劣化しただけで、その影響は全身に波及するのだ。同じことをもっとポジティブに考えるなら、人体という生態系の一部分だけ強化すれば、全身の健康に良い影響を与えられるのである。

第7章「クソ」を食らってでも生きよ

あなたの微生物を変えるには?

ヒトゲノムはあなたにかんして多くのことを決めていて、自分のDNAを変えようにもできることは少ない。ある遺伝子を受け継いだというだけの理由で病気になる人もいる。遺伝子異常があるとわかっていても、ゲノムの遺伝物質を変えたり、病気を予防したりする(遺伝子治療と呼ばれる)のはきわめて難しい。

柔軟性に乏しいヒトゲノムと違って、腸内マイクロバイオータは柔軟性に富み、健康増進や疾患の治療に効果的な手段だ。これらの微生物はヒトの健康に密接に関連していて、場合によっては病気を引き起こすものの、ヒトゲノムよりはるかに介入できる範囲が広い。その可能性を考えてみてほしい。腸内の病原体が毒素を分泌して病気を引き起こしている場合、この招かれざる客とその悪影響を生態系から追い払うことも夢ではないのだ。あるいは、あなたか医師がマイクロバイオータのある重要な機能または細菌種が欠けていると気づいたら、新たに微生物を補えばそれに対処できる。この可塑性、つまり腸内マイクロバイオータを変える能力はマイクロバイオータの「再プログラム化（リプログラミング）」としても知られ、輝かしい未来をもち、すでにヒトの健康を増進するすばらしい方法であることが判明している。

招かれざる客

胃腸炎には、胃腸の炎症、食あたり、旅行者下痢症、モンテスマの復讐（おもにメキシコへの旅行者がかかる下痢）などの別称があり、生きていればたいていの人が実際にどこかの時点で経験したことがあるだろう。感染性下痢症は世界でもっとも一般的に見られる小児病で、開発途上国では五歳未満の児童の死因で第一位を占める。胃腸炎による死亡率は欧米ではきわめて低いが、先進国に住む人もこの病気にかからないわけではない。アメリカでは、感染性下痢症によって毎年一〇〇万人以上が入院し、さらに数百万人がこの病気のために外来で診療を受ける。延べ約二億人のアメリカ人が毎年急性下痢にかかっていて、罹患率は風邪に次ぐ二位という高さだ。[*1] この背景には多彩な微生物の犯人の存在がある。たとえば、クルーズ船でたびたび集団感染を起こすノロウイルスや、生煮えの卵からピーナッツバターまで、ありとあらゆる食べ物に潜むサルモネラ菌、汚染水を介して広がる鞭毛虫（べんもうちゅう）などの寄生体などがいる。これらの感染性微生物はヒトと環境を共有するので、ときおり鉢合わせして病気になることがある。幼児、老人、免疫が弱い人は、とくに感染性下痢症にかかりやすく、デイケアセンターや学校、老人ホーム、病院など感染性の微生物が急速に広まる環境で時間を過ごすことが多い。

病原性の微生物を体内に取りこんだ場合、実際に病気を発症するか否かはいくつかの要因によって決まる。多くの病原性細菌は消化管から大腸に進み、そこで細菌でにぎわうマイクロバイオータの洗礼を受ける。これらの善玉菌は、サルモネラ菌やクロストリジウム・ディフィシル（*Clostridium difficile*）などの侵入性病原体にとって競合種となる。侵入性病原体は、パーティーに勝手に押しかけてくる、招かれざる客と考えるといいかもしれない。

「生体防御機能」は、侵入性病原体に対してマイクロバイオータが与える防御機能を指して科学者が用いる用語だ。防御効果は直接的なものも間接的なものもある。第一に、マイクロバイオータは物理的空間と貴重な資源を占有することで、病原体が増殖する空間とエネルギーを得るのを難しくする。第二に、腸内細菌の一部は病原体を死滅させる化学物質によって化学戦争を仕掛ける。最後に、間接的な手段として、マイクロバイオータは感染に対処するよう免疫系にはたらきかける。さまざまな病原体をかわすためにマイクロバイオータがこれだけ孤軍奮闘してくれているのだから、マイクロバイオータを死にいたらしめる抗生物質をのめば、待ってましたとばかりに病原性細菌が増殖してしまうのは当然の成り行きと言えよう。

火には火を

重い下痢と腸の炎症を起こすクロストリジウム・ディフィシル感染症の最大のリスク因子は、抗生剤の服用だ。抗生物質の服用は微生物の生態系に火を放つようなものである。よく観察すれば、森林火災直後に似て、なかには生き残った微生物がいたにしても、景観全体が劇的に変わってしまったことがわかるだろう。火事のあとには、以前には成長する場所も資源もなかった新たな樹木が芽吹く。これらの苗木には（相利的な細菌のように）再生する生態系の生産的で健全な一員になるものもあるだろうが、（病原性の細菌のように）侵入的で有害なものもあるだろう。しばらくすると森林が成熟し、相互に調和して生きる無害な植物が育つような安定性がふたたび戻ってくる。だが、ときおり侵入性の雑草がはびこり、森林の景観を長期にわたって変えてしまうかもしれない。これがクロストリジウム・ディフィシル関連疾患（CDAD）、いわゆるクロストリジウム・ディフィシル感染症（CDI）の物語だ。

クロストリジウム・ディフィシル感染症によって、毎年およそ一万四〇〇〇人のアメリカ人が死亡している。*2 現在、この数字の一〇倍の人がクロストリジウム・ディフィシル感染症と戦っている。なかでも複数クールの抗生物質投与でも治癒しない患者は生存率が五分五分だ。この種の病気は一般に院内感染で起きるが、菌がプールや生野菜、ペットなどに潜んでいる場合もある。プールに塩素をたくさん入れたり、野菜を抗菌剤で洗ったり、ペットに抗生剤を与えたりすれば、この菌に感染しないと考えているなら考え直そう。私たちの二〜五パーセントは、それと知らずにクロストリジウム・ディフィシルをマイクロバイオータに保有している。この数字は病院では二〇パーセントに跳ね上がり、長期療養施設になると保菌者は半数にも及ぶ。[*3] クロストリジウム・ディフィシル感染症にかかったことがないからといって、この菌を保有していないとは限らないのだ。実際、たいていの保菌者では、この菌はマイクロバイオータの完璧に無害な一員であり、一度も病気を引き起こさないかもしれない。しかし抗生物質の投与のような何らかの攪乱がマイクロバイオータに起きれば、それまでは無害だったクロストリジウム・ディフィシルはこの機に乗じて大繁殖を起こして問題を起こす。

腸内で暴れはじめると、この菌は生命を脅かしかねない下痢と腸の炎症を起こし、根絶がいたって難しい。近年まで、再発性クロストリジウム・ディフィシル感染症の治療は、抗生物質の投与（二つめの森林火災を起こすことに近い）だったが、それは無害な善玉菌がふたたび増えてくれるのを期待してのことだった。この戦略の問題は、クロストリジウム・ディフィシルは抗生物質に対して非常に耐性の強い胞子（芽胞）という休眠状態で火をやり過ごせる点にある。胞子をつくる細菌はことのほか根絶が難しく、それは胞子が煮沸、乾燥、零下の温度など生命体にとってふつうなら生存不可能な条件でも生き延びるからだ。

抗生物質の攻撃が終わったら、このこっそり耐えた胞子はふたたび活動を始める。きれいに片づいた腸内では、広い空間や未使用の資源がたくさんあり、芽を出した胞子がどんどん増殖する。クロストリジウム・ディフィシル感染症の患者には、マイクロバイオータの大半がこの菌という人もいる。そのような場合には、この細菌が何百という細菌種の大量絶滅を引き起こし、腸内を完璧に占有している。クロストリジウム・ディフィシルは毒素をつくる遺伝子を複数もつ。マイクロバイオータ内にいるこの菌の数が少なければ、腸を傷つけることはない。ところが、数が多くなるにしたがって毒素を放出し、腸壁を傷つけたり、痛みをともなう下痢を起こしたりする。

抗生物質を投与しても効果のないクロストリジウム・ディフィシル感染症にかかった場合には、最近まで治療の選択肢はあまりなかった。抗生物質の投与が失敗すると、さらに別種の抗生物質を投与してこの菌を根絶して、善玉菌が戻ってくる機会を与えるという神頼みのような治療をする。このような抗生物質による治療が失敗しつづけると、医師には感染源と傷ついた腸組織を外科的に切除する以外に残された道がなくなる。この手法によってクロストリジウム・ディフィシル感染症は治せるが、それは終生続く不便をともなう最後の手段でしかない。だが腸内の微生物を無差別に燃やしたり、外科的に切除したりする代わりに、意図的に健全な微生物を戻すとどうなるだろう？　腸内に善玉菌の集団を復活させられたとしたら、それでクロストリジウム・ディフィシルが占有していた資源が解放されて感染を抑えられるのでは？

糞便移植という治療

二〇一三年、オランダのアムステルダム大学アカデミック・メディカル・センターの科学者と医師のグループが、再発性クロストリジウム・ディフィシル感染症の悪循環を善玉菌の移植によって絶てるという考えを検証しはじめた。*4 彼らが実施した対照群を用いるランダム化治験では、再発性クロストリジウム・ディフィシル感染症の患者は、抗生物質による治療を受ける群と、抗生物質による治療とそれに続く糞便微生物移植（ＦＭＴ）を受ける群に分けられた。この療法を知らなくとも、名称はこの手法をきわめて正確に表わしている。この療法は、細菌療法または糞便移植とも呼ばれる。ドナーの便を採取し、被移植者の腸に移植する。移植は、鼻から腸へ管を通じて上から下へ、あるいは浣腸器または結腸内視鏡で直腸を通し下から上へと行なう。どちらの場合も、便は液化して（ブレンダーを使うことが多い）、濾過してから使う。あまりに気持ち悪いとこの療法をはねつける前に、クロストリジウム・ディフィシル感染症は生死にかかわる場合があることを覚えておいてほしい。そんな状況なら、たいていの人は健康を取り戻すために少々の気持ち悪さは喜んで我慢するだろう。

オランダの実験に参加した被験者はすべて、抗生物質の治療を受けて、治癒しなかったという条件をクリアしていた。一度の糞便移植で、これらの患者の再発性感染症は八一パーセントという驚異的な治癒率を見せたが、抗生物質の治療のみの群では治癒率は三一パーセントにとどまった。糞便移植に反応しなかった残りの一九パーセントの人が二度めの療法を受けたところ、治癒率は全体で九四パーセントに上った。治癒率があまりに高かったため、研究者たちは実験をこのまま行なうのは人倫にもとると考え、ただちに実験を停止し、すべての被験者にこの療法を提供した。この原始的なマイクロバイオータ移植法が圧倒的な成功を収めたことから、糞便移植はにわかに好ましい選択肢となった。

ランダム化治験でこの療法が成功したことに注目するのは、それが広く認知されるために必要だったとはいえ、糞便微生物移植はアメリカでは五〇年以上前から実際に実施されていた。一九五八年、デンバー総合病院のベンジャミン・アイスマン外科部長が、偽膜性腸炎を「便浣腸」で治療できるとする初の論文を発表した。[*5] 偽膜性腸炎の原因がクロストリジウム・ディフィシルだと判明したのは、それからほぼ二〇年後のことだった。アイスマン医師とデンバー総合病院の同僚たちは、この体力消耗の激しい病気の原因が何であるのか理解していたわけではなかった。しかし、これらの患者の腸内で「自然のバランス」

が何らかの理由で失われ、細菌を植えつけると復活するのだろうと推測した。獣医師は動物を糞便移植で一世紀以上治療してきており、ある種の動物の糞便を別種の動物に移植することもある。この治療は宿主間移植と呼ばれる。糞便を薬として用いる習慣となるとさらに古い。四世紀中国に、重い下痢を「黄色いお茶」と呼ばれる糞便液で治療したとの記録がある。*6

二〇一三年に糞便微生物移植が発表されてから、この分野ではその移植についての噂が絶えなかった。マイクロバイオータの移植は、マイクロバイオータを用いる治療の未来に多くの興味深い可能性の窓を開いた。この療法は、ただマイクロバイオータを調整するだけで病気を治せるという完璧な例なのだ。現在、医学界はマイクロバイオータの調整によって、病気の症状がどれほど改善または治癒するかを検討しているところだ。この療法を炎症性腸疾患や肥満をはじめとする種々の疾患の治療に用いた場合の効果を知るため、四〇を超える治験が進行中だ。いずれにしても、この療法はクロストリジウム・ディフィシル感染症以外の病気にも効くだろうか？　また、クロストリジウム・ディフィシルの根絶になぜこれほど効果的なのか？　これらの問いに答えるには、まず抗生物質が生体防御機能を無力化し、クロストリジウム・ディフィシルが腸を乗っ取るときに、何が起きているのかを知る必要がある。

抗生物質による無差別殺戮(さつりく)

「抗生」とは、字義通り「生命に抗する」ことを意味する。字面は不気味だが、抗生物質はたいてい悪者、つまりヒトを病気にする悪い菌をやっつけてくれる。私たちの大半はあまり深く考えないで抗生物質を服用するし、子どもたちにも与える。この薬は命を助けてくれると考えるし、確かにそれは間違ってはいない。ところが近年の研究によって、抗生物質はその名が示すとおりのもので、かつて考えられていたより広範な影響をもつことがわかってきた。これらの薬は人体に常在する善玉菌を死滅させ、結果的に私たちの健康に害をなすのだ。

ヒトは抗生物質を数千年にわたって使ってきた。古代ギリシャ人は、カビの生えたパンを傷口に当てて感染を防ぎ、抗生物質の殺菌効果を利用した。ある種のカビ、ペニシリウム・ノタトゥム(*Penicillium notatum*)から、医学界でもっとも有名な抗生物質「ペニシリン」が誕生した。かつては生死にかかわった病気を治すというその能力ゆえに、抗生物質は医学における最大の進歩と言うこともできるだろう。抗生物質がもつ効能と比較的少ない急性の副作用のおかげで、製薬会社はさまざまな感染症を治療するための多種多様な抗生剤を開発し製造してきた。しかし新しい抗生剤の開発には莫大な費用がかかるので、製薬会社は研究開発の照準を抗菌スペクトルの広い医薬品(何種もの微生物を根絶にいたらしめる抗生物質)に合わせる。こうして、耳から尿路まであらゆる部位に感染を起こすさまざまな細菌を死滅させるのにたった一種の抗生物質が処方される。こんにち、アメリカ人は世界でもっとも抗生物質を多用している。二〇一〇年には、アメリカの医師は二億五八〇〇万クール分以上の抗生物質を患者に処方していて、これはアメリカ人一〇人につき約八・五回の処方になる。抗生物質に対する耐性を獲得した耐性菌（スーパーバグ）の増加は、抗生物質頻用の弊害として十分に裏が取れている。しかし、より重要であるにもかかわらず、あまり世間に知られていないのは、これらの医薬品が常在菌に与える影響である。

　病原性細菌が体内のどこで悪さをしているかにかかわらず、大多数の抗生物質は経口投与される。一見すると、これは当たり前にも思える。たとえば抗生物質をのむと、一部は血液に入って耳に達し、そこで痛みを生じさせている細菌を退治してくれる。だが医薬品をこうして体全体に循環させれば、体内にいる細菌すべてが攻撃の対象になる。経口投与では、医薬品が腸内微生物に直接はたらきかける。しかも、たいていの抗生物質は多くの細菌種を死滅させるようにデザインされているから、一服ごとにマイクロバイオータは深刻な巻き添えを食う。人によっては腸内微生物の復活に数カ月かかり、そのあいだ下痢症にかかるリスクがきわめて高くなる。

　スタンフォード大学で私たちの同僚である、デイヴィッド・レルマンとレスリー・デトレフゼンは、強力な抗生物質のシプロフロキサシン（商標「シプロ」）を複数クールにわたって投与すると、マイクロバイオータに何が起きるかに興味を抱いた。[*7] この一般によく処方される抗生剤は抗菌スペクトルが広く、多彩な細菌感染症の治療薬に用いられる。この薬は微生物がもつDNAの複製能力を抑制することで、実質的に細菌の繁殖を防ぐというものだ。シプロは抗菌スペクトルが広く、感染源となる細菌と腸内に棲む友好的な相利共生菌をふくめて広く効き目を発揮する。レルマンとデトレフゼンは、まず、シプロを五日間服用するとマイクロバイオータにどれほどの損傷があるか、またマイクロバイオータが完全に復活するか否かを調べた。

抗生剤の服用が始まると、被験者の腸内の微生物はその数および多様性ともに急速に減少した。シプロによる治療後、腸内細菌の数は元の一〇〜一〇〇分の一に減り、残された細菌集団も以前より多様性に乏しかった。またマイクロバイオータの構成も大幅に再編され、腸内微生物の二五〜五〇パーセントを占めていた細胞種がほぼ姿を消していた。この結果はさほど驚くべきものでもないが、それでもマイクロバイオータが受けた損傷の規模は多くの人の想像を超えていた。抗菌スペクトルの広いあらゆる抗生物質の例に漏れず、シプロはそのデザインにあたって腸内微生物を守ることを考慮してはいない。常在菌が私たちの健康にとって不可欠であるにもかかわらず、広い抗菌スペクトルをもつ抗生物質はいまだに日常的に（しばしば安易に）使用されている。マイクロバイオータはまた復活すると考えられていることが理由の一端だ。だが善玉菌が戻ってきて、ふたたび繁殖するという仮定は正しいだろうか？　かならずしもそうとは言えない。シプロによる治療の数週間後、三人の被験者のうち一人のマイクロバイオータは抗生物質投与前の状態に戻った。残りの二人はそうはいかなかった。二人のうち片方は感染についてはほぼ全快に近かったが、抗生物質による損傷が明らかに残っていた。シプロの治療終了から二カ月経っても、最後の被験者のマイクロバイオータは抗生物質投与前の構成を取り戻そうと苦しんでいた。

多くの人のマイクロバイオータは一年に何度か抗生物質にさらされるので、レルマンとデトレフゼンは次に同じ被験者が二度めの投与クールで何が起きるかを調べた。マイクロバイオータに注目すると、損傷はより深刻だった。二度めの投与クール後、細菌数がふたたび減少して微生物集団の構成が変わり、多様性が減った。これは一度めの投与クール後とまったく同じだった。しかし、今回は損傷を受けなかった被験者はいなかった。三人の被験者全員のマイクロバイオータが、投与後二カ月になってもシプロによる持続的で目に見える損傷を抱えていた。

腸内で大規模な再組織化が進行しているにもかかわらず、胃腸障害の症状を訴えた被験者は一人もいなかった。マイクロバイオータが抗生物質によって受けた損傷の程度を、症状から正確に知ることができないのは明らかだった。レルマンとデトレフゼンは、どの人のマイクロバイオータが抗生物質によって損傷を受けるかを前もって予測することはできなかった。したがって、病院には抗生物質の摂取によって自分のマイクロバイオータにどれほど影響があるかを知る検査はないにもかかわらず、その影響はけっして小さくはないのだ。二度めの投与クールによって、前回生じたマイクロバイオータの攪乱はさらにひどくなるだろう。大半の場合には、抗生物質による治療によって表面的には大きな問題もなく感染の改善という大きな利益が得られる。ところが、自覚はなくとも、マイクロバイオータは大きな損傷を受けているのだ。損傷の多くは修復に数週間かかり、永遠に完全には復活しない細菌種もある。また別種の侵入性病原体から宿主を守るマイクロバイオータの能力が打撃を受けているため、危険な感染症にかかる可能性が増える。治療後にプロバイオティクスを摂取すれば抗生物質が与えた損傷を緩和できるとはいえ、マイクロバイオータを治療前の状態に効果的に戻す方法はまだないのが現実だ。

数の強み

腸内に潜入しようとする病原体は、百戦錬磨の軍隊（マイクロバイオータ）に攻撃をしかける外国からの侵入部隊のようなものだ。侵入部隊の規模が小さければ、数に勝る老練な自国軍が後れを取ることは万に一つもない。だから侵入を成功させるには、もっと大規模で武器を備えた軍隊が必要だ。ところが、自国軍が弱体化していると、小規模な侵入軍にでも敗れることがある。人体はサルモネラ菌のような病原性細菌にたえずさらされているが、マイクロバイオータが抵抗力を与えてくれているので、たくさんの病原性微生物が束になってかからないと病気を発症させられない。腸内には一〇〇兆個もの善玉菌がいて、生煮えの卵に潜んでいた少数のサルモネラ菌では攻撃は成功しない。しかし、抗生物質の投与などのせいで、構成菌が減少したマイクロバイオータは少数の病原体にも屈する恐れがある。こう考えると、抗生剤を摂取するのはロシアンルーレットに似ていなくもない。すでに述べたように、マイクロバイオータの損傷はたいていすぐにそれとはわからない。それでも、マイクロバイオータが受けた打撃は生命にかかわるかもしれないのだ。

マイクロバイオータ内では、異なる微生物種による代謝の相互作用によって複雑な食物連鎖網ができ上がり、このネットワークの中ではすべての資源が余すことなく使われる。うまく機能しているあいだは、この生物反応器（バイオリアクター）は余分な資源をまったく必要とせずに、細菌の高い多様性を保つ有能な資源分配システムとしてはたらく。マイクロバイオータがつくり上げるこの精妙な食物連鎖網は、すべての資源を迅速に使い切って病原性侵入者を寄せつけず、病原体が利用できる資源をほぼ残さない。この理想的な状態では、人体内の生物反応器は安定していて、病気を起こす微生物の侵入を許さない。ところが、たいていの人が経験ずみのように、この抵抗力が効かないときがあり、そんなときには病原体がすかさず食物連鎖網に入りこみ、盗み取った資源を使って増殖しようとする。

サルモネラ菌やクロストリジウム・ディフィシルにさらされても、ふつうのマウスでは感染は起きない。だが、あらかじめ抗生物質を投与されているマウスでは、病原体が侵入すると腸が炎症を起こす。腸内にいるのがサルモネラ菌のみで、他の微生物がいない場合、この細菌は自身のゲノムにコードされた発酵能力に頼らざるをえない。ところがサルモネラ菌のゲノムは、善玉菌の多くが食べ物にしている食物中のマックや粘液を切り刻む鋏(はさみ)のような役目をする酵素をほとんどもたない。善玉菌は食べ物を分解し、別の菌の食べ物になる廃棄物を出す。生体防御機能が損なわれていない健康なマイクロバイオータでは、資源を巡る競争が激しく、ある微生物の代謝産物は別の細菌にすぐに食べられるので、サルモネラ菌のような侵入種が食べられるものは何も残っていない。[*8]

資源をうまく横取りできるのは、本来それを食べるはずの腸内細菌に問題が起きたときで、抗生物質がまさにその問題を起こす元凶となる。抗生物質は複雑な食物連鎖網内のつながりを断ち切り、サルモネラ菌やクロストリジウム・ディフィシルがつけ込める資源の隙間をつくる。とはいえ、この新たな快適な場所を利用するには、嫌われ者の病原体はそこに待機していなければならない。つまり、じっとその時を待っている必要があるのだ。ということは、最近、抗生物質を処方されたのなら、レストランで卵料理を注文したり、砂場で遊んだりというような、サルモネラ菌にさらされる状況は避けるのが賢明なのだ。抗生物質の服用からしばらくすれば、マイクロバイオータは多少なりとも復活し、効果的な食物連鎖網をふたたびつくり上げて病原体の侵入を防ぐ。

多くの病原体にとって腸の生態系に侵入するには高度な戦略がいるが、忍耐力もまた必要になる。長居して楽しめないなら、招かれてもいないパーティーに押しかける理由はないのだ。サルモネラ菌は、腸環境を攪乱して資源を利用しつづけることで忍耐力を発揮する。ここで攪乱と言うのは、下痢や腸の炎症を起こすことを意味する。こうした腸環境の極端な変化により、善玉菌は足場を失い、サルモネラ菌に奪われた資源を取り戻すのが難しくなる。腸内の生態系の基本的な活動規則を変えて、これらの悪玉菌は善玉菌より有利な立場に立つ。

炎症など病原体の攻撃に対して免疫系が見せる反応は、有害な侵入者を体が取り除こうとしている証拠だと私たちは考える。だが病原体の中には、自分に有利な免疫系反応を起こさせる方法を編みだしたものもいる。サルモネラ菌はまずマイクロバイオータ内で増殖するという試練に打ち克たなければならず、マイクロバイオータが抗生物質で弱っているとこれが楽になる。ひとたびこの試練を乗り越えたら、次の目的は腸の炎症を起こすことだ。こうして炎症が始まると、腸内で生存するための状況がサルモネラ菌に有利に傾く。多くの病原体と同じく、サルモネラ菌は宿主の免疫系と生理を自分にとって有利に変えるのに長けている。

数の強みはマイクロバイオータが与えてくれる一種の防御だ。マイクロバイオータによる免疫系の調整にかかわる理解が深まるにつれて、生体防御機能はただの排除機能ではないことが明らかになってきた。マイクロバイオータはつねに腸と会話を交わしている。微生物は免疫系にはたらきかけ、脅威に対抗できるほど激しいが、自己免疫反応や過剰な損傷を起こすほど激しくはない反応を起こさせる。腸内細菌の一部は、病原体を標的にした抗生物質を自身で分泌して病原体に直接対処する。経口投与される高用量の抗生物質による絨毯攻撃と違って、マイクロバイオータ内の常在菌が出す抗生物質は標的以外の菌が巻き添えを食うことが少ない。

生体防御機能の低下に加えて、抗生物質の頻用にはもう一つ別の危険性がある。いわゆる抗生物質に対する耐性を獲得したスーパーバグである。見境のない抗生物質の使用によって、世界最強の抗生物質でも退治できないきわめて強力な耐性菌ができてしまうのだ。これらの微細なフランケンシュタインはどのようにして生まれるのだろうか？　腸内の細菌集団が抗生物質にさらされると、たまたまそれに対する耐性を有する遺伝形質をもつものがいることがある。その細菌は死なないので、抗生物質があっても増殖し、細菌の変異種の集団をつくる。一般に細菌は遺伝子の水平伝播と呼ばれる過程によって遺伝子を共有することに長けているので、この変異種の近くにいる、もともと抗生物質に弱かった細菌は欲しかった薬剤耐性遺伝子のコピーをもらい受け、抗生剤に対する耐性という有利な性質を獲得する。こうして抗生物質投与を何クールも繰り返すと、耐性菌が腸内でどんどん増えるシナリオが想像できるだろう。そこで病原菌がたまたま腸内に入りこみ、マイクロバイオータから耐性遺伝子をもらうと、スーパーバグの誕生となる。

このような多剤耐性菌の感染は、良い解決策のない悪夢のような状況だ。抗生物質の発見以来はじめて、現存する抗生剤に対してきわめて高い耐性をもつ病原体の登場によって、細菌感染で人が死につつある。新たな抗生物質を開発することはできるが、それでは病原性細菌との軍拡競争から逃れられない。これらの病原体の一歩先を行くには多面的なアプローチが必要になる。第一に、細菌が出会ったことがなく、まだそれに耐性を獲得していない新種の抗生物質をつねに供給する。第二に、強力で多様なマイクロバイオータを形成し維持することで体内防御を万全なものにし、抗生物質の使用を最小限度にとどめる。

腸内の食べものの流れ

メイヨークリニックのプルナ・カシャップ医師は、再発性下痢症や便秘など胃腸の運動性に問題を抱えた患者を大勢診る。このような消化管の運動性障害が起こす病気は、炎症性腸疾患や過敏性腸症候群など多岐にわたる。カシャップ医師は、こうした病気が慢性になるとマイクロバイオータを攪乱し、その原因となった状況をさらに悪化させるのではないかと考えた。彼が二〇一〇年に私たちの実験室ではたらき始めたころ、腸内の微生物が胃腸の運動の変化にどう影響されるかにかんする情報はまだ乏しかった。

すでに述べたように、腸は体内にある生物反応器のようなものだ。中には食べ物と水が詰まっていて、それらが管の中を通り抜けながらヒト細胞とマイクロバイオータによって処理される。腸の内容物が移動する速度は、マイクロバイオータを取り巻く環境を大きく変える。食べ物がとても速く通過すると、微生物は食べ物を食べる時間が足りず、腸から簡単に体外に流されてしまう。あるいは、食べ物がとてもゆっくり通過する場合には、マイクロバイオータにとってまた別の問題が待ち構えている。正常な腸通過時間から極端に外れたどちらの場合にも、マイクロバイオータの健康は悪化するリスクがある。

カシャップ医師は、難治性の下痢患者では食べ物の通過速度が速すぎる一方で、便秘患者では通過速度が遅すぎて体内の生物反応器がうまく機能しないのではないかと考えた。彼は下痢と便秘はどちらも腸内の環境条件を変えることを突きとめた。*9 通過速度が速いと、さっさと通りすぎていく食べ物に適応している微生物が繁殖する。反対に、便秘を起こしている腸内では、緩慢な腸運動に適応する微生物が勢力を伸ばす。どちらの場合にも、通過速度があまりに速かったり遅かったりすると、マイクロバイオータの多様性が減少する。これはマイクロバイオータを不安定にし、侵入してきた病原体に資源が横取りされる。つまり、マイクロバイオータを攪乱し生体防御機能を低下させるのは、抗生物質だけではないのである。

下痢、抗生物質、その他の攪乱によって悪循環が始まる。ある病原体に感染すると、胃腸の運動性が増えて、さらにマイクロバイオータを攪乱し、別の病原体に感染するリスクを増やすのだ。クロストリジウム・ディフィシルの場合には、やや原始的だとはいえ、糞便微生物移植が効果的な治療となる。しかし、移植を受けるとしたら、あなたなら誰をドナーに選ぶだろう? 治療の効果と安全を期すなら、考慮すべき重要な点は何か?

移植に「待った」がかかった

二〇一三年、アメリカ食品医薬品局(FDA)は糞便微生物移植に実験薬剤と同等の規制を適用すると発表した。この決定が命を救ってくれるかもしれない治療を手の届かないものにしてしまうと患者や医学界が深刻な懸念を表明すると、FDAは再発性のクロストリジウム・ディフィシル感染症についてはこの治療の適用を自由化すると立場を変えた。

この逸話が何でも規制すればいいと考えるお役所仕事に聞こえたとしたら、この話にはまだ続きがある。クロストリジウム・ディフィシル感染症以外のすべての疾患についてはこの治療を制限する一方で、FDAは移植用の糞便試料に感染体がいるか否かを標準化安全性検査によって確認することを定めてはいない。たいていの医師は実際に移植用のドナー試料の安全性検査を実施するが、検査の性質と規模は移植を行なう医療機関によって異なる。[*10] 現在のところ、糞便微生物移植に使用するドナーの糞便にどのような検査が必要かについて一致した見解はない。糞便が、HIVのような病原体、寄生体、その他の病気を引き起こす微生物をふくんでいてはならないのは明らかだ。だが、それで十分だろうか?

マイクロバイオータは、実験用動物、そしておそらくはヒトどうしでも、肉体形質と心理形質を移すのだから、ドナーはみな痩せていて、心理障害やアレルギーがないことが条件になるのだろうか？　ドナーが経膣分娩だったか、母乳哺育だったか、何度も抗生剤を投与されなかったか、野菜中心の食事をしているかはどれほど重要だろう？　これらすべての条件を満たすドナーを見つけるのは難しいかもしれない。

すでに新たに企業が設立され、選別された糞便試料を移植のために病院に提供している。これらの企業の事業内容は、血液銀行のそれに近い。安全性検査を受けたドナーから糞便試料を集め、これらの試料を移植に使う病院から費用を受け取って利益を上げる。こうした企業があるおかげで、病院は個々のドナーを評価し選別する必要がなくなる。ところがFDAは、今度はこれらの糞便銀行に対する安全上の懸念に配慮し、新たな規制を設けようとしている。

糞便微生物移植は、きわめて複雑な問題に対する簡便な解決法である。移植は事実上のリセットボタンとなり、病的になったマイクロバイオータが健康を取り戻す。炎症性腸疾患、自閉症、自己免疫疾患、その他肥満のような、マイクロバイオータが劣化した疾患に、なぜこのアプローチを適用できないのか？　肥満を糞便移植ほど簡単な方法で解決できると想像してみてほしい。移植は万人のための治療になるかと期待されたが、残念ながらそうなりそうな雲行きではない。

糞便微生物移植が肥満の共存症を改善する効果を調べる小規模な治験が行なわれ、驚くほどではないにしてもやや有望な結果が出ている。[*11] 痩せたドナーからの移植を受けた肥満体の人は一時的にインスリン耐性が改善したが、ボディマス指数や体脂肪率は下がらなかった。炎症性腸疾患の患者に移植を行なった場合には、クロストリジウム・ディフィシル感染症で観察された高治癒率は得られなかった。[*12] さらに、移植後にそれぞれの病気が軽快しなかった一部の患者では、熱や痛みをともなうむくみなど、かなりの副作用が認められた。これらの研究はまだ予備的なもので、糞便微生物移植が炎症性腸疾患や過敏性腸症候群の患者の病状を改善できるか否かについてまだ決着はついていない。将来どのようなタイプの糞便微生物移植が、クロストリジウム・ディフィシル感染症以外の疾患の治療に用いることができるかを調べるため、現在、大規模な治験が進行中だ。

マイクロバイオータに関連する疾患はそれぞれ複雑で、互いにはっきり異なっている。クロストリジウム・ディフィシルに感染したときなどの病的なマイクロバイオータは、多様性が極度に低く、かなり不毛な風景に似る。この場合には、新しく種をまけば、棲息地全体を変えられる可能性は高い。あるいは生態系が有害な雑草がはびこった庭のようになってしまったなら、そこに無害な種をまいても問題を解決するのは難しいだろう。種をまく前に雑草を抜くか、雑草がはびこる条件をなくせば、無害な植物が戻ってくる可能性が高くなる。抗生物質や浣腸器を使って腸から不要な微生物を取り除けば、新たに移植されたマイクロバイオータの効果と持続性を最大限にできるだろう。食物にふくまれるマックという特殊な肥料を与えれば、新たな有用菌の成長を促すこともできる。病的なマイクロバイオータのこれら二つのシナリオ（不毛な大地と雑草がはびこった庭）は、不調なマイクロバイオータが陥りかねない膨大な数の状態をわかりやすく単純化したものだ。個々の病気がもっと詳しく解明されれば、糞便微生物移植を成功させる戦略は自ずと明らかになるだろう。

糞便移植の今後

病原体を植えつけたり、他の疾患にかかる可能性を増やしたりしないで、治療効果のある有用菌を不健康なマイクロバイオータに移植できるとしたらどうだろう？　もちろん、こんにち行なわれている原始的な糞便移植は、マイクロバイオータが攻撃されたり修復されなかったりすることから起きる病気の治療革命の始まりに過ぎないのかもしれない。病気にかかったマイクロバイオータの治療の未来はどうなるだろうか？

糞便微生物移植にともなうリスクを最小限にするには、手術前に患者が自分の血液を保存するのと同じように、自分の便を保存しておき、移植が必要になった場合に備えることが可能だ。自分の糞便を移植すれば、人から人へ新たな感染体が移る恐れはない。カナダのトロントにあるノースヨーク総合病院は、患者が入院する際に便を採取するパイロットプログラムを開始した。コンピュータがクラッシュしたときに備えてバックアップを取るように、予備の便はほぼ使われることはないにしても、入院期間中にクロストリジウム・

ディフィシル感染症にかかった際には不可欠になる。病院は抗生物質が多用され、クロストリジウム・ディフィシルの多剤耐性菌株が繁殖する環境なので、クロストリジウム・ディフィシル感染症が流行しやすい。各患者の糞便試料を保存しておけば、医師はドナー選別の費用や病気の拡大を懸念することなく糞便移植用の便を入手できる。患者の便をあらかじめ保存するのは、現時点では賢明な措置と思われ、他の病院でもそうなるかもしれない。

糞便を保存しても、糞便微生物移植にはほかにも大きな問題がある。移植によって患者を別の感染源にさらすことがなくとも、やはり医療従事者が糞便試料を処理する必要があり、試料中の感染体に技術者がさらされる恐れはある。さらに真面目な話、糞便の処理には匂いの問題がつきまとう。こうした問題を避けるには、糞便の代わりに実験室で用意できる数種の微生物を混合して使うことができる。この製品なら、感染源の混入が避けられる上に処理が標準化できる。

ある科学者グループが、クロストリジウム・ディフィシル感染症の治療用に三三種の細菌の混合物を作成し、「リプーピュレート（RePOOPulate）」と名づけた。[*13] グループの研究者がこれらの細菌を選んだのは、いずれも有用菌であることがわかっていて、クロストリジウム・ディフィシル感染症患者のマイクロバイオータでは減少していることが多いからだった。細菌は前もって抗生剤に対する耐性を調べられたが、それは耐性遺伝子を腸内の他の微生物に移さないためだった。リプーピュレートをクロストリジウム・ディフィシル感染症患者に移植する小規模な実験では、有望な結果が得られている。二人の患者がこの微生物カクテルで快癒し、移植から六カ月経ってもどちらの人のマイクロバイオータにもこの三三種の細菌株が生きていた。実際、どちらの人のマイクロバイオータでも、これらの細菌が全菌株の四分の一を占めた。これらの細菌は腸に無事定着したのみならず、消えずに残っていたのである。意外にも、どちらの患者ものちにクロストリジウム・ディフィシル感染症以外の感染症の治療で何度か抗生剤を投与されたが、その後ふたたびクロストリジウム・ディフィシル感染症にかかることはなかった。リプーピュレートで補強されたマイクロバイオータは、抗生物質による攪乱が起きてもクロストリジウム・ディフィシルの暴走を抑えたか、すでに根絶していたかのどちらかと思われる。

原始的な糞便移植に代えて数種の微生物の混合物を使う手法が、初期的な試みとはいえ成功したことで、将来、より的を絞ったアプローチを取る可能性が見えてきた。微生物移植用の特殊な微生物混合物のデザインに社運を賭ける新興企業がすでにたくさんある。こうした製品の中には錠剤になったものもあり、これを使えば、浣腸器や鼻から管を腸まで挿入して移植するコストとリスクは大幅に下げられるだろう。これらの錠剤は「カプセル」と呼ばれることもあり、抗生物質の投与後にかならずこれらのカプセルを患者にのませて、マイクロバイオータの損傷を緩和するようになるかもしれない。

細菌は糞便より清潔であるとはいえ、ヒトを生体で治療するという考えに役人は不安を覚える。生体を摂取するというのは、腸内でパンドラの箱を開けるようなものだ。リプーピュレートを使った研究の微生物が治療から六カ月後でもまだ腸内で生きていたということは、もし何か不都合が起きたとしても、これらの微生物を排除するのが難しいことをも意味する。生体ではなく分子が最善の医薬品になるというのが製薬会社の立場だ。分子は規制や特許取得が容易だし生き物ではないので、用量の制御が簡単だ。リプーピュレートの研究で投与された細菌がマイクロバイオータの半分以上を占めるようなことがあったら、どうなっただろう？　それは問題になるだろうか？　もしそうなら、どうすればその細菌の数を減らせるか？　生体は投与後には自由に増殖するが、これが効果的な治療の要件と思われる。しかし、細菌の増殖を制御できないので、用量を正確に定められる通常の化学医薬品に比べて用量の決定が難しい。

腸内の微生物は分子を合成し（医薬品工場のたとえをご記憶だろうか）、これらの分子は炎症に影響を及ぼし、腸内壁の障害を修復するなど多くの効果をもつ。生体を投与しないもう一つのアプローチは、マイクロバイオータが産生する化学物質の使用だ。この手法は、すでにそこにある花の種がふたたび芽を出して繁殖するのを期待して、土壌を改良するのに似ている。今後、多くの新しいマイクロバイオータ由来の分子が発見されるだろう。

最強のツールは食事

　糞便移植とマイクロバイオータ関連の療法が初期的な成功を収めたことによって、科学者や臨床医がこれまで不治とされていた病気を治癒する力を便（より正確にはその中にいる微生物）がもつことに気づくと、マイクロバイオータの研究が活発になった。今後数年で、腸内マイクロバイオータの再プログラム化戦略は、糞便の移植や食事の変化の域を大きく超えるだろう。製薬会社はマイクロバイオータの特定の細菌種を標的にし、集団の構成や機能を変えることのできる医薬品の開発に乗り出している。疾患を検知したり、医薬品を放出したりする改変微生物も、マイクロバイオータの再プログラム化を進める武器になりそうだ。

　ツールは続々と開発されているが、いま注目を浴びているのは糞便微生物移植であり、まだまだ知らねばならないことは山積みだ。病的なマイクロバイオータを健康なマイクロバイオータと入れ替えるのがどれほど簡単なことかもわかっていないのだから。クロストリジウム・ディフィシルが優勢なマイクロバイオータは健康な人の糞便で簡単にリセットできるが、太った人のマイクロバイオータを痩せた人のそれで入れ替えるのはそれほど簡単にはいかない。初期の報告によれば、痩せ型マイクロバイオータは短期間しか持続せず、三カ月もしないうちに元の肥満型マイクロバイオータに戻ってしまうという。[*14] ドナーからのマイクロバイオータが生き延びられないのは、移植を受けた太った人が食事を変えられないのが大きな要因かもしれない。すでに述べたように、肥満型マイクロバイオータを抑えて痩せ型マイクロバイオータを維持するには、果物と野菜を主とした食事によるサポートが欠かせないことをマウス実験がはっきり示している。痩せ型微生物に食べ物を与える食事を実践すれば、これらの微生物が肥満型マイクロバイオータに効果的に侵入し、マウスの体重増加を防ぎ、宿主の運命を変えるのが可能になる。ことによると、ヒトの実験でも、痩せ型マイクロバイオータを移植された人がこの細菌集団を支援するような食習慣を取りいれれば、このマイクロバイオータは長期にわたって健康を維持するかもしれない。

食事の改善によって太った人の体重が減り、肥満関連疾患のリスクが下がることはわかっているが、糞便移植と食事の改善をセットで行なえば、弱った生態系も新たなスタートを切れるかもしれない。このマイクロバイオータ移植と食事の改善のダブルパンチが、どんな治療も受けつけないように思われる障害に対する答えということもありうる。

新しい微生物集団を導入しなくても、食事の改善は腸内の病原体を根絶する支援になる。おもに開発途上国で見られる感染症の細菌性赤痢は、志賀赤痢菌(*Shigella dysenteriae*)によって起きるもので、下痢に血液が混じることが知られる。感染症の治療には通常、抗生物質が投与されるが、研究者たちは抗生物質を投与する一方で調理したグリーンバナナを食べさせると、患者の回復が早まることを発見した。[*15] この場合、調理したグリーンバナナ、とりわけそのマックが、疲弊した土地の肥料になって善玉菌の成長を促すのだ。糞便移植と同じく、この治療は健康なマイクロバイオータを復活させて病原性の細菌を根絶やしにしようとするが、これに食事という戦略を用いる。このことは、人体のあまりに多くを支配する微生物をプログラム化（あるいは再プログラム化）するにあたって、食事が誰にでも使える強力かつ簡便なツールであることを思い起こさせてくれる。

第8章　老化とがんと戦う

死が二人を分かつまで

老化との戦いは、いまや一大産業になっている。若さを取り戻そうと、私たちはボトックス注射、ケミカルピーリング、マイクロダーマブレーションなど拷問のような治療もすすんで受ける。頭の切れを失うまいと、頭の体操をし、数独パズルを解き、オンラインの脳トレゲームに励む。ヨガで体の柔軟性を養い、ウェイトトレーニングで筋肉量を増やし、体と健康の衰えを遅らせようとする。しかし、最新の研究によれば、若さを保つにはもう一つ重要な要素がある。老化するマイクロバイオータに栄養を補給することだ。人体のあらゆる肉体的あるいは精神的側面と同じく、マイクロバイオータも年齢とともに衰えていく。この衰えの速さが健康のそれのバロメーターだ。しかし肌や脳、体の老化と戦う（あるいは少なくとも遅らせる）方法があるように、マイクロバイオータを若く維持する方法はある。

腸内に棲む細菌集団は驚くほど変化が少ない。もちろん、細かく見れば、ある種が増殖したかと思うと、すぐに衰退するという短期的な変化はある。こうした変動は抗生物質の使用、食事の変化、果ては発熱まで外的要因によって説明のつく場合が多い。だが、原因がはっきりしない変化もある。詳細を抜きにすれば、あなたのマイクロバイオータを現在と五年後に採取すると、その構成が間違いなくあなたのものであることがわかるだろう。[*1]眼や髪の毛の色のような他の肉体的形質と同様に、人はそれぞれ核となる細菌種の集団を腸内に保有していて、それらの細菌種は時を経ても安定している。あなたといちばんよく似たマイクロバイオータを共有するのはもっとも近い家族で、家族どうしのマイクロバイオータは一種の類縁性を形成している。マイクロバイオータの中心的な細菌種は腸内細菌の三分の一から三分の二を占め、何十年にもわたってその人の腸内にとどまる。生まれもった鼻を変えようがないのと同じように（美容整形というものはあるにしても）、これらの定番細菌種の多くは私たちと生涯をともにすると科学者は考えている。また鼻と同じように、これらの種の一部は両親から受け継がれ、兄弟姉妹で共通だ。出生時や生後初期に獲得され、一生とどまる細菌種もある。つまり、それは過去何代にもわたって継承されてきた微生物形質なのだ。こうしたマイクロバイオータの中心的な住人に加えて、時の経過とともに変化する流動的な種が存在し、これらの種は私たちのヘアスタイルやファッションが時とともに変わるのに似ている。しかし、これらの変化は、時を経ても間違いなくその人のものとわかるマイクロバイオータの構成には及ばない。家族が共有するマイクロバイオータの類縁性はこれよりは弱く、他人どうしともなると細菌「形質」を共有することはあまりない。

一生のうちに経験する異なる環境微生物との出会い、食事の変化、抗生物質の投与などを考え合わせると、マイクロバイオータの一部がこれほど持続的であるのは信じがたい。細菌種には、いったん腸内に陣取ると、他の似通った種を寄せつけないものもいるようだ。[*2]各種の細菌は一定の生態的地位（ニッチ）つまり、腸内で行なう「仕事」をもつ。広範囲にわたる能力を兼ね備えた細菌もいて、これらの細菌は腸内で多様なニッチを占める。ペクチンを食べる細菌は宿主がリンゴを食べたあとは生きていられる。しかしこの細菌が腸内壁の炭水化物を食べても生きていけるなら、リンゴがなくても、その場所で生存し増殖すらするかもしれない。この細菌は多様なニッチをもち、食事や競合する細菌種に応じて自分が占めるニッチを変えられる。一方で、より特化したツールボックスをもつ細菌種もいる。ペクチンに特化した細菌がいるとすると、この細菌は宿主がリンゴを食べれば繁殖し、リンゴと一緒に飲みこまれた他のペクチン分解性細菌の存在を許さない。このシナリオでは、腸内に先に陣取った種が勝利する。

病原体の感染や抗生物質による治療などの大きな試練に見舞われたら、腸壁にある小さな陰窩と呼ばれる「洞穴」に隠れて嵐をやり過ごす細菌もいる。脅威が去れば、身を潜めていたこれらの微生物は腸内に新たに芽を出す予備軍となる。腸内のニッチを完全に占有し、似通った代謝経路をもつ細菌を寄せつけず、外からの脅威がマイクロバイオータを荒らしているあいだは目立たないようにするというこの戦略によって、時を経ても安定した回復力に富む生態系ができ上がる。

とはいえ、老化は病原体や抗生物質のような突然現われるストレッサーではない。マイクロバイオータ内では、老化に特有の長期的で広範な劣化、つまり人体の総合的な健康に影響を与える劣化も起きる。

高齢者のマイクロバイオータ

マイクロバイオータにとって、老いゆく腸は劇的な環境変化が起きる場所だ。消化管を食べ物が通過する速度が落ちて慢性の便秘を起こすようになる。高齢化による臭覚や味覚の衰え、嚙む力の衰えによって、私たちは繊維質に富む植物や固い肉を口にすることがぐんと減る。入院したり抗生物質を服用したりする機会が多くなり、クロストリジウム・ディフィシルのような病原体に出会う可能性も増える。こうした要因すべてが重なって、腸内環境は若いころとは大幅に違ってくる。高齢者がよく訴える腹部膨満感は、マイクロバイオータが大規模な再組織化をしていることを示す大きな手がかりだ。

人生の終盤にマイクロバイオータに何が起きるかにかんする知識は皮肉にも未熟だ。だが、加齢によってマイクロバイオータに起きるできごとの謎を解き明かす研究が最近始まっている。二〇〇七年、アイルランドのユニヴァーシティ・カレッジ・コークの科学者グループが、エルダーメット（ELDERMET）と呼ばれるプロジェクトを開始した。[*3] 六五歳を超える数百人について、食事、マイクロバイオータ、健康状況の関連を調べようとするものだ。マイクロバイオータはどのように老化するのか？ 加齢によるマイクロバイオータの衰えは、私たちの寿命や健康にとって何を意味するか？ この人生の重要な時期にマイクロバイオータの再活性化のために何ができるか？ これらの問いについて、このプロジェクトの成果が手がかりを与えてくれる。

エルダーメット・プロジェクトの研究によると、若年者のマイクロバイオータが互いに似通っているのに比べて、高齢者のマイクロバイオータは互いにかなり異なるという。この状況は人生がまさに始まろうとしている赤ちゃんの体内で形成されつつあるマイクロバイオータの混沌とした状態の再現だ。各人が一生を通じてもつマイクロバイオータは、砂時計に入っている砂と考えることができる。砂時計の上部は人生の始まりに似て、砂がたくさん入っている。砂粒どうしを隔てる大きな距離は、二人の赤ちゃんのマイクロバイオータのあいだにある大きな違いを示す。五歳から成人期を通じて、各人のマイクロバイオータの構成は落ち着き、砂時計がくびれて砂粒を押し出すところに似てくる。やがて老いるにしたがい、各人のマイクロバイオータは他の人のものから隔たっていき、砂時計の下部にある砂のように外側へ広がっていく。より詳細に観察すると、被験者のマイクロバイオータの構成間の差異はランダムに分布しているわけではないことがわかった。マイクロバイオータの構成には三つの異なるクラスターがあった。最初のクラスターはまだ一般社会に暮らしている人のもので、同じ社会にいる若年者のマイクロバイオータに似通っていた。残りの二つのクラスターは、デイホスピタル（日本のデイケア施設に近い）と長期療養施設に暮らす人のものだった。マイクロバイオータの構成にかんする限り、暮らしている場所が問題のようだった。しかし暮らしている場所の何が重要なのだろう？　独立した暮らしから長期療養施設での暮らしに変わるとき、食事もまた変わる。一般社会やデイホスピタルに典型的に見られる高食物繊維食が、長期療養施設の食物繊維がきわめて少ない食事に切り替わる。こうした施設の食事に食物繊維が少ない理由ははっきりしていないが、カフェのような場所で提供される食べ物には食物繊維があまりふくまれていない場合が多く、あまり噛まなくていいようにという高齢者への配慮が問題を複雑にしている。この食物繊維の摂取量の差が、マイクロバイオータの構成の違いにそのまま現われていた。低食物繊維食を食べている人が多様性の低いマイクロバイオータをもつ一方で、高食物繊維食を食べている人は多様性の高いマイクロバイオータをもっていたのだ。さらに一般社会で暮らして高食物繊維食を食べている高齢者は、健康に良い短鎖脂肪酸の産生量が多く、炎症マーカーが低く、一般に健康状態が良好だった。

こうしたマイクロバイオータの違いは、そもそも体調の優れない人が長期療養施設で暮らしている結果かもしれない。食事、マイクロバイオータ、健康には、どのような関係があるのだろう？　マイクロバイオータの衰えは健康の衰えから来るのだろうか？　あるいは、その逆なのか？　または、そもそも体調が思わしくない人が長期療養施設に入って低食物繊維食を食べるので、マイクロバイオータが劣化するのだろうか？　このもう一つの「ニワトリが先か卵が先か」という問題を解決するには、さらなる研究が必要になる。だが健康に対してマイクロバイオータがもつ重要性に照らせば、たとえマイクロバイオータの変化が健康の衰えの結果であるにしても、その明らかな劣化は少なくとも健康問題を複雑にするだろう。

エルダーメットの科学者たちは、食事の変化が全体のプロセスの引き金ではないかと推測していた。食事の変化、マイクロバイオータの変化、健康の衰えが起きる順番に注目したとき、重要な手がかりが見つかった。はじめて長期療養施設に入る人は、その施設で一年以上暮らしてきた人とは異なる食事をしてきたはずだ。だが入所後一カ月もすると、その人の食事は以前と違ってきて、そこに長くいる人としだいに似通ってくる。しかし、新たな入所者のマイクロバイオータがそこでずっと長く暮らしてきた人と同じようになるには最長で一年かかる。食事の変化によってマイクロバイオータは急速に変化するが、マックが減ると、その人と生涯をともにしてきた中心的な微生物がゆっくりと失われていく。この場合、食事の変化がまず起きて、マイクロバイオータの変化がそれに続いた。注目すべきは、体の衰弱がマイクロバイオータの最大の変化に対応していたことだった。エルダーメット・プロジェクトのデータによれば、高齢者では全体のプロセスは食事の劣化に始まり、それにマイクロバイオータの変化と体の衰弱が続くということになる。

加齢により劣化したマイクロバイオータに「若い」微生物を補う錠剤の製造と販売に、製薬会社が意欲的になりそうだと思うかもしれない。残念ながら、マイクロバイオータのような複雑な集団が対象の場合、問題の答えも複雑になりがちだ。アイルランドと同様の研究がイタリア、フランス、ドイツ、スウェーデンでも高齢者対象に実施されたが、やはり高齢者と若年者のあいだでマイクロバイオータに違いが見られたものの、それらの違いはアイルランドの場合と同じではなかった。[*4]アイルランドの研究で高齢者に見られた「老いた」細菌は、他のヨーロッパ諸国の高齢者の腸内で優勢な細菌ではなかった。同様に、地域間で「若い」細菌も多くが異なっていた。

明らかに、「不具合を見つけて、新品と取り替える」という単純な戦略では、若いマイクロバイオータを維持するのに十分ではないのだ。だがよく考えてみると、こうした違いがあるのは何ら不思議ではない。地理的および文化的に異なる社会集団が、固有のマイクロバイオータをもつのは当然なのだ。マイクロバイオータとは、各地に特有の食習慣と一定の環境微生物との出会いの所産なのだから。各微生物集団はその集団に特有の軌跡を描いて老いる。こうした研究の有益な教訓は、年齢を重ねても若い微生物を維持するための重要な要因は食事だということにある。

慢性炎症

マイクロバイオータの状態と加齢による体の衰えのあいだに関連があるのはわかっている。多様性の高いマイクロバイオータは、炎症の少なさ、筋肉量の多さ、認知機能の低下があまりないなど、良好な健康パラメータと関連しているのだ。とはいえ、この関連にどのような意味があるのかはわかっていない。マイクロバイオータはどのようにして正常な老化につながっているのだろう？　この「どのようにして」の部分を理解したなら、加齢による健康問題を改善するために微生物を有効活用する道が開ける。

老いるにつれて、人体はあらゆる面で衰える。腎臓は昔のように毒素をきちんと濾過しなくなる。心臓は長期にわたる機械的ストレスによって弱っている。ものを思い出す脳の能力でさえだんだん怪しくなる。だがもっとも顕著な衰えは免疫系に起きる。免疫系は長い人生のあいだに疲弊し、以前なら病原体を発見すべく日夜警戒を怠らなかったのに、病原体との小競り合いのたびに損傷を受けるようになる。この損傷は完全には修復されずに一部が残って蓄積し、やがて免疫系全体の機能を弱体化させる。この加齢による衰えは科学の世界では免疫老化と呼ばれる。それは私たち全員、そしてペットにも起きるもので、誰もそれから逃れることはできない。免疫老化はきわめて複雑で、免疫のあらゆる部分にかかわるが、顕著な傾向に慢性炎症と呼ばれる軽度だが慢性の炎症がある。この状態に陥ると、免疫系の炎症誘発性反応と抗炎症性反応が炎症誘発に傾く。この状態は認知症、アルツハイマー病、関節炎などの老化関連疾患の多くと関係していて、マイクロバイオータにネガティブな影響を与える。軽度の炎症を起こした腸を好む微生物の多くはその炎症を慢性化する能力をもつため、この老化による炎症誘発傾向がマイクロバイオータの衰えの悪循環をスタートさせ、やがてこれが慢性炎症と健康の衰えに発展する。これに追い打ちをかけるように食物繊維摂取量と運動がじわじわと減少すれば、老いゆくマイクロバイオータが健康の衰えを加速させる可能性は大きい。

老化したマイクロバイオータでは、病原体のような振る舞いをする病原性共生生物が例外なく増えている。ヒトはみなマイクロバイオータに病原性共生生物を抱えている。通常の健康な状態では、これらの細菌は悪さをしない。というより、問題を起こすには数が足りない。ところが、腸に炎症があると、増殖して炎症を悪化させる。病原性共生生物は老いたマイクロバイオータにはつきものだが、一定の食事条件の下で繁殖する。実験用マウスに動物性の飽和脂肪酸を多くふくむ餌を与えると、マイクロバイオータ内の病原性共生生物が増える。[*5] だが植物性の多価不飽和脂肪酸を同量与えた場合には、この現象は見られなかった。

慢性炎症を最小限に抑えて悪循環を断ち切るには、どうすればいいだろう？ マイクロバイオータが食べる炭水化物（マック）を多くふくみ、動物性の飽和脂肪酸の少ない食事を心がければいいのだ。高齢者が食物繊維が多く、脂肪の少ない食事をすると、短鎖脂肪酸の産生が増加し腸内の炎症が鎮まる。微生物が食物繊維のマックを発酵して、炎症を鎮める短鎖脂肪酸をつくるのだ。また脂肪の少ない食事では、病原性共生生物の増殖が抑えられて炎症が減る。炎症を悪化させ、炎症に依存して生きるこれらの病原性共生生物にとって、健康な腸環境は暮らしにくい。

マイクロバイオータのために運動する

欧米の多くの人は、一日中すわったままで過ごす職場に自動車で通勤し、勤務を終えるとあまりに疲れていて、ソファにすわってテレビを見る以外に何かする気力は残っていない。週に二度、仕事帰りにジムに通うのは体にいいとはいえ、現代生活の運動不足解消には十分でない。老いるにつれて、適度な運動をするのがしだいに難しくなる。体がついてこないし、柔軟性に乏しく、動機も弱くなる。しかし、老いるほどに体の健康管理がますます大切になるという圧倒的な証拠がある。運動は老化を遅らせ、肥満、心臓疾患、がん、糖尿病、うつまで、衰弱をともなう多くの病気のリスクを減じる。体を動かすことはエネルギーを燃やし、心臓を強化し、気分を上げ、老化による肉体の衰えを防ぎ、多少食べすぎてもその埋め合わせになる。さらに運動は免疫系の老化と慢性炎症を減らし、マイクロバイオータに良い影響を与えるかもしれない。

年を取るにつれて、私たちはどんどん体を動かさなくなるので腸の動きが悪くなる。食べ物の腸通過時間が腸内環境やマイクロバイオータの構成に影響することはすでに解明されているので、運動で通過時間を短くすればマイクロバイオータを変えられるかもしれない。ところが、運動とマイクロバイオータのつながりは複雑だ。よく運動する人は健康によい食事をしがちなので、こうした生活習慣がマイクロバイオータに与える効果を除外するのが難しいからだ。食事と運動を独立してコントロールできる実験用マウスの実験では、どちらの要素もマイクロバイオータの改善につながることが示された。[*6] だが良質な食事と運動を組み合わせれば、マイクロバイオータと健康を改善する最大限の効果が得られるかもしれない。

微生物と一緒にがんと戦う

コントロールできない細胞成長、つまり、がんは多くの意味において免疫系の病気だ。がん細胞は私たちの生涯を通じて体内に自然に生まれるが、通常なら免疫系がそれらのががん細胞を見つけて排除する。発見して排除する戦略がうまくいかなくなると、がんが成長して大きくなる。異常繁殖が長く放置されればされるほど、がん細胞は「賢く」なる。増殖するために種々の戦略を駆使して免疫系の目を逃れようとし、いちばんうまくいく戦略を見つけるのだ。免疫細胞は病的な増殖を発見すべく体内を常時パトロールするが、腫瘍はこれらの免疫細胞が入りこめない腫瘍微小環境をつくって安全な避難所を確保する。この保護された腫瘍微小環境内で、がん細胞は免疫細胞に邪魔されずに安全に増殖できるのだ。

一部のがん治療では、免疫系を強化し、こうした隠れたがん細胞を根こそぎ排除する。そうした治療に、シクロホスファミドと呼ばれる抗がん剤を用いる化学療法がある。この薬剤は免疫系を強化し、腫瘍が栄養を横取りするための血管を獲得できないようにする。この薬の予測できなかった副作用が腸内壁に小さな孔を開けることで、このためにマイクロバイオータの細菌が腸の外へ漏れだす。シクロホスファミドを投与されたマウスで実験を行なっていた科学者たちは、これらのマウスの脾リンパ節で腸内の微生物を発見した。[*7] 一見すると、これは化学療法の悲劇的な結果に思われる。微生物が体内を自由に動いて他の組織に侵入しているのだ。しかし、これらの微生物は、問題を起こしているというよりは助け舟を出していたのだった。本来いるはずのない組織に根を下ろすことで、これらの微生物は免疫系に警告を出し、免疫系がこれに応じて攻撃に転じることができたのだ。免疫系の攻撃の精度はかならずしも高くはないため、攻撃はこれらのがん細胞にも届いてがんが縮小した。ちなみにシクロホスファミドによる療法の前にマウスに抗生物質を投与すると、療法はあまり成果を上げなかった。味方になる腸内の微生物が抗生物質によって無力化され、免疫系の活性化とがん攻撃が弱まったのだ。

この実験はヒトのがん治療について何を教えてくれるだろうか？ がん治療法の多くはがん細胞の殲滅(せんめつ)を狙うが、それにともなう犠牲はけっして少なくない。この犠牲を一身に受けるのが免疫系で、患者は日和見感染症にかかりやすくなる。そこで感染予防を期して、がん治療では抗生物質をあらかじめ投与することが一般になされている。しかし、腸内の微生物に免疫系を刺激するというポジティブな役割があるのがわかったわけだから、臨床医はこの予防的措置を再考するかもしれない。抗がん剤が免疫系の強化によって効力をあらわすなら、マイクロバイオータの状態を知る必要がある。さらにマイクロバイオータの違いは、がんその他の疾患に対する免疫療法の効き目の違いにも少なくとも部分的に関与しているかもしれない。

免疫系を標的にした療法を行なうとき、マイクロバイオータへの配慮を忘れてはならないのは明らかだ。とはいえ、すべてのがん治療が免疫系の活性化を利用するわけではない。放射線療法や一部の化学療法では、分裂の速い（がん細胞の特徴）細胞を選択的に死滅させる。意外にも、これらの療法もまたマイクロバイオータの影響を受けることがある。

ある研究グループが、シスプラチンとオキサリプラチンと呼ばれる二種の化学療法薬について実験を行なった。[*8] これらの薬は大腸がん、リンパ腫、肉腫など多様ながんの治療に用いられる。その作用機序は、がんの細胞増殖因子に金属製のレンチ（中心に白金をもつ）を打ちこみ、細胞の分裂を阻止するというものだ。がん細胞は正常な細胞より増殖が速いので、これらの薬剤は悪性細胞（さらに髪の毛をつくる毛母細胞のような他の増殖が速いが正常な細胞）の際限のない増殖にブレーキをかける。だがその後で、免疫系がこれらの失速した細胞をきれいに片づけなければならない。免疫系はこのために悪性細胞に近づきたくとも、それらの細胞は腫瘍がつくった腫瘍微小環境の奥深くに身を隠している。

腫瘍微小環境は防備を固めているかもしれないが、フォートノックス（合衆国金塊貯蔵所がある）ほどではない。免疫系を攻撃の調整閾値にセットすればこの環境内に侵入できる。マイクロバイオータがもつ最大の能力は免疫系の調整能力である。科学者たちは、マイクロバイオータが免疫系に刺激を与え、腫瘍微小環境内のがん細胞を根絶やしにできるかどうかを知りたかった。だが抗生物質を投与されたマウスの腫瘍微小環境は悪性細胞にとって居心地が良く、免疫系が突破できそうにはなかった。腫瘍のあるマウスに白金を使う化学療法を施したところ、あらかじめ抗生物質を投与されていたマウスではやはり二種の化学療法薬に効き目はなかった。この場合、シクロホスファミドによる療法とは違って、微生物は腸から組織内へ移動しないで、腸内からがんに対する免疫反応を指揮していた。だがマイクロバイオータが完全に健康な場合には、免疫系はうまく腫瘍微小環境に入りこみ、大量のがん細胞を根絶した。

ここで述べた実験はマウス対象なので、これらの結果がヒトのがんでどれほど再現できるかはさらに研究しないと何とも言えない。それでも、ヒト・マイクロバイオータが抗がん剤の効用に与える影響はさらなる研究に値するだろう。ヒト細胞と微生物細胞集団から成る生態系は、驚くほど相互に関連している。たとえ一部でも何らかの薬で攪乱したなら、予想もしなかった結果が待っているだろう。

化学療法と併せて感染症予防のために抗生物質を投与するのが、もっとも賢明な方法とは言えない場合もある。将来的には、マイクロバイオータに損傷を与える抗生物質を処方するより、化学療法を援護する細菌を患者に投与するようになるかもしれない。マイクロバイオータの構成が人によって異なるという知識が広まるにつれ、がんの種類だけでなく、その人がもつマイクロバイオータの「タイプ」に合わせて化学療法を調整できるようになる可能性があるのだ。

マイクロバイオータは免疫系と密接なつながりがあり、がんの発症や進行に影響を与えると思われる。がんの発症率を上げる微生物はいるだろうか？　マイクロバイオータの健康を万全にすれば、がんの発症率や攻撃性を減らせるだろうか？　私たちはまだこれらの問いに対する答えを持ち合わせてはいない。しかし、がんなどの疾患の予防や治療にあたり、マイクロバイオータのように私たちの味方になる部分をなるべく損傷しない手法を取るべきではないか。たとえば、アリが家屋に与えるダメージに対処するのに、広スペクトルの殺虫剤で自宅周辺の三メートル以内にいる生き物を皆殺しにするのではなく、化学薬品の使用を加減して、クモ、スズメバチ、甲虫などアリの天敵を殺さないようにすることができる。このような手法に学べば、がん患者の感染症も防げる。また、がんのような疾患に対しては、化学療法や放射線療法をマイクロバイオータが免疫系を強化するような手法と組み合わせれば、より持続性のある反応を得られるかもしれない。

マイクロバイオータは医薬品にも影響を与える

マイクロバイオータは多くの医薬品の作用に影響する。マイクロバイオータと薬の関係を調べれば調べるほど、そのリストは長くなるばかりだ。マイクロバイオータは薬の効き目の強さに直接影響することもあり、人によってはマイクロバイオータの構成等との関係で薬の効用が変わってしまう。もっと間接的な影響を受ける療法もある。マイクロバイオータも、それと種々の医薬品との相互作用も人によって異なることが、医薬品の効用と副作用のばらつきに関与しているのかもしれない。

老いるにしたがって、私たちは医薬品を必要とする健康問題に見舞われることが多くなる。しかし薬をのむことは、ヒト細胞と微生物細胞がさまざまに相互作用する（しかも、その詳細が知られていない）きわめて複雑な複合体に、もう一つの不確定要素を加える行為になると理解しよう。

「タイレノール」という商品名で知られるアセトアミノフェンは、一九五〇年代から鎮痛薬や解熱薬として広く使われてきた。この薬が人体内でどのような分子レベルの作用をもつかについては、多くのことが知られているものの、人によって反応と副作用に大きな差異が見られる理由についてはあまりわかっていない。アメリカ国内では、アセトアミノフェンの過剰摂取が急性肝不全のおもな原因だが、その理由は患者の約二〇パーセントで説明できていない。[*9]すべての患者が効果的かつ安全な用量でこの薬をのめるようになるには、この謎の解明が不可欠だ。医薬品の用量に影響する要素に体内からの排出速度がある。薬が迅速に排出されるなら、標的の器官や循環する血液中に適量の薬を維持するには、高い用量が必要になる。ところが、予想に反して薬が体内に長くとどまると、副作用や過剰摂取のリスクが増えるのだ。

人体から薬が排出される速度を決める要因に、肝臓の処理速度がある。肝臓は人体から毒素を排出するはたらきをもつ。私たちが食べたものから体内で生成される化学物質、服用した医薬品、ヒト細胞の代謝産物、マイクロバイオータの代謝産物は、ベルトコンベヤー方式で処理される。肝臓内の分子装置は有害とおぼしき化合物に化学的な「標識」をつけて、これらの化合物がすみやかに体外に排出されるように取り計らう。ある人の遺伝子構造とその人の体内を循環する他の化学物質の量が、化学物質の処理速度に影響する。標識をつけてもらうのを待つ化学物質が多ければ、「作業の遅れ」が出る。だが肝臓内で行列をつくって待つのではなく、これらの化学物質は肝臓内で分解できるようになるまで血液内を循環しつづける。この余分な循環時間がこれらの化学物質にさらされる機会を増やすのだ。

医薬品を調剤したり用量を定めたりするとき、製薬会社や医師は排出時間を考慮する。分解と排出がたいてい迅速に起きるなら、この薬が意図された効能を発揮するには高用量が必要になる。だが薬が標識をつけられて排出される過程には一人ひとりで違いがあるため、処方された薬の「実効量」が本来の値より高かったり低かったりするという事態が起きる。あなたがある病気にかかって薬を処方されたとしよう。あなたがふつうよりゆっくり標識をつけて排出する人なら、結果的にその薬をより高用量で服用したのと同じことになり、副作用に苦しむリスクが高くなる。一方で、あなたが薬をさっさと排出した場合には、病気はきちんと治らない。医薬品が人体内で処理される速度には、外的要因も影響する。よく知られる例に、スタチンなど特定の医薬品を服用する人は、グレープフルーツを食べないようにという注意を受ける。グレープフルーツに自然にふくまれる化学物質が、肝臓内でのスタチン処理と競合してスタチン排出を遅らせ、薬の用量を有害なレベルまで引き上げることがあるのだ。しかし、変化の原因は食物由来の化学薬品に限られていない。腸内のマイクロバイオータが産生した化学物質も、人体による医薬品の代謝に影響を与える。

アセトアミノフェンがどれほどすみやかに体外に排出されるかを調べたところ、科学者たちはマイクロバイオータが出す廃棄物のp-クレゾールがカギを握ることを発見した。[*10] ある人のマイクロバイオータがつくるp-クレゾールの量は、腸内にいる微生物の種類と、その人が食べたアミノ酸（タンパク質を構成する成分）の量に依存する。腸内の微生物はアミノ酸を代謝して、p-クレゾールを廃棄物として出す。大腸にこうして放出されたp-クレゾールは血液に入り、肝臓に標識をつけられて、体外に排出されねばならない。p-クレゾールに標識をつける肝臓の酵素にはアセトアミノフェンを解毒するはたらきもあるので、p-クレゾールがあまりに多いとアセトアミノフェンの処理が間に合わない。p-クレゾールを多量に産生するマイクロバイオータをもつ人は、あまりp-クレゾールをつくらないマイクロバイオータの人に比べて、同じ薬を同量のんでも大量のアセトアミノフェンを経験する結果になる。仮に自分のマイクロバイオータがp-クレゾールを大量につくるタイプだとわかったにしても、ある日にどれだけのp-クレゾールがつくられるかは最近食べたもの、とりわけタンパク質の量によっても変わる。

アセトアミノフェンに対する人体の反応にマイクロバイオータが与える影響はやや間接的で、この薬の排出速度を変える。しかし腸内の微生物に直接影響される医薬品もある。心不全の治療薬「ジゴキシン」は、ジギタリス（キツネノテブクロとも呼ばれる植物）から抽出され、数百年にわたって心臓疾患の治療に使われてきたジギトキシンの一種だ。ジギトキシンを主成分とする薬は治療域(血中濃度が治療に適切である範囲)が狭い。つまり、薬効が得られる用量と有毒な用量のあいだは紙一重なのだ。ヴィンセント・ヴァン・ゴッホはジギトキシンの毒の副作用に苦しんでいたと考えられ、視界全体が緑黄色がかって見えたようだ。[*11] ゴッホが黄色を好んだのは、《医師ガシェの肖像》を見れば一目瞭然だ。この肖像画には、彼の主治医のガシェが紫のジギタリスとともに描かれている。察するに、ゴッホの主治医がジギトキシンを大量に処方したか、ゴッホのマイクロバイオータには、この薬の副作用を防ぐ腸内微生物がいなかったのだろう。

一部の人のマイクロバイオータに棲む細菌、エガセラ・レンタ(*Eggerthella lenta*)は、ジゴキシンを不活性化する遺伝子群をふくむ。したがって、患者のマイクロバイオームがこの能力をもつかどうかによって、その人のジゴキシンの正しい用量が変わる。エガセラ・レンタをもつ人は、そうでない人よりこの薬の用量を高くしなければならないはずだ。ところが、ジゴキシンとアミノ酸の一つ、アルギニンは、共通の代謝経路でこの細菌の食べ物になる。そこでエガセラ・レンタをもつマウスが高タンパクの食べ物を与えられると、ジゴキシンをうまく不活性化できない。[*12] エガセラ・レンタがアルギニンを食べるのに忙しく、ジゴキシンにまで手が回らないのだ。すなわち、患者が体感するジゴキシンの用量は、マイクロバイオータの構成と食事にふくまれるタンパク質の両方によって決まると言える。

これまで述べてきたことが、個人化医療の未来とマイクロバイオータの知識が医療に与える影響について何を意味するかについて少し考えたい。ジゴキシンの服用で患者が恩恵を得るシナリオを想像してみよう。この薬を処方する前に、医師は患者のマイクロバイオームの遺伝子の詳細をリストアップした報告書を取り寄せるだろう。患者のマイクロバイオームがジゴキシンを不活性化する遺伝子をもっていれば、高用量のジゴキシンを処方し、備考欄にタンパク質の摂取を控えるようにという注意点を付記するだろう。こうすれば、その人に合った正確な用量が決まり、この用量なら薬効が得られるとともに副作用の恐れが少ない。

細菌は「若さの泉」

加齢による健康の衰えは、運動能力の低下、精神機能の衰え、視覚や聴覚の喪失など多彩な生理的現象と結びついている。体内では、加齢は免疫老化、慢性炎症、腸内の微生物集団の変化などとして現われる。老化から逃れるのは無理でも、健康の衰えを遅らせたり衰える速度を下げたりする方法はある。マイクロバイオータはヒトの代謝および免疫系と分かちがたく結びついているので、老化にも影響する。マイクロバイオータの可塑性を利用して加齢にともなう損傷や劣化を最小限にすれば、晩年の暮らしもそう悪いものでもないかもしれない。マイクロバイオータをうまく調整すれば、老化した免疫系に新たな命が吹きこまれるかもしれず、結果として免疫系も体も若返るだろう。

一〇〇歳を超える長寿者のマイクロバイオータ・プロファイルは、七〇歳の人のそれとは異なっている。[*13] 一〇〇歳を超えて長生きしている人のマイクロバイオータには、長寿に貢献する際立った特徴があるのだろうか？ あるいは、これらの長寿者の遺伝子や生活習慣が、マイクロバイオータを強化したのだろうか？ 答えはまだない。しかし、長寿の秘訣は、ヒト細胞と微生物が最適な共生関係を築き、どちらにとっても有利な相互作用を長く続けることにあるのかもしれない。

マイクロバイオータを若く保つには

老いても、ある程度若さを保つ方法はある。栄養豊かでバランスの取れた食事、適度な運動、堅固な社会ネットワークをもつことが、年老いてからも健康でいる秘訣であることは科学的に証明されている。こうした行動が緩やかな老化につながる要因は多数あると思われ、それらの要因が筋肉量の維持から人生の目的感まで心身の健康の多様な側面に影響しているのだろう。だがこれらの健康に良い習慣がどのように長寿につながるのかを正確に知ろうと、科学者たちが分子機構を厳密に調べたとしたら、上手に老いるコツを決めるおもな要因として見えてくるのはマイクロバイオータだろう。

健康的な食事の利点はおもに、マイクロバイオータの繁殖を促し、健康増進効果の連鎖を生じさせる能力にある。アイルランドで実施された高齢者の研究で、食物繊維（つまり、マック）が豊富で脂肪が少ない食事によって、マイクロバイオータが老化関連疾患から守ってくれることがわかった。実際、七六歳～九五歳の人がより多くの食物繊維を摂取したところ、短鎖脂肪酸の増加に直接つながった。[*14] 短鎖脂肪酸が提供する抗炎症効果は、慢性炎症を防ぐ重要な条件かもしれない。加齢にともなって栄養豊かな食事をすることはとくに重要になると思われ、それは必要摂取カロリーが高齢になるにしたがって減るからだ。一カロリーのもつ重みが増していくのだ。タフツ大学の科学者たちが、アメリカ合衆国農務省（USDA）のマイプレート（MyPlate）という食事の指針を、高齢者の低摂取カロリーに合わせて調整した改良版を発表した。この改良版では、栄養素を多くふくむ、明るい色の果物や野菜に焦点が合わされ、食物繊維の多い全粒穀物や豆類が前面に押しだされている。

プロバイオティクスが、老いたマイクロバイオータを改善するためのいま一つの食事のヒントになる。アメリカ国民全体の高齢化を踏まえて、プロバイオティクスが高齢者に与える影響の研究が今後増えると思われる。すでに、プロバイオティクスが老化した免疫系に良いことはわかっている。新たなプロバイオティクス製品の開発にあたって、老化した免疫系は若者や初期および中期成人のマイクロバイオータとは異なることを肝に銘じておくべきだろう。老化したマイクロバイオータを適切に補うには、老化によって変化した環境でも生きられる、特別な機能をもつプロバイオティクス菌が必要になる。万人に合うプロバイオティクスの時代は去りつつある。未来のプロバイオティクス療法は、ヒトの発達期をとおしたヒト・マイクロバイオータの変遷をも加味したものになるだろう。そのような年齢および個人に合わせたプロバイオティクスができるまで、自分に合った製品を試行錯誤で見つけるのは消費者の私たち自身の腕にかかっているのだ。

運動が健康に良いのは明らかだが、それがマイクロバイオータに与える影響となるとわかっていない。運動がヒト・マイクロバイオータに与える影響の研究は複雑なのだが、それは運動を好む人は健康的な食事をしていることも多いからだ。運動がマイクロバイオータに与える影響を食事と区別してヒト対象に実験するのはほぼ不可能に近い。だが実験用動物の場合、同じ餌を与えられても、運動する個体のマイクロバイオータは運動しない個体のものとは異なる。腸通過時間（流速）の増加、代謝への影響、免疫機能の変化など、運動によって起きる生理学的変化がマイクロバイオータに影響することは知られている。ならば、運動にはヒトの健康全般を大きく変える作用があり、この作用によってヒトのマイクロバイオータが変わるという考えもあながち的外れではないかもしれない。運動がマイクロバイオータに良い効果をもたらすか否かについて結論はまだ出ていないが、運動がマイクロバイオータの健康を改善し、体全体の健康に良い結果をもたらすのはまず間違いないだろう。

高齢者における緊密な社会ネットワークと健康の関係はまだ新しい科学分野であるとはいえ、その重要性は明白だ。この問題にマイクロバイオータがどう関連しているかはまだ推測の域を出ないが、ここで少し思考実験をしてみよう。腸内細菌をはじめとして、微生物はどこにでもいることを思い起こしてほしい。環境を完全に消毒しようと思っても、自分が手を触れる無数の物の表面にできたヒト由来の微生物層を完璧に排除するのはほぼ不可能だ（この微生物層は、徐々にではあるが化学的に除去されつつあると主張する人も多いだろうが）。地元のコミュニティセンターでトランプをして他の人と触れ合ったり、友人と食事をともにしたり、日曜の礼拝でよその人と握手したりすれば、それらの人びとの微生物に出会う。社会的つながりによって得られるアンチエージング効果が、一部なりとも未知の微生物との出会いの結果である可能性はあるだろうか？　そんな考えはマイクロバイオータに取り憑かれた科学者の戯言だと決めつける前に、考えてみてほしい。痩せたマウスと太ったマウスを同じ檻に入れると、痩せ型微生物が太ったマウスに移り、太ったマウスがさらに太るのを防ぐことを研究者たちが発見している。太ったマウスが痩せたマウスに出会わなければ、痩せ型微生物にさらされることはなかっただろうし、肥満型マイクロバイオータをもったままだったろう。

社会的接触によって他人の微生物に自分をさらすことで、自分の腸に多様な有用菌を植えつけられるのかもしれない。途方もない考えに思えるかもしれないが、一〇年前には腸内細菌が肥満に関係しているという考えもそうだった。老いるにしたがって社会ネットワークを維持することに多くの利点があるのは間違いない。次に地元のブリッジクラブに参加しようかと考えたときには、新しい友人の中に小さな救命士がいるかもしれないことを思いだそう。

第9章 では、どうすればいいのか？

ゲノムは運命ではない

ヒトゲノムは変えられないが、生まれもったゲノムをマイクロバイオータによって調整することならできる。それは、あたかもポーカーゲームでカードを二枚交換してもらうようなものだ。マイクロバイオームを変えても眼の色や鼻のかたちは変えられないとはいえ、体重や免疫系など人体の多くの側面が腸内の微生物に大きな影響を受ける。

ヒト・マイクロバイオータの構成は、ヒトゲノムによって決まるように思われる。なにしろ、これらの微生物が棲む腸内環境はヒトの遺伝子によってつくられるのだ。どの微生物が腸内に棲みつくかは、おもにその人が生まれたときに母親から受け継いだ遺伝子によって左右され、マイクロバイオータの構成がそれで決まるのだろうか？ もしそうであれば、一卵性双生児は二卵性双生児より互いによく似通ったマイクロバイオータをもっているはずだ。ところが、現実はそうではない。[*1] 腸内にどのような細菌群が棲むかには環境も大きく関与する。腸内環境を変えるのにできることはたくさんあり、自分のマイクロバイオータを調整して、融通の利かないヒトゲノムを補うこともできる。ヒトのマイクロバイオームはヒトゲノムの一〇〇倍もの遺伝子をもつので、九九パーセントの遺伝物質を自分に有利になるように選べる可能性があるのだ。

マイクロバイオータを変えられると知るだけでは十分でない。最大限の健康増進効果を得るには、マイクロバイオータをどのように変えれば有利になるかを知る必要がある。以下では、腸内細菌と自分双方の健康を最適化するために身につけられる具体的な習慣について述べていこう。私たち二人は、ここで提案する習慣を家族全員の暮らしに取りいれた。どの習慣も、マイクロバイオータ時代の夜明けとも言えるこの一〇年で、私たちの研究室やこの分野の他の研究室で実施された科学的研究にもとづいている。

健康なマイクロバイオータから始める

幼いころ、ヒトの腸内では微生物が土地の収奪戦を繰り広げる。生後すぐに腸内に棲みつく種は何十年も、ことによると一生棲みついたままでいることがある。定着する微生物を決める要因はさまざまで、出産法、食事、抗生物質の使用／非使用、環境内の微生物などがある。生後初期にマイクロバイオータを十分養うならば、良好な共生関係を築くことができるだろう。

出産法は多様な要因で決まり、その多くについて私たちに選択の余地はない。母親と胎児の安全が第一であるのは当然として、両親がする多くの選択がマイクロバイオータにどう影響するかを知ることが重要だ。マイクロバイオータの観点から見ると、帝王切開の赤ちゃんには母親の皮膚由来の微生物が定着するが、経膣分娩で生まれた赤ちゃんはこれとは大きく異なる細菌にさらされる。母親のマイクロバイオータの構成は妊娠中に変化する。それは成長中の胎児のためで、生まれてくる子に最善の「初期」微生物を植えつける目的があると思われる。とはいえ、帝王切開で出産しても、子どもを経膣分娩の場合と同じ微生物にさらす方法がないわけではない。帝王切開後に母親の膣から採取した微生物を赤ちゃんに植えつける処置について医師に相談しておけば、初期のマイクロバイオータを経膣分娩と変わらない状態にできる可能性がある。

腸内の住人を左右する最大の要因は食事だ。赤ちゃんが生まれてはじめて口にするものによって、免疫系の発達・成長期にどの微生物が腸内で優勢になるかに影響を与えられる。どのような構成のマイクロバイオータが、アレルギーや喘息、肥満などの発症や予防に関与するのかが十分に解明されるまでは、もっとも安全な方法は時の試練に耐えた食べ物を与えることだろう。母乳は進化が与えてくれたもので、何千世代にもわたって人類の健康を守ってきた。乳児に最適なこの食べ物は、ヒトがわずか何十年でつくり上げた粉ミルクと対照的だ。母乳には究極のマック（マイクロバイオータが食べる炭水化物）であるヒトミルクオリゴ糖がふくまれるので、マイクロバイオータのためのスーパーフードと言える。プレバイオティクスやプロバイオティクスすらふくむ乳児用の粉ミルクはあるが、どれも母乳にはかなわない。現状では発達中のマイクロバイオータを左右する複雑な要因は解明されておらず、母乳と同じようにマイクロバイオータの発達を促す粉ミルクは開発も製造もされていない。母乳は、高マック食で一生を始めるチャンスを赤ちゃんに与えてくれる。

出産法と同じく、赤ちゃんに食べさせるものについても私たちに選択の余地がない場合は多い。それでも、母乳哺育についてきっぱり白黒つけることもないのだ。どれほど少量でも母乳は赤ちゃんにヒトミルクオリゴ糖と、ほかでは補えない微生物を与えてくれる。毎晩寝かしつける前に母乳を与えるのは、一日の終わりに母親と赤ちゃんが落ち着けるすばらしい習慣であり、赤ちゃんの発育中のマイクロバイオータに食べ物を届けることになる。母乳哺育がうまくいかない、あるいは母乳が足りないと感じる母親の方々は、各種支援グループやラクテーション・コンサルタント（母乳育児専門家）の助言を受けることをお勧めしたい。母乳哺育は時間と手間のかかる複雑な作業だ。たいへんな努力を要するが、赤ちゃんを母乳で育てることで、その子が将来アレルギー、喘息、肥満、糖尿病にかかるリスクを減らすことができる。[*2] あなたのお子さんとそのマイクロバイオータ、そしてこのマイクロバイオータを受け継ぐ子々孫々にいたるまで、あなたに感謝するだろう！

殺菌にひそむ問題

抗生物質は驚嘆すべき現代医療の賜物だ。数知れぬ人の命を救い、これまでに開発された医薬品でもっとも効果的であり続けている。しかし、その効果ゆえに危険をともなうものでもある。たいていの抗生物質は、死滅させるべき「悪玉菌」と、一斉射撃に巻きこまれる「善玉菌」を区別しない。巻き添えの損傷はどんどん修復が難しくなり、抗生物質を服用するたびにマイクロバイオータの多様性が減り、クロストリジウム・ディフィシルやサルモネラ菌などの病原体への感染リスクが増える。

生きていれば抗生物質に頼らねばならないときがあるにしても、私たちが社会全体として抗生物質を過剰に使用しているのは明らかであり、子どもについてはこの傾向がとくに強い。平均的なアメリカの児童が一年で処方される一クールの抗生物質によって、その子のマイクロバイオータや長期的に見た健康が永遠に変わってしまうことがあるのだ。マイクロバイオータの健康を守り、抗生物質の効かないスーパーバグの繁殖を最小限にするには、抗生物質の使用を控え、どうしても必要な場合に限るべきだ。わが家では抗生物質の使用について迷うたびに、医師の助力を仰いで費用便益分析をする。医師が服用しないで様子を見ても大丈夫だろうと考える場合には、服用させない。医師の診立てが抗生物質の服用が最善だという場合には、抗生物質を服用させる。実際に子どもたちが抗生物質を処方された経験が二度あるが、どちらのときもわが家ではプロバイオティクスを併用した。一度めは新生児のときにサプリメントを、二度めはヨーグルトを、抗生物質服用中と服用後に与えた。

抗生物質をあまり頻繁に服用しない環境をつくるには、感染予防が決め手となる。学童期の子どもがいるわが家では、洟といがらっぽい喉の症状に頻繁に見舞われる。栄養たっぷりの食べ物とプロバイオティクスをとれば、病気にかかることが減り、仮に病気になっても症状の出る期間が短縮する。健康な食事と十分な睡眠を心がければ病気を寄せつけないでいられる。インフルエンザの季節には手洗いを励行し、子どもが学校から帰宅するとまず石鹸で手を洗わせ、感染性の微生物（おもにウィルス）の拡散を防ぐ。だが病原体にさらされる機会を減らすのと同じくらい有用菌を補うことも大切だ。毎朝ケフィア（発酵した乳酸飲料）かヨーグルトを摂取すれば、体の防御機構を強化する何十億個もの微生物を補える。

マイクロバイオータの社会ネットワークを増やす

現代の欧米風のライフスタイルは、腸内マイクロバイオータにとってなじみのない環境になってしまった。あまりに周辺環境の殺菌が進んでいるため、以前なら床が土でできていたり、野菜の泥を手で払ったりしたときに出会ったような微生物にさらされることが少ない。しかし、現代の殺菌の利益を損なうことなく腸内の住人を増やす方法はある。動物が極端に清潔な暮らしに微生物をもたらしてくれる。農場の家屋は都会の家屋に比べて微生物の多様性が高い。農場で育てられた児童が喘息やアレルギーにかかりにくいのは、環境中の微生物との出会いが多いからだろう。[*3]

おおかたの人にとって農場に引っ越すのは無理でも、都会のど真ん中でもたくさんの微生物に囲まれて暮らす方法はある。小さな庭は微生物との出会いの場になってくれる。庭をつくる空間がなければ、自宅にある空間を賢く使おう。ポーチに植木鉢を置いたり、窓際でハーブを育てたりすれば、土壌や植物にいる自然界の微生物との接触を増やせる。サンフランシスコ湾岸界隈では土地が高いので、わが家では前庭の一部ですのこガーデニングをしている。わが家の子どもたちは土に指を突っこんで雑草を抜いたり、ミミズや虫と戯れたり、育った野菜を収穫したりするのを楽しみにしている。除草剤や殺虫剤、化学肥料は使っていないので、庭にいた子どもにランチを食べさせる前に手を洗わせなくてもいいと感じる。自宅に庭がなくても、周辺にある有機栽培の畑に出かけるのは勉強にもなるし、マイクロバイオータに新たな「仲間」を会わせる機会にもなる。たくさんの農家が地域支援型農業（CSA）を通じて消費者に直接野菜を販売し、メンバーは畑を見学できる。週末に都会人に雑草を抜いたり収穫を手伝ったりする経験をさせてくれる農家もある。こうした経験では都市部や郊外では出会えない環境微生物にさらされる。

農場で育った子どもと同じく、ペットのいる家庭で育った子どもは呼吸器感染症やアレルギーから守られ、ペットのいない家庭の子どもより抗生物質を必要とする機会が少ない。ペットは有用な微生物を周りの環境や自分の体から家の中にもちこむ。わが家の犬もしょっちゅう裏庭を嗅ぎまわり、土に鼻を押しつけ、あげくの果てに子どもたちの顔をベロリとなめる。これこそ、ペットがたくさんの微生物に会わせてくれるという典型例だろう(土壌は、わが家の犬がうろうろする環境で、微生物がたくさんいる場所の一例に過ぎない)。わが家では、犬をなでてもかならず手を洗ったりはしない。うちの犬は熱帯性ノミの薬を与えられているし、感染性の腸内寄生虫の検査も定期的に受けていて、一日の大半を殺虫剤も除草剤も使っていないわが家の庭で過ごしているのだから。この条件なら、きちんと手を洗わないリスクより、多様な微生物に出会う利益のほうが大きいだろう。

ペットが嫌いな人も心配はいらない。ヒトも子どもにとって「余分な」微生物の源泉になる。ある最近の研究によると、おしゃぶりを水洗いや煮沸消毒しないで、自分で吸ってきれいにする親の子どもは、皮膚が炎症を起こしたりヒリヒリしたりする湿疹を発症することが少なかった。*4 母親が吸ったおしゃぶりを使う子が、きちんと洗浄したおしゃぶりを使う子より呼吸器感染症にかかりやすいというわけではないのだ。この研究は、あまり清潔さにこだわらなくても、とくに不利益もないし、より健康になれることを示す。ところで、このことはおしゃぶりだけでなく、家全体にも当てはまらないだろうか？　ご安心を。

家をなめ尽くして掃除しましょう、と言うのではない。私たちの健康にかんする限り、抗菌洗剤やブリーチを使うのは、おしゃぶりを煮沸消毒するのと同じではないかということだ。より微生物に優しい掃除法は、酢やカスチール石鹸（刺激の少ない硬質石鹸）、レモン汁のような毒性の低いものを使うことで、これなら微生物との出会いを増やしてくれるし、欧米諸国で問題になりつつある、免疫系の暴走も軽減してくれるかもしれない。

マイクロバイオータに配慮した食事

本書でお勧めする食事のおもな目的は、マイクロバイオータの多様性を高め、細菌が発酵によってつくる短鎖脂肪酸を増やすことだ。多くの科学研究によれば、短鎖脂肪酸をたくさんつくる多様なマイクロバイオータをもつ人は、腸内の細菌種が少ない人に比べて健康で、欧米に多い疾患にかかりにくい。昔の人に似た食事と生活習慣の人は、欧米人と比べてより多様な微生物集団を腸内にもつ。欧米人でも、痩せた人のほうが太った人より腸内細菌の多様性が高い。太り過ぎで多様性が低い人は、太り過ぎだが多様性が高い人に比べてインスリン抵抗性、高コレステロール、炎症をいちばん起こしやすい。健康と多様性の高いマイクロバイオータとの関連を示す証拠は増えるばかりだ。では、どうすれば多様性の高いマイクロバイオータを得られるだろう？　答えは、多くの異なる種類の細菌を体内に取りこんで維持するような環境、マックを豊富にふくむ食事をする環境にある。

幸いにも、マイクロバイオータは食事の変化にすみやかに反応するので、食べ物を賢く選択すれば、マイクロバイオータを効果的に改善できる。マイクロバイオータの反応は長期と短期双方にわたり、食事の変化しだいで良くも悪くもなると知っておくことが大事だ。食事にマックを豊富に取りこむとマイクロバイオータはすぐに反応する一方で、食事中のマックが減った場合も反応は早く、たぶん健康から遠ざかる方向に変化する。カギはマイクロバイオータに栄養を与える高マック食を長く継続することにある。長期にわたる食生活パターンが、マイクロバイオータの多様性を高くし、そのまま維持するおもな要因なのだ。本書の提案は食事の根本を見直し、マイクロバイオータを養うことを眼目に置いている。マイクロバイオータが崩壊する食事というものは存在しない。マイクロバイオータは食事の変化にすみやかに反応するとはいえ、マイクロバイオータが生涯にわたって与えてくれるポジティブな健康増進効果に関与するのは長期的な食事パターンだからである。

マイクロバイオータに良い食事には、四つの原則がある。まず、マックを多くふくむ食物を食べること。腸内の細菌は食べ物を必要としていて、炭水化物をいちばんの好物としている。炭水化物には二つのおもな供給源がある。食物繊維にふくまれるマックと腸の内壁を防御する粘液層だ。細菌が食べる炭水化物は食事にふくまれているもので、腸の内壁ではないことが望ましい。粘液層は体細胞から細菌を安全に隔離しておくための、一種の防護壁の役目を果たしているからだ。細菌がこの壁の栄養に頼って生きるように仕向ける

（たとえば、炭水化物の少ない食事をする）なら、粘液層を食べることに特化した腸内細菌が増えて、防護壁が壊れてしまう。

メニューを考えるとき、消化管の終着駅で待っている微生物の食べ物が入っているかどうかに注意しよう。卵、ベーコン、白パンのトースト、繊維質の入っていないオレンジジュースという朝食には、微生物が生きていくためのマックがほとんどふくまれず、微生物は短鎖脂肪酸をつくるためのエネルギーを得られない。その朝食に続けて、白パンのサンドイッチ、ポテトチップ、ソフトドリンクの昼食を食べたとしたら、微生物は二度続けて何も食べられなかったことになる。その一日を、肉、マッシュポテト、茹ですぎでクタクタのブロッコリー二個の夕食で締めくくったとしたら、あなたのマイクロバイオータはほんのわずかのマックしか食べないで一日を過ごしたことになる。この状況では、マイクロバイオータは唯一残された食べ物、つまりあなた自身を食べるしかない。マイクロバイオータが腸の粘液層にふくまれる炭水化物を食べると、腸の内壁はどんどん薄くなっていき、微生物を安全な距離に遠ざけていた保護膜が破損する。同じことが毎日のように繰り返されれば、免疫系が危険を察知し、大腸に炎症を起こして報復する。

微生物を粘液層から遠ざけておくのは、マックを食べる理由の一つに過ぎない。もう一つの理由は、マックを多くふくむ食事が、より多様性の高い微生物集団を維持するからだ。来る日も来る日も腸内壁の炭水化物が腸内細菌の食べ物という状況が続くと、腸内で生きられる微生物の種類が限られてくる。反対に、果物、野菜、穀物を多くふくむ食事によってさまざまな炭水化物を与えれば、選択できる炭水化物の幅が増えて、多彩な微生物が繁殖できる。すると安定した微生物集団が形成され、この微生物集団は侵入してくる病原体から体を強力に守ってくれるし、健康に良い短鎖脂肪酸をつくってくれる。太り過ぎの人が低カロリー、高食物繊維食（それまでの食事より三〇パーセント多い食物繊維、しかも水溶性の食物繊維を一三〇倍ふくむ）に切り換えると、体重が落ちて、マイクロバイオータの多様性が高くなる。[*5] この多様性の増加により、糖尿病、アテローム性動脈硬化、がんのリスクが減る。果物や野菜、そして、それにふくまれるマックを多く食べることで、太り過ぎだった人たちの腸内環境がマイクロバイオータにとって良いものになった。彼らの健康度を示す各種の数値も改善した。

マイクロバイオータに良い食事の二つめに大事な原則は、肉の摂取量を減らすことだ。赤い肉にはL－カルニチンという化学物質がふくまれる。この物質は腸内の一部の微生物によってトリメチルアミンに変換され、さらに酸化してトリメチルアミン－N－オキシドになる。よく肉を食べる人はヴィーガンや菜食主義者よりトリメチルアミン－N－オキシドの量が多い。この物質の血中濃度が高いと、卒中、心臓発作、その他の心臓疾患のリスクが増える。長期的な食事パターンが、この危険な化合物をつくるマイクロバイオータの能力に影響する。肉をまったく食べないか、食べても少量で、植物性の食べ物をおもにとる人は、肉を食べたときにこの化合物を少量しかつくらない。これは、腸内にこの化合物をつくる微生物が少ないためと思われる。この化合物をつくる微生物がマイクロバイオータ内に多いか否かを知ることができれば、食事を調整できるので好都合だ。残念ながら、まだこうしたことを知るだけの知識は得られていない。食事内容にかかわらず、どのようなマイクロバイオータ構成がトリメチルアミン-N-オキシドの産生量の減少につながるのかが判明するまで、肉の消費量（とりわけ、赤い肉）を抑えるのが得策だろう。

マイクロバイオータに良い食事の三番めの柱は、飽和脂肪酸の摂取を減らすことだ。動物性の飽和脂肪酸を多くふくむ食事は、マイクロバイオータの多様性にとって良くない。脂肪の多い食事を好む細菌は前章で述べたような病原性細菌、つまりマイクロバイオータにふくまれる常在菌のうち、腸内に炎症を起こすこともあるものだ。植物性の一価不飽和脂肪酸は、これらの病原性共生生物による炎症を起こさせることが少ない。食事でとる脂肪分をオリーブオイルやアボカドにすると、腸内の病原性共生生物を刺激することなく脂肪を食べたいという気持ちを満足させられる。

マイクロバイオータに良い食事の最後の原則は、有用菌（プロバイオティクス）の摂取である。ヒトは、古来、食物の表面や内部にふくまれている微生物を食べてきた。冷蔵や殺菌が広まるまで、腐りかけた、洗ってもいない食べ物を口にするのは日常茶飯事だった。こんにちでは、ヨーグルトなどの発酵食品にふくまれる細菌を食べることによって、食物由来の呼吸器系病原体にかかるリスクを減らせる。ところが、アメリカ食品医薬品局はプロバイオティクスに対して緩い規制しかかけておらず、自社製品にきわめて高い効果があるという企業側の主張とも相俟(あいま)って、この種の製品市場は消費者にとってわかりづらいものになっている。またプロバイオティクスには、誰にでも当てはまる法則というものがない。ということは、自分に合ったプロバイオティクスを見つけるには、自らこの分野の専門家になるしかない。自分にいちばん合った製品を見つけるには、いくつか試してみるのがいちばんだろう。健康問題がある場合には、特定のプロバイオティクスが自分に適しているかについて医師に相談すべきだ。わが家では細菌をおもに無糖のヨーグルトやケフィアなどの発酵乳製品でとるが、ピクルスやザワークラウトのような発酵野菜などもおいしくいただく。ここに挙げた例は個人的な好みだ。発酵食品は山ほどあるので、一部を巻末の付録にリストアップしておいた。このリストはすべての発酵食品を網羅してはいない。有用菌の認知度が上がるにつれて、微生物をふくむ製品は増加傾向にあるからだ。しかし、発酵食品についてあまり詳しくない人には、このリストも最初の一歩として役立つだろう。さまざまな発酵食品を試して自分と自分のマイクロバイオータに合ったものを見つけて、毎日の料理に取りいれるといいと思う。

自分にいちばんふさわしいタイプのプロバイオティクスは、マイクロバイオータと同じく人それぞれだ。だから、自分に合うものを見つけるには、いろいろなプロバイオティクスを試してみるのがいちばんだ。腹部膨満感や腹痛を引き起こす製品はあなたの腸やマイクロバイオータと相性が悪い。きちんと便通があるようなプロバイオティクスが理想的と言える。だが、プロバイオティクスが目に見えるほどの効果をあらわすには少々時間がかかるので、忍耐も必要になる。

発酵食品にしてもサプリメントにしても、プロバイオティクスには種類が多い。特定のプロバイオティクスを試すには系統立った方法、たとえば、あるメーカーのヨーグルトを毎日少なくとも一週間食べるなどの方法を試せば、その製品との相性がよくわかるだろう。相性が悪いと思ったら、違う種類の発酵食品を選び、そちらも少なくとも一週間試そう。サプリメントを好むなら、名前がよく知られ、評判のいい製造業者を選ぼう。そのような業者は堅実な品質管理をしているからだ。複数の微生物株をふくむプロバイオティクスのサプリメントもある。こうした製品は、一般の発酵食品にふくまれる多様な微生物をできるだけ再現したものだ。異なる製品を試すときは、培養したプロバイオティクスを添加して健康食品に見せかける加工食品テクノロジー（装飾性の高いカラフルな容器でごまかしていることが多い）に注意しよう。細菌をふくむ食品をとれば、あなたのマイクロバイオータは昔の人がとっていた食事のような安定した環境微生物に出会うだろう。

有用菌の摂取を普段より増やすのが望ましいときもある。わが家では、食あたりや胃腸風邪になったり、風邪や喉の痛みに襲われたりしたら、食事でとる微生物を増やす。たいていは、毎日飲むケフィアをもう一杯余分に飲む。もちろん、抗生物質を服用した後にも微生物の摂取を増やす。

わが家でプロバイオティクスをどのように取りいれているかについてご紹介したのは、みなさんのご参考になればと思ったまでのことだ。どのプロバイオティクス株が有用かについてまだ基本的に証拠はなく、一般に発酵食品に由来する菌の摂取が健康にいいというほどのことしかわかっていない。しかし、多くのプロバイオティクス食品、とりわけ子ども向けの食品には、大量の砂糖が入っていることを覚えておこう。原材料の種類がいちばん少なく、砂糖が入っていないか、少量しか入っていないものを選ぶといい。成分表に訳のわからない材料より多くの細菌種が載っている製品が望ましい。成分として甘蔗糖、コーンシロップ、その他の甘味料が最初に三つ挙げられていたら、その製品は避けよう！お子さんが発酵食品の酸味を苦手にしているなら、少量のはちみつかメープルシロップを足してあげて、だんだんその量を減らしていこう。ゆっくり甘みを制限していけば、子どもたちも甘くない発酵食品をおいしく食べられるようになる。

すでにお気づきかとも思うが、ここまで述べてきたマイクロバイオータ中心の食事は地中海料理や伝統的な日本の和食と多くの特徴を共有する。これらの料理は健康と長寿にとてもいい。これらの料理が、食物繊維を多くふくみ、飽和脂肪酸や赤い肉をあまりふくまず、発酵食品を多用するのはけっして偶然ではないだろう。この種の料理が健康を促進する理由は複雑で、間違いなく多くの要因が関与しているだろうが、ある重要な側面が健康なマイクロバイオータにつながることがいま解明されつつある。

では、何を、どう食べる？

マイクロバイオータに良い食事は、マックと有用菌を多くふくみ、肉や飽和脂肪酸が少ないものだとわかったが、実際にはどうすればそのような食事を実現できるだろう？　マイクロバイオータに栄養を与えるメニューを、巻末に一週間分載せておいたのでご覧いただきたい。このメニューは、異なる供給源の食物繊維を一日あたり三三～三九グラムふくみ、マイクロバイオータが発酵させるマックの多様性を最大にできる。この食物繊維摂取量は、エネルギー摂取量一〇〇〇カロリーあたり一四グラムというアメリカ合衆国農務省（USDA）の食事指針から算出した。そのほか巻末には、全米アカデミーズに属する米国医学研究所による、年齢と性別に応じて個人に向けた食物繊維の推奨摂取量も載せておいた。毎日のメニューに、少なくとも一種の有用菌入り食品を取りいれて、常在菌を環境由来の菌で補うようにした。肉を食べる日を少なくしてトリメチルアミン－N－オキシドの産生を抑え、脂肪はおもに植物性の食物から摂取すれば、マイクロバイオータを植物由来のマックの発酵（つまり短鎖脂肪酸の産生増大）に傾いた細菌集団にできる。リストに挙げたメニューの多くにレシピもつけてある。この一週間分の食事計画を、マイクロバイオータに良い食事を続けるための指針にしていただければ幸いだ。

わが家には学童期の子どもたちがいるので、健康的で栄養豊かなランチをもたせるのに苦労する親の気持ちもわかる。そこで巻末のレシピには、私たちが子どもにもたせるランチのサンプルも入れておいた。健康的なランチを食べさせることにきわめて熱心な学校(そうした学校は少ない)にお子さんが通っていなくても、お子さんのランチを自分でつくってもたせれば、子どもたちは栄養に富みマイクロバイオータの食べ物も入った食物を食べられる。親もお子さんが何を食べたか(または、食べなかったか)を把握できる。学校のカフェテリアには食物繊維を多くふくむ果物や野菜がたくさん入ったサラダバーがあるが、誰かがこれらの「体にいい」食べ物を皿に載せてあげて食べるよう子どもたちに促さない限り、たいていの子は野菜は食べない。食べ物の選択を誤った場合の結果を知る大人でさえ、健康的な食べ物を選ぶのは難しいのだ。では、チーズバーガーやフライドポテトやチーズピザなどカフェテリアのメニューの代わりに、子どもたちが生野菜を選んで食べるようになるにはどうすればいいだろうか? 健康的なランチメニューを用意する学校の努力には敬服するが、家庭できちんと教えこまない限り、残念だが子どもは健康な選択をしないことのほうが多い。マイクロバイオータに持続的な変化を与えるには、マイクロバイオータに配慮した食習慣を長く続けることが何より大切だ。

最後に、みな知っているようで知らない腹部の張りについてひと言。マックを多くふくむ食事に切り換えると、しばらくの間ガスに悩まされることが多い。けれども、やがてマイクロバイオータが適応して、ガスの発生は正常に戻る。高食物繊維食の大切さについて話を聞かせてもらった人の多くが、不快な腹部膨満感とガスの発生を食物繊維の摂取を減らす理由に挙げた。不快感をなるべく減らすには、食物繊維の摂取量をゆっくりと増やし、体内発酵がマックの増加に適応する時間を与えるといいかもしれない。少しずつ食物繊維を増やしていけば、腹部の不快感を防ぎつつ、最終的には推奨された食物繊維量にたどり着けるだろう。いったん適切な摂取量に達したら、この状態を維持するように食物繊維をたくさん食べつづけることが重要になる。食物繊維の摂取量を増やしていくペースには、たくさんの要因が絡んでいる。たとえば、これまで食物繊維をどれくらい食べてきたか、その人のマイクロバイオータがどのような性質をもつかなどだ。食事の変化に対する体の反応に注意し、必要なだけゆっくり（あるいは、可能な範囲で速く）変えるといい。最終的に、一日あたり二五〜三八グラムの食物繊維に達すればいいのだ。二週間あるいは何カ月もかかるかもしれないが、いずれあなたのマイクロバイオータは新しい食生活になじむだろう。マイクロバイオータにとって最高の結果は、維持可能で長期的なマイクロバイオータに配慮した食習慣の達成だから、忍耐強く目的に向かって進んでほしい。イヌイットが毎年マックを食べはじめる際に経験したように、マイクロバイオータに与える食べ物を増やすのはいくらか不快感をともなう。しかしイヌイットと違って、私たちには年中マックが手に入るのだから、食事をゆっくり変化させればマイクロバイオータの変化がもたらす不快感を軽減できる。マックの摂取量にかんして科学的なアプローチを取れば、自分のマイクロバイオータや消化管と相性の良いマックや有用菌の良好な供給源を見つけられるだろう。私たちの中には、腹部膨満感、ガス、頭痛、嗜眠など幅広い症状を引き起こす食物に対する過敏症（特定の食物に対して既述のような不調を起こす病気。食物アレルギーより軽い）をもつ人もいる。たとえば、グルテンに対して過敏な場合（グルテン関連障害の場合）には、キヌア、キビ、ソバの実など他のグルテンフリーの穀物を試すといい。テフの粉を発酵させクレープのように薄く焼いたインジェラは食物繊維が豊富で、グルテンフリーで、微生物が発酵によってつくった化合物をふくむ（ただし、微生物は焼いた時点で死滅する）。豆類に対する耐性にも大きな個人差がある。ひよこ豆を食べると腹が不調になるなら、ブラックビーンやレンズ豆を試すといい。

アメリカン・ガット・プロジェクトに参加して、自分のマイクロバイオータに起きつつある変化を見守ることをお勧めしたい。私たち自身はこのクラウドファンディングで募った資金で運営されているプロジェクトに関与していないが、プロジェクトを運営しているのは定評のある科学者グループで、すでに何千人もの人にその人たちのマイクロバイオータの情報を提供してきている。マイクロバイオータの改善前と途中で自分のマイクロバイオータのシーケンスを解析してもらえば、新しい食事と生活習慣がもたらす変化を身をもって感じることができるだろう。プロジェクトの報告書には、あなたのマイクロバイオータを構成する微生物の種類が示され、他の参加者や世界の開発途上国（マラウィとベネズエラ）の人びととの比較結果も載せられている。この情報があれば、自分のマイクロバイオータの状態や他人との異同を知ることができるのみならず、マイクロバイオータの科学的理解に貢献することもできる。マイクロバイオータを再活性化する際には、プロジェクトに試料を何度か提供することをお勧めする。改善前の状態を知るための最初の試料と、食事と生活習慣の調整後に一、二度試料を送れば、これらの調整が時とともに腸内細菌にどのような影響を及ぼしたかを知ることができる。これでいろいろなことがわかるし、自分のマイクロバイオータをさらに健全にしようという動機にもつながるだろう。

ヒトという「生態系」のさらなる理解を目指して

ここまでお読みになれば、ヒトの腸内に棲み、互いに関連した多様な影響を人体に与える細菌群について理解されたことと思う。腸にはヒトが保有する細菌の大多数が棲むとはいえ、他の身体部分の多くにも細菌がいる。口、皮膚、鼻、肺、耳、膣、そして臍にいたるまで、微生物は体のあらゆる場所に棲む。これらの微小な生き物は、ヒトと呼ばれる超個体の一部を成している。腸以外にいる細菌集団にかんする研究はマイクロバイオータ研究に遅れを取っているものの、どれも私たちの健康に一役買っている。

私たちのマイクロバイオータは、一万年以上前に農耕が誕生して以来経験したことのない棲息地の変化に直面している。最小限度のマックと微生物摂取という欧米流の食事が、抗生物質や抗菌製品の頻用と相俟って、マイクロバイオータにさまざまな試練を突きつけているのだ。その結果、より伝統的な生活習慣の現代人は欧米で頻発する疾患の罹患率が低いが、欧米人の腸内細菌は多様性を失い、中心的な役割を果たす種を失ってしまっている。幸いにも、欧米人のマイクロバイオータを祖先のものからすばやく変化させた可塑性というものがあるのだから、マイクロバイオータの再生もまた可能なのだ。食事を改善し、抗生物質の使用を最小限度にとどめ、自然（とそこにいるすべての微生物）とふたたびつながりをもつことで、マイクロバイオータの健康を改善できるだろう。

人体を構成する多様な種のあいだで起きる複雑で入り組んだ相互作用の実体が明らかになりつつあるいま、ヒトというものを新たに定義し直すべきときが来ている。それは私たちの細胞集合体を形成する生き物すべてを考慮するものでなくてはならない。ヒトは複合生物、つまりは生態系なのである。自分の健康について考えるとき、体内の微生物に思いを馳せ、食事、生活習慣、自分が下す医学上の判断が、自分の片割れである微生物に与える影響について想像力をはたらかせよう。

訳者あとがき

私たちの腸内にたくさんの細菌が棲んでいることは、ずいぶん前から知られていた。だが、これらの細菌が多様な病気にかかわっていて、肥満や気分にまで影響を及ぼすということがわかったのはここ最近だ。ところが、これらの細菌がいま絶滅の危機に瀕している。本書の著者たちによれば、加工食品の増加、抗生物質の乱用、帝王切開の普及、母乳哺育の衰退などがその原因だという。

では、人間と腸内細菌（マイクロバイオータ）の関係とはどのようなものだろうか？

本書の著者たちが、ある興味深い共生の例を挙げている。コナカイガラムシという観葉植物などにつく白い害虫がいる。どなたでも一度は目にしたことがありそうな、数ミリ程度の小さな虫だ。この虫の体内には、トレンブレイヤ・プリンケプスという細菌が棲みついている。この細菌は遺伝子の数がきわめて少なく、生存に欠かせない遺伝子をすべてもち合わせてはいない。ところが、この細菌の中にさらにモラネラ・エンドビアという別の細菌が棲んでいて、それらの足りない遺伝子を補ってくれている。本書の著者たちによれば、この二種の細菌の関係が、私たちとマイクロバイオータの関係に似ているというのである。

少し補足すると、コナカイガラムシは、植物の汁を吸って生きている。植物の汁は炭水化物をふくむが、タンパク質をつくるためのアミノ酸をふくんではいない。だが、トレンブレイヤ・プリンケプスがアミノ酸をつくるための遺伝子をもっている。しかしこの細菌がアミノ酸合成に必要なすべての遺伝子をもつわけではなく、モラネラ・エンドビアが残りの遺伝子を提供しているのだ。こうして、体内の二種の細菌がアミノ酸をつくる遺伝子一式を提供してくれるおかげで、この虫は生きていられる。なんと、この二種の細菌が何らかの損傷を受けるとコナカイガラムシは死んでしまうという。

コナカイガラムシの例が示唆するのは、私たちもまたマイクロバイオータなくしては生きていけないだろうということだ。では、ヒトの大切な友人とも言えるマイクロバイオータはどのように形成されるのだろうか？　どのような生活習慣（とくに食習慣）がマイクロバイオータにとっていいのか？　マイクロバイオータが抗生物質などで損傷を受けた場合にどう対処すればいいか？　現時点では、これらの問いすべてに対する完璧な答えがあるわけではない。それでも、私たちにできることはたくさんあると著者たちは述べる。

マイクロバイオータがもつ遺伝子の集合体はマイクロバイオームと呼ばれるが、著者たちはこのマイクロバイオームを「第二のゲノム」と呼ぶ。そして、私たちにヒトゲノムは変えられないが、マイクロバイオームは変えられると言う。生まれるときに母親からきちんとマイクロバイオータを受け継ぎ（場合によっては母親の膣内微生物を塗ってもらう）、母乳でさらに強化し（全面的な母乳哺育にこだわることはなく、寝る前に少し母乳を与えるだけでもいいという）、マイクロバイオータに配慮した食事（マイクロバイオータの餌になる食物繊維を多くふくむ食事）を心がければいい。また抗生物質は、マイクロバイオータに重大なダメージを与える。だから、不幸にもクロストリジウム・ディフィシル感染症のように重篤になりがちな感染症にかかった場合には、抗生物質の服用にこだわることなく、細菌のカクテルや糞便移植などの選択肢も考慮に入れよう。ちなみに著者たちが期待を寄せているのが、マイクロバイオータがつくる化学物質の使用である。現段階ではまだ確立されていない技術だが、将来的には安全な治療法になるのではないかと彼らは述べる。

本書は、健全なマイクロバイオータを育てる種々の方法を提案するが、その最たるものはやはり食事だ。なかでも、いちばん大切なのが、小腸で吸収されずにマイクロバイオータがいる大腸にまで届く食物繊維の摂取だ。巻末に一週間分のレシピが載せられているので、参考にしていただきたい。レシピを見て、なんだかエキゾチックで、よくわからないという方も心配はいらない。なにもすべて、そのままやってみることもないのだ。とりあえず、ヨーグルトや食物繊維をもっと食べようというぐらいの気持ちで始めてもいいのだと思う。反対に、これに類するレシピをすでに食事に取り入れていらっしゃる方は、どうか、そのまま続けられますように。

本書は、*The Good Gut: Taking Control of Your Weight, Your Mood, and Your Long-term Health* の全訳である。本国アメリカでの刊行は二〇一五年四月で、米アマゾンで一三一人もの読者がレビューを投稿しているベストセラーだ。また著者二人の研究や生活ぶりは、二〇一六年一月に日本でも「世界ふしぎ発見！」で「育腸」の実践者として紹介されたのでご記憶の方も多いだろう。

著者の二人は、いずれも微生物学者のジャスティンとエリカ・ソネンバーグ夫妻である。ジャスティンはスタンフォード大学スクール・オブ・メディスン微生物学・免疫学部の准教授、エリカは同学部で上級科学研究員の職にある。夫妻には幼い娘さんが二人いて、この二人の子育てのエピソードがたくさん紹介されているのも本書の特徴と言える。たとえば、夫妻がマイクロバイオータのために食生活を根本的に見直したとたんに、長女の便秘が嘘のように治った。だが幼い子の食生活を変えるにあたってはだいぶ苦労もあったらしく、お子さんをおもちの方には参考になるだろう。また食事を見直したあとで生まれた次女は、長女のような便秘は経験しないという。

本書を翻訳する機会をいただいて、私自身も食生活をかなり変えた。だが意志薄弱な私は著者たちのように食生活を根本から変えるにはいたらず、だいぶ元に戻っている。それでも現在食べているものの半分くらいは、この本に出会う前と違っていると思う。それが目的ではなかったが、体重が少し減った。これは少し頑張った私へのご褒美かもしれない。

最後にこれまでの食習慣を見直すきっかけになった本書をご紹介くださった早川書房の伊藤浩氏、全体のトーンをふくめて丁寧な編集をしてくださった同社の窪木竜也氏、今回の文庫化に際して校正をご担当くださった横井里香氏、そのほかお世話になった多くの方々にお礼申し上げる。

二〇一八年三月

参考文献

Alfaleh, K., and D. Bassler. "Probiotics for Prevention of Necrotizing Enterocolitis in Preterm Infants." *Cochrane Database Syst Rev.* 1(2008):Cd005496. Print.

Allen, S.J., et al. "Probiotics for Treating Acute Infectious Diarrhoea." *Cochrane Database Syst Rev.* 11(2010):Cd003048. Print.

Alvarez-Acosta, T., et al. "Beneficial Role of Green Plantain [Musa paradisiaca] in the Management of Persistent Diarrhea: A Prospective Randomized Trial." *J Am Coll Nutr* 28.2(2009):169-76. Print.

Aronov, P.A., et al. "Colonic Contribution to Uremic Solutes." *J Am Soc Nephrol* 22.9(2011):1769-76. Print.

Atarashi, K., et al. "Treg Induction by a Rationally Selected Mixture of Clostridia Strains from the Human Microbiota." *Nature* 500.7461(2013):232-36. Print.

Atherton, J.C., and M.J. Blaser. "Coadaptation of Helicobacter Pylori and Humans; Ancient History, Modern Implications." *J Clin Invest* 119.9(2009):2475-87. Print.

Backhed, F., et al. "The Gut Microbiota as an Environmental Factor That Regulates Fat Storage." *Proc Natl Acad Sci U S A* 101.44(2004):15718-23. Print.

Bailey, M.T., and C.L. Coe. "Maternal Separation Disrupts the Integrity of the Intestinal Microflora in Infant Rhesus Monkeys." *Dev Psychobiol* 35.2(1999):146-55. Print.

Balamurugan, R., et al. "Real-Time Polymerase Chain Reaction Quantification of Specific Butyrate-Producing Bacteria, Desulfovibrio and Enterococcus Faecalis in the Feces of Patients with Colorectal Cancer." *J Gastroenterol Hepatol* 23.8 Pt 1(2008):1298-303. Print.

Bercik. P., et al. "The Intestinal Microbiota Affect Central Levels of Brain-Derived Neurotropic Factor and Behavior in Mice." *Gastroenterology* 141.2(2011):599-609, 09.el-3. Print.

Biagi, E., et al. "Through Ageing, and Beyond: Gut Microbiota and Inflammatory Status in Seniors and Centenarians." *PLoS One* 5.5(2010):e10667. Print.

Bittner, A.C., R.M. Croffut, and M.C. Stranahan. "Prescript-Assist Probiotic-Prebiotic Treatment for Irritable Bowel Syndrome: A Methodologically Oriented, 2-Week, Randomized, Placebo-Controlled, Double-Blind Clinical Study." *Clin Ther* 27.6(2005):755-61. Print.

Cabrera-Rubio, R., et al. "The Human Milk Microbiome Changes over Lactation and Is Shaped by Maternal Weight and Mode of Delivery." *Am J Clin Nutr* 96.3(2012):544-51. Print.

Cao, X., et al. "Characteristics of the Gastrointestinal Microbiome in Children with Autism Spectrum Disorder: A Systematic Review." *Shanghai Arch Psychiatry* 25.6(2013):342-53. Print.

Cao, Y., J. Shen, and Z.H. Ran. "Association between Faecalibacterium Prausnitzii Reduction and Inflammatory Bowel Disease: A Meta-Analysis and Systematic Review of the Literature." *Gastroenterol Res Pract* 2014(2014):872725. Print.

Cho, I., et al. "Antibiotics in Early Life Alter the Murine Colonic Microbiome and Adiposity." *Nature* 488.7413(2012):621-26. Print.

Claesson, M.J., et al. "Gut Microbiota Composition Correlates with Diet and Health in the Elderly." *Nature* 488.7410(2012):178-84. Print.

Claud, E.C., et al. "Bacterial Community Structure and Functional Contributions to Emergence of Health or Necrotizing Enterocolitis in Preterm Infants." *Microbiome* 1.1(2013):20. Print.

Clayton, T.A., et al. "Pharmacometabonomic Identification of a Significant Host-Microbiome Metabolic Interaction Affecting Human Drug Metabolism." *Proc Natl Acad Sci U S A* 106.34(2009):14728-33. Print.

Cleave, T.L. *The Saccharine Disease: Conditions Caused by the Taking of Refined Carbohydrates, Such as Sugar and White Flour.* Keats Publishing, 1975. Print.

Cotillard, A., et al. "Dietary Intervention Impact on Gut Microbial Gene Richness." *Nature* 500.7464(2013):585-88. Print.

Cuervo, A., et al. "Fiber from a Regular Diet Is Directly Associated with

Fecal Short-Chain Fatty Acid Concentrations in the Elderly." *Nutr Res* 33.10(2013):811-16. Print.

De Filippo, C., et al. "Impact of Diet in Shaping Gut Microbiota Revealed by a Comparative Study in Children from Europe and Rural Africa." *Proc Natl Acad Sci U S A* 107.33(2010):14691-96. Print.

de Weerth, C., et al. "Intestinal Microbiota of Infants with Colic: Development and Specific Signatures." *Pediatrics* 131.2(2013):e550-8. Print.

Dethlefsen, L., et al. "The Pervasive Effects of an Antibiotic on the Human Gut Microbiota, as Revealed by Deep 16S rRNA Sequencing." *PloS Biol* 6.11(2008):e280. Print.

Dethlefsen, L., and D.A. Relman. "Incomplete Recovery and Individualized Responses of the Human Distal Gut Microbiota to Repeated Antibiotic Perturbation." *Proc Natl Acad Sci U S A* 108 Suppl 1(2011):4554-61. Print.

Devkota, S., et al. "Dietary-Fat-Induced Taurocholic Acid Promotes Pathobiont Expansion and Colitis in Il10-/-Mice." *Nature* 487.7405(2012):104-8. Print.

Dhingra D., et al. "Dietary Fibre in Foods: A Review." *J Food Sci Technol* 49.3 (2012): 255-66. Print.

Diaz Heijtz, R., et al. "Normal Gut Microbiota Modulates Brain Development and Behavior." *Proc Natl Acad Sci U S A* 108.7(2011):3047-52. Print.

Dominguez-Bello, M.G., et al. "Delivery Mode Shapes the Acquisition and Structure of the Initial Microbiota across Multiple Body Habitats in Newborns." *Proc Natl Acad Sci U S A* 107.26(2010):11971-75. Print.

Eckburg, P.B., et al. "Diversity of the Human Intestinal Microbial Flora." *Science* 308.5728(2005):1635-38. Print.

Eiseman, B., et al. "Fecal Enema as an Adjunct in the Treatment of Pseudomembranous Enterocolitis." *Surgery* 44.5 (1958): 854-59. Print.

Evans, C.C., et al. "Exercise Prevents Weight Gain and Alters the Gut Microbiota in a Mouse Model of High Fat Diet-Induced Obesity." *PLoS One* 9.3(2014):e92193. Print.

Faith, J.J., et al. "The Long-Term Stability of the Human Gut Microbiota." *Science* 341.6141(2013):1237439. Print.

Fontana, R.J. "Acute Liver Failure including Acetaminophen Overdose." *Med Clin North Am.* 92.2(2008):761-94. Print.

Frieden, Thomas. "Antibiotic Resistance and the Threat to Public Health." *Energy and Commerce Subcommittee on Health 2010 of United States House of Representatives.* Print.

Fujimoto, T., et al. "Decreased Abundance of Faecalibacterium prausnitzii in the Gut Microbiota of Crohn's Disease." *J Gastroenterol Hepatol* 28.4(2013):613-19. Print.

Gareau, M.G., et al. "Bacterial Infection Causes Stress-Induced Memory Dysfunction in Mice." *Gut* 60.3(2011):307-17. Print.

Goehler, L.E., et al. "Campylobacter Jejuni Infection Increases Anxiety-Like Behavior in the Holeboard: Possible Anatomical Substrates for Viscerosensory Modulation of Exploratory Behavior." *Brain Behav Immun* 22.3(2008):354-66. Print.

Goudarzi, M., et al. "Clostridium difficile Infection: Epidemiology, Pathogenesis, Risk Factors, and Therapeutic Options." *Scientifica* 2014(2014):916826. Print.

Haiser, H.J., et al. "Predicting and Manipulating Cardiac Drug Inactivation by the Human Gut Bacterium Eggerthella Lenta." *Science* 341.6143(2013):295-98. Print.

Hao, Q., et al. "Probiotics for Preventing Acute Upper Respiratory Tract Infections." *Cochrane Database Syst Rev.* 9(2011):Cd006895. Print.

Hehemann, J.H., et al. "Bacteria of the Human Gut Microbiome Catabolize Red Seaweed Glycans with Carbohydrate-Active Enzyme Updates from Extrinsic Microbes." *Proc Natl Acad Sci U S A* 109.48(2012):19786-91. Print.

Herbst, T., et al. "Dysregulation of Allergic Airway Inflammation in the Absence of Microbial Colonization." *Am J Respir Crit Care Med* 184.2(2011):198-205. Print.

Hesselmar, B., et al. "Pacifier Cleaning Practices and Risk of Allergy Development." *Pediatrics* 131.6(2013):e1829-37. Print.

Hoskin-Parr, L., et al. "Antibiotic Exposure in the First Two Years of

Life and Development of Asthma and Other Allergic Diseases by 7.5 Yr: A Dose-Dependent Relationship." *Pediatr Allergy Immunol* 24.8(2013):762-71. Print.

Hsiao, E.Y., et al. "Microbiota Modulate Behavioral and Physiological Abnormalities Associated with Neurodevelopmental Disorders." *Cell* 155.7(2013):1451-63. Print.

Husnik, F., et al. "Horizontal Gene Transfer from Diverse Bacteria to an Insect Genome Enables a Tripartite Nested Mealybug Symbiosis." *Cell* 153.7(2013):1567-78. Print.

Iida, N., et al. "Commensal Bacteria Control Cancer Response to Therapy by Modulating the Tumor Microenvironment." *Science* 342.6161(2013):967-70. Print.

Insel, Thomas. "The Top Ten Research Advances of 2012." アメリカ国立精神衛生研究所所長のブログ（2012年）。Web.

Ip, S., et al. "Breastfeeding and Maternal and Infant Health Outcomes in Developed Countries." *Evid Rep Technol Assess (Full Rep)*. 153(2007):1-186. Print.

Johansson, M.E., et al. "Bacteria Penetrate the Normally Impenetrable Inner Colon Mucus Layer in Both Murine Colitis Models and Patients with Ulcerative Colitis." *Gut* 63.2(2014):281-91. Print.

Johnston, G.W., and H.W. Rodgers. "Treatment of Chronic Portal-Systemic Encephalopathy by Colectomy." *Br J Surg* 52(1965):424-26. Print.

Kashyap, P.C., et al. "Complex Interactions among Diet, Gastrointestinal Transit, and Gut Microbiota in Humanized Mice." *Gastroenterology* 144.5(2013):967-77. Print.

Kendall, A.I. "The Bacteria of the Intestinal Tract of Man." *Science* 42.1076(1915):209-12. Print.

Koenig, J.E., et al. "Succession of Microbial Consortia in the Developing Infant Gut Microbiome." *Proc Natl Acad Sci U S A* 108 Suppl 1(2011):4578-85. Print.

Koeth, R.A., et al. "Intestinal Microbiota Metabolism of L-Carnitine, a Nutrient in Red Meat, Promotes Atherosclerosis." *Nat Med* 19.5(2013):576-85. Print.

Koren, O., et al. "Host Remodeling of the Gut Microbiome and

Metabolic Changes During Pregnancy." *Cell* 150.3(2012):470-80. Print.

Kozyrskyj, A.L., P. Ernst, and A.B. Becker. "Increased Risk of Childhood Asthma from Antibiotic Use in Early Life." *Chest* 131.6(2007):1753-59. Print.

Kuoliok, K.E. *Food and Emergency Food in the Circumpolar Area.* Almquist och Wiksell. 1969. Print.

Le Chatelier, E., et al. "Richness of Human Gut Microbiome Correlates with Metabolic Markers." *Nature* 500.7464(2013):541-46. Print.

Lee, S.M., et al. "Bacterial Colonization Factors Control Specificity and Stability of the Gut Microbiota." *Nature* 501.7467(2013):426-29. Print.

Lee, Y.K., et al. "Proinflammatory T-Cell Responses to Gut Microbiota Promote Experimental Autoimmune Encephalomyelitis." *Proc Natl Acad Sci U S A* 108 Suppl 1(2011):4615-22. Print.

Lewis, S.J., and K.W. Heaton. "Stool Form Scale as a Useful Guide to Intestinal Transit Time." *Scand J Gastroenterol* 32.9(1997):920-24. Print.

Ley, R.E., et al. "Obesity Alters Gut Microbial Ecology." *Proc Natl Acad Sci U S A* 102.31(2005):11070-75. Print.

Lin, A., et al. "Distinct Distal Gut Microbiome Diversity and Composition in Healthy Children from Bangladesh and the United States." *PLoS One* 8.1(2013):e53838. Print.

Lin, P.W., and B.J. Stoll. "Necrotising Enterocolitis." *Lancet* 368.9543(2006):1271-83. Print.

Lyte, M., et al. "Induction of Anxiety-Like Behavior in Mice During the Initial Stages of Infection with the Agent of Murine Colonic Hyperplasia Citrobacter Rodentium." *Psysiol Behav* 89.3 (2006):350-57. Print.

Machiels, K., et al. "A Decrease of the Butyrate-Producing Species Roseburia Hominis and Faecalibacterium Prausnitzii Defines Dysbiosis in Patients with Ulcerative Colitis." *Gut* 63.8(2014):1275-83. Print.

Marcobal, A. "Bacteroides in the Infant Gut Consume Milk Oligosaccharides via Mucus-Utilization Pathways." *Cell Host Microbe* 10.5(2011):507-14. Print.

Martens, E.C., et al. "The Devil Lies in the Details: How Variations in Polysaccharide Fine-Structure Impact the Physiology and Evolution of Gut Microbes." *J Mol Biol* (2014). Print.

McDonald, L.C. et al. "Vital Signs: Preventing Clostridium difficile Infections." *MMWR Morb Mortal Wkly Rep* 61.9(2012):1157-62. Print.

McGovern, P.E., et al. "Fermented Beverages of Pre- and Proto-Historic China." *Proc Natl Acad Sci U S A* 101.51(2004):17593-98. Print.

Merenstein, D., et al. "Use of a Fermented Dairy Probiotic Drink Containing Lactobacillus Casei (DN-114 001) to Decrease the Rate of Illness in Kids: The Drink Study. A Patient-Oriented, Double-Blind, Cluster-Randomized, Placebo-Controlled, Clinical Trial." *Eur J Clin Nutr* 64.7(2010):669-77. Print.

Messaoudi, M., et al. "Assessment of Psychotropic-Like Properties of a Probiotic Formulation (Lactobacillus Helveticus R0052 and Bifidobacterium Longum R0175) in Rats and Human Subjects." *Br J Nutr* 105.5(2011):755-64. Print.

Metchnikoff, Élie, and P. Chalmers Mitchell. *The Prolongation of Life: Optimistic Studies.* London: Heinemann, 1908. Print.（『長寿の研究——楽観論者のエッセイ』平野威馬雄訳、幸書房）

Mueller, S., et al. "Differences in Fecal Microbiota in Different European Study Populations in Relation to Age, Gender, and Country: A Cross-Sectional Study." *Appl Environ Microbiol* 72.2(2006):1027-33. Print.

Neufeld, K.M., et al. "Reduced Anxiety-Like Behavior and Central Neurochemical Change in Germ-Free Mice." *Neurogastroenterol Motil* 23.3(2011):255-64,e119. Print.

Ng, K.M., et al. "Microbiota-Liberated Host Sugars Facilitate Post-Antibiotic Expansion of Enteric Pathogens." *Nature* 502.7469(2013):96-99. Print.

Nieuwdorp, M., A. Vrieze, and W.M. de Vos. "Reply to Konstantinov and Peppelenbosch." *Gastroenterology* 144.4(2013):e20-21. Print.

Olszak, T., et al. "Microbial Exposure During Early Life Has Persistent Effects on Natural Killer T Cell Function." *Science* 336.6080(2012):489-93. Print.

O'Mahony, L., et al. "Lactobacillus and Bifidobacterium in Irritable

Bowel Syndrome: Symptom Responses and Relationship to Cytokine Profiles." *Gastroenterology* 128.3(2005):541-51. Print.

O'Mahony, S.M., et al. "Maternal Separation as a Model of Brain-Gut Axis Dysfunction." *Psychopharmacology* (Berl) 214.1(2011):71-88. Print.

Palmer, C., et al. "Development of the Human Infant Intestinal Microbiota." *PLoS Biol* 5.7(2007):e177. Print.

Petersson, J., et al. "Importance and Regulation of the Colonic Mucus Barrier in a Mouse Model of Colitis." *Am J Physiol Gastrointest Liver Physiol* 300.2(2011):G327-33. Print.

Petrof, E.O., et al. "Stool Substitute Transplant Therapy for the Eradication of Clostridium Difficile Infection: 'Repoopulating' the Gut." *Microbiome* 1.1(2013):3. Print.

Rabbani, G.H., et al. "Green Banana Reduces Clinical Severity of Childhood Shigellosis: A Double-Blind, Randomized, Controlled Clinical Trial." *Pediatr Infect* Dis J 28.5(2009):420-25. Print.

Raninen, K., et al. "Dietary Fiber Type Reflects Physiological Functionality: Comparison of Grain Fiber, Inulin, and Polydextrose." *Nutr Rev* 69.1(2011):9-21. Print.

Rao, A.V., et al. "A Randomized, Double-Blind, Placebo-Controlled Pilot Study of a Probiotic in Emotional Symptoms of Chronic Fatigue Syndrome." *Gut Pathog* 1.1(2009): 6. Print.

Reid, R. M. "Cultural and Medical Perspectives on Geophagia." *Med Anthropol* 13.4(1992):337-51. Print.

Ridaura, V. K., et al. "Gut Microbiota from Twins Discordant for Obesity Modulate Metabolism in Mice." *Science* 341.6150(2013):12412-14. Print.

Riordan, S.M., and R. Williams. "Gut Flora and Hepatic Encephalopathy in Patients with Cirrhosis." *N Engl J Med* 362.12(2010):1140-42. Print.

Robertson, K.L., et al. "Adaptation of the Black Yeast Wangiella Dermatitidis to Ionizing Radiation: Molecular and Cellular Mechanisms." *PLoS One* 7.11(2012):e48674. Print.

Russell, W.R., et al. "High-Protein, Reduced-Carbohydrate Weight-Loss Diets Promote Metabolite Profiles Likely to Be Detrimental to Colonic Health." *Am J Clin Nutr* 93.5(2011):1062-72. Print.

Russell, W.R., et al. "Colonic Bacterial Metabolites and Human Health." *Curr Opin Microbiol* 16.3(2013):246-54. Print.

Salyers, A.A., et al. "Fermentation of Mucin and Plant Polysaccharides by Strains of Bacteroides from the Human Colon." *Appl Environ Microbiol* 33.2(1977):319-22. Print.

Sanders, M.E., and J.T. Heimbach. "Functional Foods in the USA: Emphasis on Probiotic Foods." *Food Sci Technol Bull* 1.8(2004):1-10. Print.

Savage, J.H., et al. "Urinary Levels of Triclosan and Parabens Are Associated with Aeroallergen and Food Sensitization." *J Allergy Clin Immunol* 130.2(2012):453-60.e7. Print.

Schnorr, S. L., et al. "Gut Microbiome of the Hadza Hunter-Gatherers." *Nat Commun* 5(2014):3654. Print.

Smith, M.B., C. Kelly, and E.J. Alm. "Policy: How to Regulate Faecal Transplants." *Nature* 506.7488(2014):290-91. Print.

Smith, P.M., et al. "The Microbial Metabolites, Short-Chain Fatty Acids, Regulate Colonic Treg Homeostasis." *Science* 341.6145(2013):569-73. Print.

Sokol, H., et al. "Faecalibacterium Prausnitzii Is an Anti-Inflammatory Commensal Bacterium Identified by Gut Microbiota Analysis of Crohn Disease Patients." *Proc Natl Acad Sci U S A* 105.43(2008):16731-36. Print.

Song, S.J., et al. "Cohabiting Family Members Share Microbiota with One Another and with Their Dogs." *Elife* 2(2013):e00458. Print.

Sonnenburg, E.D., and J.L. Sonnenburg. "Starving Our Microbial Self: The Deleterious Consequences of a Diet Deficient in Microbiota-Accessible Carbohydrates." *Cell Metab* (2014). Print.

Sonnenburg, J.L., et al. "Glycan Foraging in Vivo by an Intestine-Adapted Bacterial Symbiont." *Science* 307.5717(2005):1955-59. Print.

Strachan, D.P. "Hay Fever, Hygiene, and Household Size." *Bmj* 299.6710(1989):1259-60. Print.

Sudo, N., et al. "Postnatal Microbial Colonization Programs the Hypothalamic-Pituitary-Adrenal System for Stress Response in Mice." *J Physiol* 558. Pt 1(2004):263-75. Print.

Tarnow-Mordi, W., and R.F. Soll. "Probiotic Supplementation in

Preterm Infants: It Is Time to Change Practice." *J Pediatr* 164.5(2014):959-60. Print.

Thompson, J.D. "The Great Stench or the Fool's Argument." *Yale J Biol Med* 64.5(1991):529-41. Print.

Tillisch, K., et al. "Consumption of Fermented Milk Product with Probiotic Modulates Brain Activity." *Gastroenterology* 144.7(2013):1394-401, 401.e1-4. Print.

Torrey, J.C. "The Regulation of the Intestinal Flora of Dogs through Diet." *J Med Res* 39.3(1919):415-47. Print.

Trasande, L., et al. "Infant Antibiotic Exposures and Early-Life Body Mass." *Int J Obes (Lond)* 37.1(2013):16-23. Print.

Trowell, H.C., and D.P. Burkitt. "The Development of the Concept of Dietary Fibre." *Mol Aspects Med* 9.1(1987):7-15. Print.

Turnbaugh, P.J., et al. "An Obesity-Associated Gut Microbiome with Increased Capacity for Energy Harvest." *Nature* 444.7122(2006):1027-31. Print.

van Nood, E., et al. "Duodenal Infusion of Donor Feces for Recurrent Clostridium Difficile." *N Engl J Med* 368.5(2013):407-15. Print.

van Nood, E., et al. "Fecal Microbiota Transplantation: Facts and Controversies." *Curr Opin Gastroenterol* 30.1(2014):34-39. Print.

Viaud, S., et al. "The Intestinal Microbiota Modulates the Anticancer Immune Effects of Cyclophosphamide." *Science* 342.6161(2013):971-76. Print.

Vrieze, A., et al. "Transfer of Intestinal Microbiota from Lean Donors Increases Insulin Sensitivity in Individuals with Metabolic Syndrome." *Gastroenterology* 143.4(2012):913-6.e7. Print.

Wang, Y., et al. "16S rRNA Gene-Based Analysis of Fecal Microbiota from Preterm Infants with and without Necrotizing Enterocolitis." *ISME J* 3.8(2009):944-54. Print.

Wang, Z., et al. "Gut Flora Metabolism of Phosphatidylcholine Promotes Cardiovascular Disease." *Nature* 472.7341(2011):57-63. Print.

Westenbrink, S., K. Brunt, and J.W. van der Kamp. "Dietary Fibre: Challenges in Production and Use of Food Composition Data." *Food Chem* 140.3(2013):562-67. Print.

Wlasiuk, G., and D. Vercelli. "The Farm Effect, or, When, What and How a Farming Environment Protects from Asthma and Allergic Disease." *Curr Opin Allergy Clin Immunol* 12.5(2012):461-66. Print.

Wolf, P. "Creativity and Chronic Disease. Vincent Van Gogh (1853-1890)." *West J Med* 175.5(2001):348. Print.

Yatsunenko, T., et al. "Human Gut Microbiome Viewed across Age and Geography." *Nature* 486.7402(2012):222-27. Print.

Zhang, F., et al. "Should We Standardize the 1,700-Year-Old Fecal Microbiota Transplantation?" *Am J Gastroenterol* 107.11(2012):1755; author reply pp. 55-56. Print.

原 註

はじめに――第二のゲノムが人生の健康を決める

＊1 Yatsunenko, T., et al. "Human Gut Microbiome Viewed across Age and Geography." *Nature* 486.7402(2012):222-27. Print.

＊2 アメリカ合衆国労働省労働統計局が発表した消費支出調査報告書1028（2011年5月）。

第1章 マイクロバイオータとは？ なぜ重要？

＊1 Robertson, K.L., et al. "Adaptation of the Black Yeast Wangiella Dermatitidis to Ionizing Radiation: Molecular and Cellular Mechanisms." *PLoS One* 7.11(2012):e48674. Print.

＊2 Schnorr, S. L., et al. "Gut Microbiome of the Hadza Hunter-Gatherers." *Nat Commun* 5(2014):3654. Print.

＊3 Yatsunenko, T., et al. "Human Gut Microbiome Viewed across Age and Geography." *Nature* 486.7402(2012):222-27. Print.

＊4 De Filippo, C., et al. "Impact of Diet in Shaping Gut Microbiota Revealed by a Comparative Study in Children from Europe and Rural Africa." *Proc Natl Acad Sci U S A* 107.33(2010):14691-96. Print. Lin, A., et al. "Distinct Distal Gut Microbiome Diversity and Composition in Healthy Children from Bangladesh and the United States." *PLoS One* 8.1(2013):e53838. Print.

＊5 Husnik, F., et al. "Horizontal Gene Transfer from Diverse Bacteria to an Insect Genome Enables a Tripartite Nested Mealybug Symbiosis." *Cell* 153.7(2013):1567-78. Print.

＊6 Thompson, J.D. "The Great Stench or the Fool's Argument." *Yale J Biol Med* 64.5(1991):529-41. Print.

＊7 Kendall, A.I. "The Bacteria of the Intestinal Tract of Man." *Science* 42.1076(1915):209-12. Print.

＊8 Salyers, A.A., et al. "Fermentation of Mucin and Plant Polysaccharides by Strains of Bacteroides from the Human Colon." *Appl Environ Microbiol* 33.2(1977):319-22. Print.

＊9 Eckburg, P.B., et al. "Diversity of the Human Intestinal Microbial Flora." *Science* 308.5728(2005):1635-38. Print.

＊10 Backhed, F., et al. "The Gut Microbiota as an Environmental Factor That Regulates Fat Storage." *Proc Natl Acad Sci U S A* 101.44(2004):15718-23. Print.

＊11 Ley, R.E., et al. "Obesity Alters Gut Microbial Ecology." *Proc Natl Acad Sci U S A* 102.31(2005):11070-75. Print.

＊12 Turnbaugh, P.J., et al. "An Obesity-Associated Gut Microbiome with Increased Capacity for Energy Harvest." *Nature* 444.7122(2006):1027-31. Print.

第2章　子どものマイクロバイオータ

＊1 Petersson, J., et al. "Importance and Regulation of the Colonic Mucus Barrier in a Mouse Model of Colitis." *Am J Physiol Gastrointest Liver Physiol* 300.2(2011):G327-33. Print.

＊2 Dominguez-Bello, M.G., et al. "Delivery Mode Shapes the Acquisition and Structure of the Initial Microbiota across Multiple Body Habitats in Newborns." *Proc Natl Acad Sci U S A* 107.26(2010):11971-75. Print.

＊3 Lin, P.W., and B.J. Stoll. "Necrotising Enterocolitis." *Lancet* 368.9543(2006):1271-83. Print.

＊4 Claud, E.C., et al. "Bacterial Community Structure and Functional Contributions to Emergence of Health or Necrotizing Enterocolitis in Preterm Infants." *Microbiome* 1.1(2013):20. Print.

＊5 Wang, Y., et al. "16S rRNA Gene-Based Analysis of Fecal Microbiota from Preterm Infants with and without Necrotizing Enterocolitis." *ISME J* 3.8(2009):944-54. Print.

＊6 Alfaleh, K., and D. Bassler. "Probiotics for Prevention of Necrotizing Enterocolitis in Preterm Infants." *Cochrane Database Syst Rev.* 1(2008):Cd005496. Print.

＊7 Tarnow-Mordi, W., and R.F. Soll. "Probiotic Supplementation in Preterm Infants: It Is Time to Change Practice." *J Pediatr* 164.5(2014):959-60. Print.

＊8 Koren, O., et al. "Host Remodeling of the Gut Microbiome and Metabolic Changes During Pregnancy." *Cell* 150.3(2012):470-80.

Print.
＊9 Palmer, C., et al. "Development of the Human Infant Intestinal Microbiota." *PLoS Biol* 5.7(2007):e177. Print.
＊10 De Filippo, C., et al. "Impact of Diet in Shaping Gut Microbiota Revealed by a Comparative Study in Children from Europe and Rural Africa." *Proc Natl Acad Sci U S A* 107.33(2010):14691-96. Print.
＊11 Marcobal, A. "Bacteroides in the Infant Gut Consume Milk Oligosaccharides via Mucus-Utilization Pathways." *Cell Host Microbe* 10.5(2011):507. 14. Print.
＊12 Cabrera-Rubio, R., et al. "The Human Milk Microbiome Changes over Lactation and Is Shaped by Maternal Weight and Mode of Delivery." *Am J Clin Nutr* 96.3(2012):544-51. Print.
＊13 de Weerth, C., et al. "Intestinal Microbiota of Infants with Colic: Development and Specific Signatures." *Pediatrics* 131.2(2013):e550-58. Print.
＊14 Koenig, J.E., et al. "Succession of Microbial Consortia in the Developing Infant Gut Microbiome." *Proc Natl Acad Sci U S A* 108 Suppl 1(2011):4578-85. Print.
＊15 Trasande, L., et al. "Infant Antibiotic Exposures and Early-Life Body Mass." *Int J Obes (Lond)* 37.1(2013):16-23. Print. Hoskin-Parr, L., et al. "Antibiotic Exposure in the First Two Years of Life and Development of Asthma and Other Allergic Diseases by 7.5 Yr: A Dose-Dependent Relationship." *Pediatr Allergy Immunol* 24.8(2013):762-71. Print.
＊16 Cho, I., et al. "Antibiotics in Early Life Alter the Murine Colonic Microbiome and Adiposity." *Nature* 488.7413(2012):621-26. Print.
＊17 Trasande, L., et al. "Infant Antibiotic Exposures and Early-Life Body Mass." *Int J Obes (Lond)* 37.1(2013):16-23. Print.

第3章　腸、免疫系、殺菌の関係

＊1 Lee, Y.K., et al. "Proinflammatory T-Cell Responses to Gut Microbiota Promote Experimental Autoimmune Encephalomyelitis." *Proc Natl Acad Sci U S A* 108 Suppl 1(2011):4615-22. Print.
＊2 Strachan, D.P. "Hay Fever, Hygiene, and Household Size." *Bmj* 299.6710(1989):1259-60. Print.

＊3 Wlasiuk, G., and D. Vercelli. "The Farm Effect, or, When, What and How a Farming Environment Protects from Asthma and Allergic Disease." *Curr Opin Allergy Clin Immunol* 12.5(2012):461-66. Print.
＊4 Savage, J.H., et al. "Urinary Levels of Triclosan and Parabens Are Associated with Aeroallergen and Food Sensitization." *J Allergy Clin Immunol* 130.2(2012):453-60.e7. Print.
＊5 Frieden, Thomas. "Antibiotic Resistance and the Threat to Public Health." *Energy and Commerce Subcommittee on Health 2010 of United States House of Representatives*. Print.
＊6 Kozyrskyj, A.L., P. Ernst, and A.B. Becker. "Increased Risk of Childhood Asthma from Antibiotic Use in Early Life." *Chest* 131.6(2007):1753-59. Print.
＊7 Herbst, T., et al. "Dysregulation of Allergic Airway Inflammation in the Absence of Microbial Colonization." *Am J Respir Crit Care Med* 184.2(2011):198-205. Print.
＊8 Olszak, T., et al. "Microbial Exposure During Early Life Has Persistent Effects on Natural Killer T Cell Function." *Science* 336.6080(2012):489-93. Print.
＊9 Atarashi, K., et al. "Treg Induction by a Rationally Selected Mixture of Clostridia Strains from the Human Microbiota." *Nature* 500. 7461(2013):232-36. Print.
＊10 Smith, P.M., et al. "The Microbial Metabolites, Short-Chain Fatty Acids, Regulate Colonic Treg Homeostasis." *Science* 341.6145(2013):569-73. Print.
＊11 Atherton, J.C., and M.J. Blaser. "Coadaptation of Helicobacter Pylori and Humans: Ancient History, Modern Implications." *J Clin Invest* 119.9(2009):2475-87. Print.
＊12 Song, S.J., et al. "Cohabiting Family Members Share Microbiota with One Another and with Their Dogs." *Elife* 2(2013):e00458. Print.

第4章　毎日、排泄される細菌たち

＊1 McGovern, P.E., et al. "Fermented Beverages of Pre- and Proto-Historic China." *Proc Natl Acad Sci U S A* 101.51(2004):17593-98. Print.
＊2 Metchnikoff, Élie, and P. Chalmers Mitchell. *The Prolongation of*

Life: Optimistic Studies. London: Heinemann, 1908. Print.（『長寿の研究——楽観論者のエッセイ』平野威馬雄訳、幸書房）

＊3　Merenstein, D., et al. "Use of a Fermented Dairy Probiotic Drink Containing Lactobacillus Casei (DN-114 001) to Decrease the Rate of Illness in Kids: The Drink Study. A Patient-Oriented, Double-Blind, Cluster-Randomized, Placebo-Controlled, Clinical Trial." *Eur J Clin Nutr* 64.7(2010):669-77. Print.

＊4　Allen, S.J., et al. "Probiotics for Treating Acute Infectious Diarrhoea." *Cochrane Database Syst Rev*. 11(2010):Cd003048. Print.

＊5　Hao, Q., et al. "Probiotics for Preventing Acute Upper Respiratory Tract Infections." *Cochrane Database Syst Rev*. 9(2011):Cd006895. Print.

＊6　Sanders, M.E., and J.T. Heimbach. "Functional Foods in the USA: Emphasis on Probiotic Foods." *Food Sci Technol Bull* 1.8(2004):1-10. Print.

＊7　Cao, Y., J. Shen, and Z.H. Ran. "Association between Faecalibacterium Prausnitzii Reduction and Inflammatory Bowel Disease: A Meta-Analysis and Systematic Review of the Literature." *Gastroenterol Res Pract 2014*(2014):872725. Print. Fujimoto, T., et al. "Decreased Abundance of Faecalibacterium Prausnitzii in the Gut Microbiota of Crohn's Disease." *J Gastroenterol Hepatol* 28.4(2013):613-19. Print. Machiels, K., et al. "A Decrease of the Butyrate-Producing Species Roseburia Hominis and Faecalibacterium Prausnitzii Defines Dysbiosis in Patients with Ulcerative Colitis." *Gut* 63.8(2014):1275-83. Print. Balamurugan, R., et al. "Real-Time Polymerase Chain Reaction Quantification of Specific Butyrate-Producing Bacteria, Desulfovibrio and Enterococcus Faecalis in the Feces of Patients with Colorectal Cancer." *J Gastroenterol Hepatol* 23.8 Pt 1(2008):1298-303. Print.

＊8　Sokol, H., et al. "Faecalibacterium Prausnitzii Is an Anti-Inflammatory Commensal Bacterium Identified by Gut Microbiota Analysis of Crohn Disease Patients." *Proc Natl Acad Sci U S A* 105.43(2008):16731-36. Print.

＊9　Reid, R. M. "Cultural and Medical Perspectives on Geophagia." *Med Anthropol* 13.4(1992):337-51. Print.

＊10 Bittner, A.C., R.M. Croffut, and M.C. Stranahan. "Prescript-Assist Probiotic-Prebiotic Treatment for Irritable Bowel Syndrome: A Methodologically Oriented, 2-Week, Randomized, Placebo-Controlled, Double-Blind Clinical Study." *Clin Ther* 27.6(2005):755-61. Print.

第５章　一〇〇兆個の細菌が餓えている

＊1 Sonnenburg, E.D., and J.L. Sonnenburg. "Starving Our Microbial Self: The Deleterious Consequences of a Diet Deficient in Microbiota-Accessible Carbohydrates." *Cell Metab* (2014). Print.

＊2 Russell, W.R., et al. "Colonic Bacterial Metabolites and Human Health." *Curr Opin Microbiol* 16.3(2013):246-54. Print.

＊3 Torrey, J.C. "The Regulation of the Intestinal Flora of Dogs through Diet." *J Med Res* 39.3(1919):415-47. Print.

＊4 Cleave, T.L. *The Saccharine Disease: Conditions Caused by the Taking of Refined Carbohydrates, Such as Sugar and White Flour*. Keats Publishing, 1975. Print.

＊5 Trowell, H.C., and D.P. Burkitt. "The Development of the Concept of Dietary Fibre." *Mol Aspects Med* 9.1(1987):7-15. Print.

＊6 Martens, E.C., et al. "The Devil Lies in the Details: How Variations in Polysaccharide Fine-Structure Impact the Physiology and Evolution of Gut Microbes." *J Mol Biol* (2014). Print.

＊7 Raninen, K., et al. "Dietary Fiber Type Reflects Physiological Functionality: Comparison of Grain Fiber, Inulin, and Polydextrose." *Nutr Rev* 69.1(2011):9-21. Print.

＊8 Dhingra D., et al. "Dietary Fibre in Foods: A Review." *J Food Sci Technol* 49.3 (2012): 255-66. Print. Westenbrink, S., K. Brunt, and J.W. van der Kamp. "Dietary Fibre: Challengers in Production and Use of Food Composition Data." *Food Chem* 140.3(2013):562-67. Print.

＊9 Sonnenburg, J.L.,et al. "Glycan Foraging in Vivo by an Intestine-Adapted Bacterial Symbiont." *Science* 307.5717(2005):1955-59. Print.

＊10 Johansson, M.E., et al. "Bacteria Penetrate the Normally Impenetrable Inner Colon Mucus Layer in Both Murine Colitis Models and Patients with Ulcerative Colitis." *Gut* 63.2(2014):281-91. Print.

＊11 Hehemann, J.H., et al. "Bacteria of the Human Gut Microbiome Catabolize Red Seaweed Glycans with Carbohydrate-Active Enzyme Updates from Extrinsic Microbes." *Proc Natl Acad Sci U S A* 109.48(2012):19786-91. Print.

＊12 Le Chatelier, E., et al. "Richness of Human Gut Microbiome Correlates with Metabolic Markers." *Nature* 500.7464(2013):541-46. Print.

＊13 Cotillard, A., et al. "Dietary Intervention Impact on Gut Microbial Gene Richness." *Nature* 500.7464(2013):585-88. Print.

＊14 Ridaura, V. K., et al. "Gut Microbiota from Twins Discordant for Obesity Modulate Metabolism in Mice." *Science* 341.6150(2013):12412-14. Print.

＊15 Kuoliok, K.E. *Food and Emergency Food in the Circumpolar Area*. Almquist och Wiksell. 1969. Print.

＊16 Russell, W.R., et al. "High-Protein, Reduced-Carbohydrate Weight-Loss Diets Promote Metabolite Profiles Likely to Be Detrimental to Colonic Health." *Am J Clin Nutr* 93.5(2011):1062-72. Print.

＊17 Koeth, R.A., et al. "Intestinal Microbiota Metabolism of L-Carnitine, a Nutrient in Red Meat, Promotes Atherosclerosis." *Nat Med* 19.5(2013):576-85. Print.

第6章 脳と腸の深い結びつき

＊1 Neufeld, K.M., et al. "Reduced Anxiety-Like Behavior and Central Neurochemical Change in Germ-Free Mice." *Neurogastroenterol Motil* 23.3(2011):255-64,e119. Print.

＊2 Diaz Heijtz, R., et al. "Normal Gut Microbiota Modulates Brain Development and Behavior." *Proc Natl Acad Sci U S A* 108.7(2011):3047-52. Print.

＊3 Gareau, M.G., et al. "Bacterial Infection Causes Stress-Induced Memory Dysfunction in Mice." *Gut* 60.3(2011):307-17. Print.

＊4 Bercik. P., et al. "The Intestinal Microbiota Affect Central Levels of Brain-Derived Neurotropic Factor and Behavior in Mice." *Gastroenterology* 141.2(2011):599-609, 09.el-3. Print.

＊5 Riordan, S.M., and R. Williams. "Gut Flora and Hepatic

Encephalopathy in Patients with Cirrhosis." *N Engl J Med* 362.12(2010):1140-42. Print.

＊6 Johnston, G.W., and H.W. Rodgers. "Treatment of Chronic Portal-Systemic Encephalopathy by Colectomy." *Br J Surg* 52(1965):424-26. Print.

＊7 Aronov, P.A., et al. "Colonic Contribution to Uremic Solutes." *J Am Soc Nephrol* 22.9(2011):1769-76. Print.

＊8 Wang, Z., et al. "Gut Flora Metabolism of Phosphatidylcholine Promotes Cardiovascular Disease." *Nature* 472.7341(2011):57-63. Print.

＊9 Koeth, R.A., et al. "Intestinal Microbiota Metabolism of L-Carnitine, a Nutrient in Red Meat, Promotes Atherosclerosis." *Nat Med* 19.5(2013):576-85. Print.

＊10 O'Mahony, S.M., et al. "Maternal Separation as a Model of Brain-Gut Axis Dysfunction." *Psychopharmacology (Berl)* 214.1(2011):71-88. Print.

＊11 O'Mahony, S.M., et al. "Early Life Stress Alters Behavior, Immunity, and Microbiota in Rats: Implications for Irritable Bowel Syndrome and Psychiatric Illnesses." *Biol Psychiatry* 65(2009):263-67. Print.

＊12 Bailey, M.T., and C.L. Coe. "Maternal Separation Disrupts the Integrity of the Intestinal Microflora in Infant Rhesus Monkeys." *Dev Psychobiol* 35.2(1999):146-55. Print.

＊13 Lyte, M., et al. "Induction of Anxiety-Like Behavior in Mice During the Initial Stages of Infection with the Agent of Murine Colonic Hyperplasia Citrobacter Rodentium." *Physiol Behav* 89.3(2006):350-57. Print. Goehler, L.E., et al. "Campylobacter Jejuni Infection Increases Anxiety-Like Behavior in the Holeboard: Possible Anatomical Substrates for Viscerosensory Modulation of Exploratory Behavior." *Brain Behav Immun* 22.3(2008):354-66. Print.

＊14 Rao, A.V., et al. "A Randomized, Double-Blind, Placebo-Controlled Pilot Study of a Probiotic in Emotional Symptoms of Chronic Fatigue Syndrome." *Gut Pathog* 1.1(2009): 6. Print. O'Mahony, L., et al. "Lactobacillus and Bifidobacterium in Irritable Bowel Syndrome: Symptom Responses and Relationship to Cytokine

Profiles." *Gastroenterology* 128.3(2005):54-61. Print.

＊15 Messaoudi, M., et al. "Assessment of Psychotropic-Like Properties of a Probiotic Formulation (Lactobacillus Helveticus R0052 and Bifidobacterium Longum R0175) in Rats and Human Subjects." *Br J Nutr* 105.5(2011):755-64. Print.

＊16 Cao, X., et al. "Characteristics of the Gastrointestinal Microbiome in Children with Autism Spectrum Disorder: A Systematic Review." *Shanghai Arch Psychiatry* 25.6(2013):342-53. Print.

＊17 Hsiao, E.Y., et al. "Microbiota Modulate Behavioral and Physiological Abnormalities Associated with Neurodevelopmental Disorders." *Cell* 155.7(2013):1451-63. Print.

＊18 Tillisch, K., et al. "Consumption of Fermented Milk Product with Probiotic Modulates Brain Activity." *Gastroenterology* 144.7(2013):1394-401, 401.e1-4. Print.

＊19 Insel, Thomas. "The Top Ten Research Advances of 2012." アメリカ国立精神衛生研究所所長のブログ（2012年）。Web.

第7章 「クソ」を食らってでも生きよ

＊1 DuPont, Herbert L. "Acute Infectious Diarrhea in Immunocompetent Adults." *New Engl J Med* 370.16(2014):1532.

＊2 McDonald, L.C. et al. "Vital Signs: Preventing *Clostridium difficile* Infections." MMWR Morb Mortal Wkly Rep 61.9(2012):157-62. Print.

＊3 Goudarzi, M., et al. "*Clostridium difficile* Infection: Epidemiology, Pathogenesis, Risk Factors, and Therapeutic Options." *Scientifica* 2014(2014):916826. Print.

＊4 van Nood, E., et al. "Duodenal Infusion of Donor Feces for Recurrent Clostridium Difficile." *N Engl J Med* 368.5(2013):407-15. Print.

＊5 Eiseman, B., et al. "Fecal Enema as an Adjunct in the Treatment of Pseudomembranous Enterocolitis." *Surgery* 44.5 (1958): 854-59. Print.

＊6 Zhang, F., et al. "Should We Standardize the 1,700-Year-Old Fecal Microbiota Transplantation?" *Am J Gastroenterol* 107.11(2012):1755;

author reply pp. 55-56. Print.

＊7 Dethlefsen, L., and D.A. Relman. "Incomplete Recovery and Individualized Responses of the Human Distal Gut Microbiota to Repeated Antibiotic Perturbation." *Proc Natl Acad Sci U S A* 108 Suppl 1(2011):4554-61. Print.

＊8 Ng, K.M., et al. "Microbiota-Liberated Host Sugars Facilitate Post-Antibiotic Expansion of Enteric Pathogens." *Nature* 502.7469(2013):96-99. Print.

＊9 Kashyap, P.C., et al. "Complex Interactions among Diet, Gastrointestinal Transit, and Gut Microbiota in Humanized Mice." *Gastroenterology* 144.5(2013):967-77. Print.

＊10 Smith, M.B., C. Kelly, and E.J. Alm. "Policy: How to Regulate Faecal Transplants." *Nature* 506.7488(2014):290-1. Print.

＊11 Vrieze, A., et al. "Transfer of Intestinal Microbiota from Lean Donors Increases Insulin Sensitivity in Individuals with Metabolic Syndrome." *Gastroenterology* 143.4(2012):913-6.e7. Print.

＊12 van Nood, E., et al. "Fecal Microbiota Transplantation: Facts and Controversies." *Curr Opin Gastroenterol* 30.1(2014):34-39. Print.

＊13 Petrof, E.O., et al. "Stool Substitute Transplant Therapy for the Eradication of Clostridium Difficile Infection: 'Repoopulating' the Gut." *Microbiome* 1.1(2013):3. Print.

＊14 Vrieze, A., et al. "Transfer of Intestinal Microbiota from Lean Donors Increases Insulin Sensitivity in Individuals with Metabolic Syndrome." *Gastroenterology* 143.4(2012): 913-6.e7. Print. Nieuwdorp, M., A. Vrieze, and W.M. de Vos. "Reply to Konstantinov and Peppelenbosch." *Gastroenterology* 144.4(2013):e20-1. Print.

＊15 Rabbani, G.H., et al. "Green Banana Reduces Clinical Severity of Childhood Shigellosis: A Double-Blind, Randomized, Controlled Clinical Trial." *Pediatr Infect Dis J* 28.5(2009):420-25. Print.

第8章　老化とがんと戦う

＊1 Faith, J.J., et al. "The Long-Term Stability of the Human Gut Microbiota." *Science* 341.6141(2013):1237439. Print.

＊2 Lee, S.M., et al. "Bacterial Colonization Factors Control Specificity and Stability of the Gut Microbiota." *Nature*

501.7467(2013):426-29. Print.

＊3 Claesson, M.J., et al. "Gut Microbiota Composition Correlates with Diet and Health in the Elderly." *Nature* 488.7410(2012):178-84. Print.

＊4 Mueller, S., et al. "Differences in Fecal Microbiota in Different European Study Populations in Relation to Age, Gender, and Country: A Cross-Sectional Study." *Appl Environ Microbiol* 72.2(2006):1027-33. Print.

＊5 Devkota, S., et al. "Dietary-Fat-Induced Taurocholic Acid Promotes Pathobiont Expansion and Colitis in Il10-/-Mice." *Nature* 487.7405(2012):104-8. Print.

＊6 Evans, C.C., et al. "Exercise Prevents Weight Gain and Alters the Gut Microbiota in a Mouse Model of High Fat Diet-Induced Obesity." *PLoS One* 9.3(2014):e92193. Print.

＊7 Viaud, S., et al. "The Intestinal Microbiota Modulates the Anticancer Immune Effects of Cyclophosphamide." *Science* 342.6161(2013):971-76. Print.

＊8 Iida, N., et al. "Commensal Bacteria Control Cancer Response to Therapy by Modulating the Tumor Microenvironment." *Science* 342.6161(2013):967-70. Print.

＊9 Fontana, R.J. "Acute Liver Failure including Acetaminophen Overdose." *Med Clin North Am.* 92.2(2008):761-94. Print.

＊10 Clayton, T.A., et al. "Pharmacometabonomic Identification of a Significant Host-Microbiome Metabolic Interaction Affecting Human Drug Metabolism." *Proc Natl Acad Sci U S A* 106.34(2009):14728-33. Print.

＊11 Wolf, P. "Creativity and Chronic Disease: Vincent Van Gogh (1853-1890)." *West J Med* 175.5(2001):348. Print.

＊12 Haiser, H.J., et al. "Predicting and Manipulating Cardiac Drug Inactivation by the Human Gut Bacterium Eggerthella Lenta." *Science* 341.6143(2013):295-98. Print.

＊13 Biagi, E., et al. "Through Ageing, and Beyond: Gut Microbiota and Inflammatory Status in Seniors and Centenarians." *PLoS One* 5.5(2010):e10667. Print.

＊14 Cuervo, A., et al. "Fiber from a Regular Diet Is Directly

Associated with Fecal Short-Chain Fatty Acid Concentrations in the Elderly." *Nutr Res* 33.10(2013):811-16. Print.

第9章　では、どうすればいいのか？

＊1　Turnbaugh, P.J., et al. "A Core Gut Microbiome in Obese and Lean Twins." *Nature* 457.7228(2009):480-84. Print.
＊2　Ip, S., et al. "Breastfeeding and Maternal and Infant Health Outcomes in Developed Countries." *Evid Rep Technol Assess* (Full Rep). 153(2007):1-186. Print.
＊3　Wlasiuk, G., and D. Vercelli. "The Farm Effect, or, When, What and How a Farming Environment Protects from Asthma and Allergic Disease." *Curr Opin Allergy Clin Immunol* 12.5(2012):461-66. Print.
＊4　Hesselmar, B., et al. "Pacifier Cleaning Practices and Risk of Allergy Development." *Pediatrics* 131.6(2013):e1829-37. Print.
＊5　Cotillard, A., et al. "Dietary Intervention Impact on Gut Microbial Gene Richness." *Nature* 500.7464(2013):585-88. Print.

謝　辞

最初に、今回のプロジェクトに共通の理念があることを気づかせてくれた、編集者のヴァージニア・“ジニー”・スミス、アン・ゴドフ、ペンギンプレスのチームに感謝したい。ジニーはずっと私たちに寄り添い、この本の完成に多大な貢献をしてくれた。アンドルー・ワイル博士はこのプロジェクトの触媒役だった。私たちの研究成果がすべての人に役立つと考えた博士の励ましと指導に感謝せずにはいられない。エージェントのリチャード・パインは、私たちにとって未知の出版業界の道案内をしてくれた。今回のプロセスをとおして与えてくれた賢明な助言にお礼を言いたい。

スタンフォード大学と世界中のすばらしい仲間たちは、いろいろ意見や知識を与えてくれた。私たち二人をこれまで指導してくれた教官や教師の方々はあまりに数が多く、全員のお名前を記すことはかなわないが、これらの方々が私たちに授けてくれたものに感謝している。本書でご紹介した研究は、ヒト・マイクロバイオータの謎を解き明かそうと試みる多くの科学者すべての努力の賜物である。これらの方々の創造力、知性、忍耐のおかげで、この本が誕生したばかりか、私たちは開花しつつあるこの医療研究分野で研究しつづけようという熱意を得た。なかでも、本文でお名前を出させていただいた科学者たちは、それぞれの研究とこの分野一般について惜しみなく時間を割いて話を聞かせてくれた。多くの仲間が本書のさまざまな部分に目を通し、貴重な意見をくれたり事実関係の確認をしてくれたりした。それらの方々は、クリステン・アール、ジョン・リンチ、アンジェラ・マーコバ

ル、キャサリン・ウン、サム・スミッツ、リズ・スタンレー、ウェストン・ウィテカーである。

私たちは、多くの有能で、親切で、協力的な仲間がいる分野で研究している自分たちを幸運だと思っている。とりわけ、私たちの指導教官のジェフリー・ゴードンには感謝してもしすぎるということがない。彼のおかげで私たちはずいぶん前にマイクロバイオータに興味を抱くようになり、この分野における彼の絶えざる研究は畏敬の念と感嘆の源泉だった。スタンフォード大学の私たちの研究室で過去に働いてくれた方々、現在も働いてくれている方々にも心より感謝する。これらの方々の熱心さには心動かされるものがあり、彼らの発見が私たちのマイクロバイオータに対する考え方の基盤になっている。

多くの友人や家族の支えがなければ、この本は生まれることがなかっただろう。二人の両親のデニスとボニー・ソネンバーグ、そしてエメとリセ・デューティルには言葉にならないほどの恩恵を被っている。子どもたちの世話から励ましの言葉まで限りない支援にありがとうと言いたい。最後に、なんと言っても私たちに最高のインスピレーションをくれる娘たち、クレアとカミールにもありがとう！　一風変わった発酵食品やマイクロバイオータにいい食事を機嫌良く食べてくれた二人は、次世代の人びとが壊れていく欧米の食習慣を止めてくれそうだという希望を抱かせてくれた。二人はマイクロバイオータがお腹を空かせているし、ケールはおいしいからもっとちょうだいとよく言う。そのたびに、私たちはどんどん知識を身につけていく二人を誇らしく思う。

付　録

有用菌をふくむ食品と飲料

乳製品：「はっ酵乳」などと表示されているものを探そう。

バターミルク　クレームフレーシュ
発酵バター　発酵クリームチーズ
発酵サワークリーム　ケフィア
ラッシー　一部のチーズ
ヨーグルト

野菜製品（＊）

キムチ　ピクルス　ザワークラウト

穀物・豆類製品（＊）

味噌　納豆　テンペ

その他

コンブチャ（発酵茶）　乳製品以外の有用菌入り飲料

＊加熱や調理によって生きた細菌は減ることを知っておこう。

食物繊維の１日あたりの推奨摂取量

児童	推奨摂取量（単位：グラム）
１～３歳	19
４～８歳	25

男性	推奨摂取量（単位：グラム）
9～13歳	31
14～18歳	38
19～30歳	38
31～50歳	38
51～70歳	30
70歳以降	30

女性	推奨摂取量（単位：グラム）
9～13歳	26
14～18歳	26
19～30歳	25
31～50歳	25
51～70歳	21
70歳以降	21
妊娠期間	28
授乳期間	29

メニューとレシピ

マイクロバイオータにやさしい1週間のメニュー

おおよその食物繊維量を参考に示した。＊はレシピのあるメニュー。

日曜　食物繊維　34・5グラム
- 朝食（食物繊維　17グラム）
  共生のためのスクランブルエッグ＊
  アステカ風ココア＊
- 昼食（食物繊維　5グラム）
  サラダ・ニソワーズ
- おやつ（食物繊維　3・5グラム）
  発酵食品を詰めたデーツ＊
- 夕食（食物繊維　9グラム）
  全粒小麦粉パスタのケールペスト　いちじく

月曜　食物繊維　35・5グラム
- 朝食（食物繊維　8グラム）
  有用菌入りグラノーラ＊　ブルーベリー
- 昼食（食物繊維　16グラム）
  ひよこ豆のギリシャサラダ＊
- おやつ（食物繊維　2・5グラム）
  和風ポップコーン＊
- 夕食（食物繊維　9グラム）
  食物繊維いっぱいのフラットブレッド・ピザ＊

火曜　食物繊維　39・5グラム
・朝食（食物繊維　7・5グラム）
微生物に食べさせるミューズリー＊
・昼食（食物繊維　19グラム）
ケール・サラダ（チアシード、ザクロの実、ピスタチオを散らして）
・おやつ（食物繊維　3グラム）
共生菌のためのカシューナッツ＊
・夕食（食物繊維　10グラム）
ソーセージ、玉ねぎ、ポテト、ザワークラウト　1カップのラズベリー

水曜　食物繊維　36グラム
・朝食（食物繊維　9グラム）
中東風オートミールプディング＊
・昼食（食物繊維　6グラム）
全粒小麦粉パンのサンドイッチ（発酵クリームチーズ、スモークサーモン、アーティチョークの芯の缶詰、トマトのスライス、ケイパーをはさんで）
・夕食（食物繊維　21グラム）
マイクロバイオータのためのリゾット＊　30グラムのダークチョコレート

木曜　食物繊維　33グラム
・朝食（食物繊維　10グラム）
全粒粉パンのトースト　アーモンドとクルミのバター＊、いちごのスライス　マイクロバイオータにささげる朝のスムージー＊
・昼食（食物繊維　7グラム）

マックぎっしりのタブーリ＊
・おやつ（食物繊維　3グラム）
バナナ
・夕食（食物繊維　13グラム）
サケのごま包み（さやいんげん、オレンジ風味の味噌ソース＊、玄米を添えて）

金曜　食物繊維　34グラム
・朝食（食物繊維　7グラム）
クランチー・ヨーグルトパフェ＊
・昼食（食物繊維　11グラム）
そばのサラダ（プロバイオティクス入りのピーナツ味噌ソース＊）
・おやつ（食物繊維　8グラム）
狩猟採集民の塊茎スナック＊
・夕食（食物繊維　8グラム）
相利共生のための地中海風スープ＊

土曜　食物繊維　36グラム
・朝食（食物繊維　9グラム）
タラフマラ風パンケーキ＊
・昼食（食物繊維　10グラム）
固い雑穀パン（ほうれん草、サーディン、赤ピーマンのスライス、チャイブ、レモン汁を添えて）½カップのブラックベリー
・おやつ（食物繊維　4グラム）
りんご
・夕食（食物繊維　13グラム）
インドのダール＊（玄米を添えて）マンゴーケフィアラッシー＊

マイクロバイオータを養う

これからレシピをご紹介するので、マイクロバイオータにいい料理のイメージをつかんでいただければ幸いだ。これらのレシピはわが家の定番で、忙しい週日を切り抜けられるようできるだけ簡単にしている。食物繊維はマック含有量の格好の目安になるし、一般の栄養知識があれば把握しやすい。そこで、レシピにはマック含有量ではなく食物繊維量を示した。

レシピには最少限度の砂糖しかふくまれていない。ここ数年で、私たちはなるべく砂糖の摂取を減らし、代わりに微生物にいい炭水化物を食べることを心がけてきた。ご紹介した料理は、普段食べ慣れているものより甘さが足りないと感じるかもしれない。食事の甘さを制限するには味覚をリセットしなければならない。だが、最初はいくらかレシピより甘くする必要があるかもしれない。子どもに健康的な食事を食べさせたいと思うならなおさらだ。だが、徐々に甘さを控えて、食物繊維を増やしていけばいいのだ。しばらくすると、ほとんど砂糖を使わなくても満足するようになり、市販の焼き菓子などは甘すぎて、レシピを少し変えたほうがいいと思うようになるだろう。一方で、食物繊維を十分にとるので満足感が得られ、栄養に乏しい単純炭水化物でできたスイーツなどを欲しいと思わなくなる。

これらのレシピで、巷のレストランのお子様メニューにのっているものはまずない。スクールランチを除けば、どのレシピもとくに子どもを対象としてはいない。これは意図してそうした。たいていのお子様メニューには食物繊維がほとんどふくまれず、チーズや肉類がたっぷり入っていて、マイクロバイオータにとって悲惨な限りだ。子どもが健康的な食事に興味をもつようにするのはけっして楽ではない。そこで、

わが家の子どもたちがマイクロバイオータにいい食事を好むようになった経緯をふくめて助言をいくつか。

まず、お子さんが新しい食べ物を口にしなくても気落ちしないこと。子どもが豆類や野菜を食べて、おいしいと思うようになるには何度も（ときには10回以上）試さねばならないこともある。私たちの経験では、健康的な食習慣をつくるには継続が必要だ。もちろん、お手本を示すことがカギとなる。健康な食事を親が楽しんでいるのを見るのが子どもたちにとって大切なのだ。体にいいものを食べればマイクロバイオータが喜ぶと教えてあげるのもいい。お子さんと畑仕事をしたり、食事を用意したりすれば、お子さんの心に新しい食べ物を試そうという気持ちが生まれる。最後に、マイクロバイオータにいい食事は誰にとっても大切だと覚えておこう。健康や安全にかんして他の活動と同程度の決意と信念で食事にのぞむこと。学校を1日休んだり、しょっちゅう夜遅くまで起きていたりするのを子どもに許さないのと同じで、マイクロバイオータに食べ物を与えないのもダメだと明確にしよう。家族（とそのマイクロバイオータ）のために健康的な食べ物を提供し、その持続的な利益を認識していれば、子どもたちが食卓に出された栄養たっぷりの食事を目にして「いやだ！」と叫んでも、親としての覚悟をいつまでも変わることなく示せる。

最後に、私たちの調理スタイルについて2点ほど。わが家では、フードプロセッサーかブレンダーをキッチンカウンターの上か、すぐに取りだせる戸棚の中に置いている。レシピにはこれらの機械を使って材料を切ったり、ピューレにしたりするものもある。レシピには豆類が多いが、豆類は缶詰より自宅で用意したものをお勧めしたい。これにはちょっと計画が必要だが、さほど手間がかかるわけでもないし、味の違いには満足するだろう。わが家では週末に1種類の豆を鍋い

っぱい下茹でする（たいていの乾燥豆は2時間ほどコトコト煮るだけでいい）。この豆の水分を切ってガラス容器に入れ、冷凍か冷蔵する。この下準備をしておくだけで、ナッツと種子入りのグリーンサラダに豆を散らしたり、食物繊維たっぷりのスープを夕食に出したりできる。もちろんピンチのときは、缶詰の豆で代用すれば時間の節約になる。

⦿朝食

昔から朝食がいちばん大事だと言われてきたし、近年、それを裏づける科学的な証拠も増えている。ところが、一般的な朝食は私たちとマイクロバイオータにとって最適とは言えない。朝食メニューは2つのパターンに分かれる。白い小麦粉でできて、シロップをたっぷり吸ったペイストリーやパンケーキ類の朝食。そして、エッグアンドベーコンと、バターを塗った白パンのトーストなど動物性の材料だらけの朝食。どちらも、マックはあまりとれない。自分がマイクロバイオータの一員の菌だとしよう。朝食を食べようと思っても、はじめて食物繊維が下りてくる昼食まで待たなければならなかったとしたらどうだろう？　そこで、マイクロバイオータが朝からちゃんと食べ物にありつけるレシピをいくつかご紹介しよう。

マイクロバイオータにささげる朝のスムージー

2人分（果物と野菜の種類によって、1人分につき3・5〜6グラムの食物繊維）

1日を始める食事で新鮮な野菜を食べなければ、1日に必要とされる量の野菜をとるのはむずかしい。野菜で1日を始めるには、グリーンスムージーが最適。私たちは前日の夜に

材料をすべて用意し、ブレンダーのジャーに（ブレンドしない状態で）入れて冷蔵しておく。朝にはブレンダーのスイッチを押すだけですむ。

材料
梨（秋や冬）または桃（夏）……１個。種を取り除いて、皮を残しておく。
バナナ……１本
葉物野菜（茎を除いたほうれん草、カーボロネロ、またはビーツの若い葉）……２カップ
プレーン（無糖）ケフィアまたはヨーグルト……１カップ
バニラエクストラクト……小さじ１
水……½～１カップ
角氷……適量（ブレンド直前に加える）

つくり方
果物、野菜、ケフィアかヨーグルト、バニラエクストラクト、水をブレンダーに入れる。なめらかになるまでブレンドする。好みの濃度になるようにさらに水か氷を加える。

有用菌入りグラノーラ

８人分（果物をのぞいて、１人分につき６グラムの食物繊維）

市販のグラノーラにはたいてい大量の砂糖が入っている。グラノーラはマイクロバイオータの健康にとてもいい可能性を秘めているので、これはとても残念なことだ。でも、このレシピなら食物繊維はそのままに砂糖を減らせる。わが家でグラノーラを食べるときには、年間をとおして飽きないように、旬の果物を加える。

材料

ロールド・シリアル……４カップ（またはオーツ麦、大麦、ライ麦、キヌアなどのフレークを各１カップ。好みのシリアルでいい。ボブズレッドミル社の「５グレイン・ロールド・シリアル」がお勧め）

無糖の乾燥ココナッツフレーク……１カップ

アーモンド（粗みじんにしたもの）……１カップ

ペピータ（かぼちゃの種）……½カップ

かぼちゃのピューレ……½カップ

オリーブオイル……大さじ３

水……½カップ

メープルシロップ……大さじ２

シナモンパウダー……小さじ１

バニラエクストラクト……小さじ１

レーズン……½カップ

つくり方

オーブンを約180℃に予熱する。大きなボウルで、ロールド・シリアル、ココナッツ、アーモンド、ペピータを混ぜる。小さなボウルで、かぼちゃのピューレ、オリーブオイル、水、メープルシロップ、シナモン、バニラエクストラクトを混ぜあわせる。これを先のシリアルの上にかけて、シリアルにからむまでよく混ぜる。混ぜたものを大きめの天板に広げ、40分またはキツネ色になるまで焼く。途中で一度混ぜる。加熱後、レーズンを加える。冷めたら、でき上がったグラノーラを蓋付きの容器で冷蔵庫に保存する。このグラノーラは少なくとも１カ月は保存できる。ヨーグルトかケフィアの上に¾カップのグラノーラをかけて、季節の果物または解凍した冷凍果物を添える。

微生物に食べさせるミューズリー

4人分（1人分につき7・5グラムの食物繊維）

マクシミリアン・オスカー・ビルヒャー＝ベンナーはスイスの医師で、1800年代末にチューリヒでサナトリウムを経営していた。彼は果物、野菜、ナッツを豊富に取りいれた食事が患者の療養に適していると考えた。シリアルのミューズリーを考えだしたのがこの人物で、ヨーロッパの大半ではいまだに彼の名を冠してビルヒャーミューズリーと呼ばれる。オリジナルのビルヒャーミューズリーは、りんごを丸ごとすりおろし、りんごジュースにひたした大さじ2杯のシリアルを混ぜいれただけのものだった。私たちは彼のレシピにならいつつも、ビルヒャー医師の真意を汲んで果物を多めにした。

材料

りんご（皮をむかずに粗みじんにしたもの）……4個
プレーン（無糖）ケフィア……2カップ
混合ロールド・シリアル……½カップ
ヘーゼルナッツ（粗みじんにしたもの）……¼カップ
亜麻仁粕……大さじ2
レモン汁……大さじ2
ナツメグ……小さじ¼
海塩……小さじ¼
生はちみつ……適量

つくり方

りんごを包丁またはフードプロセッサーで粗みじんにする。ケフィア、シリアル、ヘーゼルナッツ、亜麻仁粕、レモン汁、ナツメグ、塩、粗みじんにしたりんごを大きなボウルで混ぜる。ボウルごと冷蔵庫で一晩寝かせる。生はちみつを

少々たらして食卓に出す。このミューズリーは冷蔵庫で数日保存がきく。

タラフマラ風パンケーキ

4人分（1人分につき9グラムの食物繊維。果物はのぞく）

土曜の朝のカートゥーンと同じく、週末のパンケーキはアメリカではおなじみの光景だ。たいていの子どもはパンケーキが大好きだが、それも無理はない。精製小麦粉とメープルシロップか粉砂糖（両方のときもある！）でできた、カップケーキに負けず劣らず朝食の定番なのだ。今回ご紹介するレシピは、メキシコのタラフマラという場所から着想を得た。その地に住むアメリカ先住民は、何時間も走りつづけられる驚異的なスタミナ、すばらしい健康、食物繊維をたくさん食べることで知られる。この人びとはピノーレという伝統的な食べ物をつくる。石臼で粗く碾いたトウモロコシの粉にチアシードとスパイスを混ぜたもので、飲み物にしたり、小さなケーキを焼いたりすることもできる。粗碾きのトウモロコシの粉は、マイクロバイオータにたくさんの炭水化物を与えられる。このマイクロバイオータのためのパンケーキは腹もちがよく、楽しく有意義な土曜を過ごすエネルギーになる。

材料
中碾きトウモロコシ粉……¾ カップ
熱湯……１カップ
全粒小麦粉……１カップ
チアシード……¼ カップ
シナモンパウダー……大さじ１
ベーキングパウダー……小さじ１½
重曹……小さじ ½

海塩……小さじ½
バターミルク……1½カップ
バニラエクストラクト……小さじ1
オリーブオイル……大さじ4
プレーン（無糖）ヨーグルト
ベリー類　　　　　　　　　……適量
メープルシロップ

つくり方

大きなボウルにトウモロコシ粉を入れ、熱湯を注ぐ。中くらいのボウルで、全粒小麦粉、チアシード、シナモン、ベーキングパウダー、重曹、塩を混ぜあわせる。柔らかくなったトウモロコシ粉に、バターミルク、バニラエクストラクト、オリーブオイルを加える。ここに中くらいのボウルに混ぜあわせておいた粉類を入れ、均一になるまで混ぜる。油を引いた中サイズのフライパンを中火にかけ、パンケーキの種を¼カップほどスプーンにすくい1杯ずつ流しいれ、両面をこんがりと焼く。ヨーグルト、ベリー類、メープルシロップを添えて出す。

共生のためのスクランブルエッグ

4人分（1人分につき13グラムの食物繊維）

この健康的な朝食用ブリートは、マイクロバイオータのための豆と野菜を豊富にふくむ。せっかく有用菌入りのギリシャヨーグルトを使うのでチーズは省いた。できれば余分な材料の入っていないコーントルティーヤを見つけよう。成分表に、トウモロコシ粉、水、ライム、塩だけが記載されているものが理想的。やる気満々なら、トルティーヤを自分でつくるのもいい。だが、一度でもこれをしてしまうと、二度と市

販のトルティーヤでは満足しないだろうから、どうぞご注意を。でも、マサハリナ（トウモロコシの粉）と、トルティーヤプレスかローリングピンさえあればつくるのは簡単。焼きたての温かいトルティーヤはほんとうにおいしい。これをアステカ風ココアと一緒に食卓に並べて、日曜の朝食をゆったりした気分で楽しもう。

材料

玉ねぎ（粗みじんにしたもの）……１個
卵……大６個
海塩と黒こしょう……適量
ブラックビーン……２カップ
コーントルティーヤ……８枚
アボカド（さいの目切りにしたもの）……１個
サルサソースとギリシャヨーグルト……別に用意

つくり方

油を引いた中サイズのフライパンを中火にかける。玉ねぎがしんなりするまで４分ほど炒める。中くらいのボウルに、卵を割りいれてほぐし、塩とこしょうを加える。玉ねぎを炒めたフライパンに卵を流しいれ、かき混ぜながら加熱する。卵があらかた固まったところで、豆を入れて完全に火を通す。トルティーヤを湿らせた布でくるみ、柔らかくなるまでレンジで約30〜60秒温める。布に包んだまま数分置く。スクランブルエッグ、アボカド、サルサソース、ヨーグルト、温かいトルティーヤ２枚を各自に配る。

アステカ風ココア

2人分（1人分につき4グラムの食物繊維）

古代のアステカ人は、水、ココア、チリペッパーでつくるショコラトルという飲み物を飲んでいた。この名称は「苦い水」という意味。私たちがココアと言って頭に思いうかべる、とても甘くてホイップクリームがトッピングされているものとはまるで違う。マイクロバイオータにいいこの朝食向きのドリンクは苦くないので子ども向きだし、少しエスプレッソコーヒーを足せば大人向きになる。

材料

牛乳または無糖のアーモンドミルク……2カップ
無糖の有機ココアパウダー……¼カップ
海塩……ひとつまみ
糖蜜（モラセス）……小さじ1
シナモンパウダー……小さじ1
バニラエクストラクト……小さじ¼
カイエンペッパー（好みで）……少々
おろしたオレンジピール……適量

つくり方

牛乳、ココアパウダー、塩、糖蜜、シナモン、バニラエクストラクト、カイエンペッパー（入れる場合）を小さめのソースパンに入れる。中火にかけて、ココアパウダーが溶けて全体が熱くなるまで5分ほどかき混ぜながら加熱する。牛乳が沸騰しないようにご注意を。あるいは、材料を大きなレンジ用のボウルに入れ、熱くなるまでレンジで加熱してもいい。この場合は、途中でときどきかき混ぜること。最後におろしたオレンジピールをトッピングする。

⦿スクールランチ

子どものために健康的なランチを用意するのは、きわめて栄養豊かな材料を、子どもが好む味、食感、色彩になるように、バランスよく組みあわせる繊細な作業だ。多くの学校が生徒のために健康的な食べ物を用意するが、子どもたち自身が不健康な選択をすることも多い。だが、子どもたちを責められるだろうか？　サラダよりケーキのようなパンを使ったチーズバーガーのほうがよほどおいしそうなのだから。子どものランチを用意するとき、まず健康な食事が子どもの目にどう映るかを意識しよう。私たちはかならず新鮮な（つまり、おいしい）材料を使うようにしている。ここでは、２種だけスクールランチをご紹介する。子どもには、自分たちのランチを少量にしたものをもたせたほうがよいからだ。大人の食べ物に舌が慣れると、子どもは一般により栄養豊かなものを食べる習慣がつく。

ピーナツバター＆ジェリーサンドイッチ2.0

（使う果物によって、１人分につき６～８グラムの食物繊維）

ランチボックスに入れやすく、マイクロバイオータにもいいピーナツバター＆ジェリーサンドイッチ。ナッツバターの成分表を確かめて、砂糖、パーム油、たくさんの食塩が入っているものは避けよう。この基準を満たす製品を見つけるのは難しい。ナッツバターをつくるのは簡単だし、自分でつくれば新鮮なうえに好ましくない添加物は入っていない。わが家では、しょっちゅう自家製ナッツバターをつくるので、さまざまな組み合わせのナッツを試す。ご紹介するレシピが、わが家の定番だ。

アーモンドとクルミのバター

材料

無塩アーモンド（生またはローストしたもの）……１カップ
クルミ……１カップ
エクストラバージンオリーブオイル……大さじ１

つくり方

アーモンド、クルミ、オリーブオイルをフードプロセッサーかハイパワーのブレンダーに入れ、なめらかになるまで数分ブレンドする。ガラス容器に入れて冷蔵庫に保存する。サンドイッチをつくるときには、全粒粉のパン、自家製ナッツバター、ジャムの代わりに季節の果物のスライスを使う。果物を丸ごと使えば、ジャムの甘味がなくとも、甘さと必要な食物繊維がとれる。果物はその季節に手に入るものなら何でもいい。旬の果物を使えば新鮮そのもののサンドイッチができるだろう。秋や冬には、皮をむかないで薄くスライスしたりんごや梨がお勧め。春には、いちごや桃、ネクタリンのスライス。ほかに果物がないときの頼みの綱がバナナ。これなら年中手に入る。お子さんが甘いジェリーにすっかり心を奪われているようなら、最初は果物に少しはちみつをたらして、ゆっくりこれを減らしていくといい。十分な時間をかければ、お子さんはきっとそれに気づかないだろう。

サイドメニュー

人参スティック、赤ピーマンのスライス、キュウリのスライス、セロリのスティック、そしてディップとしてプレーン（無糖）ギリシャヨーグルトを添える。私たちは低脂肪ヨーグルトや無脂肪ヨーグルトは食べない。全乳のほうが格段においしいし、乳脂肪は有機牛乳ならとくに健康によく、長期的に見て子どもの肥満を防ぐという証拠がある。

デザートには、クッキーをやめて、小さなダークチョコレート（カカオが70パーセント以上のもの）を入れてあげよう。ダークチョコレートは、健康によい多くの化合物や、30グラムにつきおよそ2グラムの食物繊維をふくむ。

ビッグ「マック」ケサディーヤ

2人分（ケサディーヤ1個につき9グラムの食物繊維）

たいていの子どもが好むケサディーヤは、真っ白な小麦粉でできたトルティーヤと大量の溶けるチーズでできているが、これではマイクロバイオータの食べるものがない。だが、心配はご無用。ほんの少し手をかければ、ケサディーヤもマイクロバイオータの食べ物になる。石臼で碾いたトウモロコシ粉は、精製小麦粉より食物繊維を多くふくむ。これにブラックビーンを足すだけで、ただのケサディーヤが健康でおいしい食べ物になる。たいていの人は豆を前夜から水に浸しておくが、このステップを省いても問題はない。ブラックビーンを自分で調理するには、約450グラムのブラックビーンを天板に広げ、細かい石や土の塊を取り除き、豆を大きな鍋に入れ、水を7、8センチメートルほどの高さに注ぎ、ひとつまみの塩を入れる。沸騰するまで加熱し、弱火にして蓋をし豆を2時間ほど、または好みの柔らかさになるまでコトコト煮る。煮ているあいだは適宜水を足す。わが家ではこうして調理した豆の水を切り、密閉ガラス瓶に入れて、冷蔵庫または冷凍庫に保存する。

材料

ブラックビーン（水切りしたもの）……1カップ

チェダーチーズまたはモントレージャックチーズ（おろしたもの）……¼カップ

クミン……小さじ１
石臼で碾いた粉のコーントルティーヤ（＊）……２枚
パクチー（刻んだもの）……適量

つくり方

　豆、チーズ、クミンを小さなボウルで混ぜる。この半量を１枚のトルティーヤにのせ、半分に折る。油を引いた中サイズのフライパンを中火にかけ、チーズが溶けるまでケサディーヤの両面を焼き、取りだしてパクチーを差しこむ。２枚めも同じように調理する。

＊市販のコーントルティーヤはフライパンであらかじめ加熱するか、湿った布に包んでレンジで温めると柔らかくなって簡単に折れる。

サイドメニュー

　角切りのアボカドとチェリートマトを添える。デザートには季節の果物を。

⦿職場のランチ

　職場の多くでは健康的なランチを提供していない。私たちが通勤したメディカルスクールもそうだった！　健康と経済面を考えれば、自分でつくったランチを持参するのがベストだ。私たちはほぼ毎日ランチを職場にもっていく。朝は何かと忙しいので、自分たちと子どもたちのランチは前夜に用意しておく。前日の夕食の残りという場合も多い。残り物がないときには、新鮮な野菜、穀物、豆、ナッツ、種子がふんだんに入った簡単なサラダをつくる。これなら子どものランチボックスに詰めるのも楽だ。

ひよこ豆のギリシャサラダ

２人分（１人分につき16グラムの食物繊維）

ひよこ豆を自宅で調理するには、ひとつ前のレシピのブラックビーンの調理法を参照していただきたい。

材料
調理済みの缶詰ひよこ豆……２カップ
キュウリ（皮をむかずにスライスしたもの）……１本
チェリートマト……１カップ
紫玉ねぎ（スライスしたもの）……½個
ピーマン（刻んだもの）……１個
生のパセリ（刻んだもの）……½カップ
種抜きカラマタオリーブ（刻んだもの）……¼カップ
フェタチーズ（ほぐしたもの）……¼カップ
レモン汁
エクストラバージンオリーブオイル ｝……適量
挽きたての黒こしょう

つくり方

ひよこ豆、キュウリ、トマト、玉ねぎ、ピーマン、パセリ、オリーブ、フェタチーズをざっくり混ぜる。搾りたてのレモン汁とエクストラバージンオリーブオイルをかける。挽きたての黒こしょうを振りかける。

そばのサラダ
プロバイオティクス入りのピーナツ味噌ソース

４人分（１人分につき11グラムの食物繊維）

そばはタデ科のそば（小麦の種類ではない）の実からつくる日本の麺類だ。十割そばがいちばん多くの食物繊維をふく

む。ソースには味噌を使う。味噌は大豆に大麦か米を混ぜて発酵させたペースト状の調味料。この調味料は、アスペルギルス・オリゼ（*Aspergillus oryzae*）と呼ばれる麴菌（こうじ）の一種をふくむ種（たね）を使って発酵させてつくる。加熱殺菌していない生味噌が手に入ったら、味噌にふくまれる発酵産物のみならず、生きた微生物（加熱によってこれらの微生物は死んでしまう）の恩恵も受ける。この料理は準備が簡単で、冷たい状態か常温で食べるので子どものランチに最適だ。

材料
十割そば（乾麺）……約250グラム入りを1袋
人参（おろしたもの）……4カップ
枝豆（茹でてさやから出したもの）……4カップ
ラディッシュ（スライスしたもの）……2カップ
青ねぎ（スライスしたもの）……1カップ
ごま……¼カップ

ピーナツ味噌ソース
ごま油……¼カップ
水……¼カップ
醬油……¼カップ
ピーナツバター……大さじ4
生味噌（白みそまたは信州みそ）……大さじ2
おろしたての生姜（*）……大さじ1
砂糖……大さじ1
ライム（搾ったもの）……1個

つくり方
ソース：材料をブレンダーに入れ、なめらかになるまでブレンドする。

サラダ：そばを中くらいのソースパンで芯がわずかに残る程度に3、4分茹でる。湯を切って、冷たい流水で冷やす。大きなボウルに、そば、人参、枝豆、ラディッシュ、青ねぎを入れて、ピーナツ味噌ソースとざっくり混ぜる。ごまをかけて、冷やすか室温のまま食べる。

＊わが家では生姜を冷凍庫に保存する。冷凍すれば数ヵ月はもつし、おろし金で簡単におろすことができる。

マックぎっしりのタブーリ

4人分（1人分につき7グラムの食物繊維）

ブルグア小麦は食物繊維を多くふくむ穀物。外皮は取りさられているが、ブランはほぼ残ったまま。たいてい蒸してから乾燥させているので、調理時間が短い全粒穀物と言える。この穀物は地中海料理の定番だが、地中海料理と言えば飽和脂肪酸が少なく、食物繊維が多く、発酵食品を多用する、世界でももっとも健康的な料理のひとつだ。タブーリは伝統的にはサラダかサイドディッシュだが、ひよこ豆を加えると腹もちのよい食事になり、暑い日にはさっぱりする。ナッツや種子を加えればさらに食物繊維がとれるし、食感もすばらしい。

材料
ブルグア小麦……1カップ
熱湯……1カップ
調理済みの缶詰ひよこ豆……1カップ
生のパセリ（みじん切りにしたもの）……1カップ
キュウリ（粗みじんにしたもの）……1本
セロリの茎（粗みじんにしたもの）……2本

トマト（粗みじんにしたもの）……中２個
青ねぎ（薄切りにしたもの）……¼カップ
プレーン（無糖）ヨーグルト

ドレッシング
レモン（搾ったもの）……１個
エクストラバージンオリーブオイル……大さじ３
ニンニク（潰したもの）……１かけ
オールスパイスパウダー……小さじ１
挽きたての黒こしょう……適量

つくり方
中くらいのボウルにブルグア小麦を入れて熱湯を注ぎ、約15分おいて小麦に湯を吸わせる。大きなボウルで、ひよこ豆、パセリ、キュウリ、セロリ、トマト、青ねぎを混ぜる。これにブルグア小麦を加えて混ぜあわせる。小さなボウルで、レモン汁、オリーブオイル、ニンニク、オールスパイス、黒こしょうを混ぜあわせて、サラダにかける。そのまま、またはしばらく冷蔵庫で冷やしてから食卓に出す。プレーンヨーグルトをトッピングする。

⦿おやつ

子どものおやつはいつでも難問だ。子どもは胃が小さいので、次の食事まで何も食べないでいるのは辛いだろうと思う。一方で、おやつを食べると健康的な食事を食べなくなる。そこで私たちが考えだしたのが次にご紹介するおやつだ。これなら、食事時になればお腹が空くし、くたくたにならずに午後を過ごすこともできる。

まず、学校で食べ残したランチを食べさせる。学校にもた

せるランチに再利用可能な容器（＊）を使えば、何を食べ残したかが一目瞭然にわかる。たいていの子なら、残すのは野菜だろう。ランチの残りを食べるだけで、夕食までもつことも多い。ランチの残りを食べてもまだお腹が空いているなら、お腹がいっぱいになりすぎない健康的なおやつを食べさせる。そうすれば、夕食時には空腹になる。おやつをできるだけ減らすことが、子どもが健康的な夕食を文句を言わずに食べるためのカギだ。おやつで腹を満たしてしまうと、子どもは夕食をあまり楽しみにしない。よく言われるように、空腹は最良の調味料なのだ。

大人にとっても、自家製のおやつを職場に持参すれば、午後遅くに空腹に耐えかねておやつの自販機に通うことがなくなる。果物やナッツを少し食べるのがいちばん簡単だが、マイクロバイオータのことを考えたおやつレシピを少しご紹介しよう。

＊クリーンキャンティーン社やランチボッツ社が、ステンレス製の素敵なランチボックスをつくっている。

狩猟採集民の塊茎スナック

8人分（1人分につき8グラムの食物繊維）

自家製のホムスはおいしい。自分で調理したひよこ豆を使えばなおさらだが、訳のわからない材料が入っていない、おいしい市販品もある。ホムスは健康的でマイクロバイオータにいいディップになり、たいていの子どもはこれが大好きだ。私たちはよくホムスをヒカマなど種々の野菜のディップに使う。ヒカマは豆科の植物の塊茎（かいけい）（根）でたくさんの食物繊維をふくむ（タンザニアの狩猟採集民ハッザが食べる塊茎にはかなわないけれど）。このヒカマをホムスと組みあわせ

ると、おやつの食物繊維量は狩猟採集民が食べる野生の塊茎に近づく。これを農耕が始まる前に狩猟採集民が食べていたと子どもたちに教えれば、ハッザにヒントを得たおやつを喜んで食べるかもしれない。

材料
調理済みの缶詰ひよこ豆……２カップ
レモン（搾ったもの）（*）……１個
タヒニ（生のごまのペースト）……¼カップ
水……大さじ２～３
ニンニク（潰したもの）……１かけ
海塩……適量
エクストラバージンオリーブオイル……適量
パプリカパウダー……ひとつまみ
ヒカマ（皮をむいてスティック状に切ったもの）……適量

つくり方
ひよこ豆、レモン汁、タヒニ、水、ニンニク、塩をフードプロセッサーまたはブレンダーに入れ、なめらかになるまでブレンドする。好みの柔らかさになるよう適宜水を加える。ホムスを器に入れ、オリーブオイルとパプリカパウダーをかけて、ヒカマのスティックを皿に載せたものと一緒に食卓に並べる。

*もっとレモンの香りが欲しい人はレモンの皮をおろしたものを少々加える。

和風ポップコーン

4人分（1人分につき2・5グラムの食物繊維）

海藻分解酵素のポルフィラナーゼをもつマイクロバイオームの持ち主でなくとも、まだ海藻を食べる理由はたくさんある。海藻はミネラルが豊富で、シーフードの複雑な香りがする。食物繊維たっぷりのポップコーン（全粒穀物）に海苔を振りかけると、あなたとあなたのマイクロバイオータの健康にいいおやつができ上がる。

材料

ごま油……大さじ2（1杯分ずつ分けておく）
ポップコーン粒……⅓カップ
もみ海苔……2枚分
海塩……小さじ½
わさび粉かカイエンペッパー（好みで）……小さじ1

つくり方

大きな鍋に、大さじ1杯のごま油を強火で熱し、ポップコーン粒を入れて蓋をする。ポップコーン粒が跳ねだしたら、鍋を激しく揺する。跳ねる音がしなくなったら、焦げないようにすぐに鍋を火から下ろす。ポップコーンを大きな天板に移す。残りの大さじ1杯分のごま油をポップコーンに垂らし、もみ海苔と塩、（辛いのがお好きなら）わさび粉かカイエンペッパーをかける。よく混ぜて食卓へ。

共生菌のためのカシューナッツ

でき上がりは4カップ（1カップにつき3グラムの食物繊維）

ターメリックは抗炎症作用をもつ薬でもある。私たちはこのスパイスをできるだけ食事に取りこんでいる。カシューナ

ッツと組みあわせると、この中東風スナックはおいしいばかりかマックをふんだんにとれる。

材料
オリーブオイル……大さじ１
生のカシューナッツ……４カップ
ターメリック……大さじ１
海塩……小さじ１

つくり方
　中くらいのフライパンにオリーブオイルを入れて、中火〜強火で加熱する。カシューナッツを加えて、海塩を振りかける。頻繁にかき混ぜながらカシューナッツを約５分煎り、フライパンを火から下ろして、ターメリックを軽く混ぜあわせる。冷まして食卓へ。このおやつはしっかり閉まる蓋のついた瓶で保存できる。

発酵食品を詰めたデーツ

４人分（１人分につき３・５グラムの食物繊維）

　マジョール種のナツメヤシの実はデーツの王様だ。少々値が張るが、とても満足感を与えるので、２個も食べれば夕食まで空腹に悩まされることはないだろう。有用菌をふくむ発酵クリームチーズを詰めているので、新種の微生物を与えてくれる上に、マイクロバイオータの常在菌を幸せにしてくれる。

材料
マジョール種のデーツ……８個
発酵クリームチーズ……大さじ３

クルミ（半割りのもの）……８個
シナモンパウダー（好みで）

つくり方
　デーツの片側に包丁を入れて種を取りだす。デーツ１個につきクルミと小さじ１杯強のクリームチーズを詰める。好みでシナモンパウダーをかけてどうぞ。

⦿元気の出るプロバイオティクス

　たいていの市販ヨーグルトには砂糖がたくさん入っていて、健康的なおやつであるはずのものがプリンのようなデザートになる。プレーンのヨーグルトは風味のない低脂肪や無脂肪のものだったりする。プレーンの全乳ヨーグルトはちょっと酸っぱいけれどおいしく、少量でもとても満足する。有機製品のプレーン全乳ヨーグルトを探すのもいいが、新進の微生物学者の気分なら、自分でつくってみよう。次にご紹介するのが、わが家でヨーグルトをつくる方法だ。これは微生物の不思議な力について子どもに教えるすばらしいプロジェクトになるだろう。もっといろいろ試したければ、世界各地のヨーグルトの種（たね）で試そう。種は culturesforhealth.com で買うことができる。

プレーンヨーグルト

材料
有機全乳……１クォート（950cc）
ヨーグルト……¼カップ（またはヨーグルトスターターキットの種）

つくり方

　中くらいのソースパンで、牛乳をときどきかき混ぜながら約80℃まで加熱する。牛乳が沸騰したり焦げたりしないように、温度に注意する。いったんこの温度に達したら、ソースパンを火から下ろし、牛乳を約45℃まで冷ます。ヨーグルトまたはヨーグルトの種を温かい牛乳に加えて混ぜ、容量1リットルのガラス容器に移してきちんと蓋を閉める。瓶をヨーグルトメーカーか、お湯（40～45℃）を5センチメートルほどの高さまで入れた断熱クーラーボックスに入れる。ヨーグルトを一夜そのままに置いて発酵させ、翌朝になったら冷蔵庫に入れてしっかりと固める。

クランチー・ヨーグルトパフェ

1人分（1人分につき7グラムの食物繊維）

材料

プレーン（無糖）ヨーグルト……½カップ
ミックスベリー（生または解凍したもの）……½カップ
ヘーゼルナッツ（粗みじんにしたもの）……¼カップ

つくり方

　果物とナッツをヨーグルトの上に層にする。全体を混ぜてもいい。

⊙夕食

　夕食は家族にとって闘いでもある。1日が終わるころには、みんな疲れているし、複雑な料理を準備し、子どもを叱

りつけながら食べさせる気力は親に残っていない。そこで、ここでは週日のために調理が比較的簡単で、マイクロバイオータに十分な栄養を与え、子どもも喜んで食べるレシピをご紹介したい。最初は子どもがあまり好まない様子でも、これらの料理を繰り返し食卓に出すのは試す価値がある。やがて子どもはヘルシーな食べ物を好むようになるだろう。そうなれば、この食習慣は子どもたちに一生恩恵を与えるすばらしい贈り物になる。

相利共生のための地中海風スープ

6人分（1人分につき8グラムの食物繊維）

寒い季節には、私たちは少なくとも週に2回はスープをつくる。スープは体を温めてくれるし、風邪の予防になるとも言われる。豆類を食事に取りいれるのにスープは最適だ。ご紹介するレシピの豆の量を少しずつ増やしていけば、腸内の発酵が徐々に活発になるだろう。

材料
エクストラバージンオリーブオイル……大さじ2
紫玉ねぎ（さいの目切りにしたもの）(*)……1個
フェンネルの球根部（粗みじんにしたもの）(*)……1個
カーボロネロ（葉と茎を分けて粗みじんに切っておく）(*)
……4カップ
ニンニク（潰したもの）……4かけ
減塩野菜だし……4カップ
水……2カップ
ローリエ……1枚
調理済みの缶詰カネリーニ豆……2カップ
トマト（さいの目切りにしたもの）……2カップ

人参（スライスしたもの）……1カップ
海塩とこしょう……適量

つくり方

ダッチオーブンか大きな深鍋にオリーブオイルを入れ、中火～強火にかける。玉ねぎ、フェンネル、カーボロネロの茎を加えて、しんなりするまで約6分炒める。ニンニクを加えて、あと1分炒める。だし、水、カーボロネロの葉、ローリエ、豆、トマト、人参を加え、蓋をして約15分弱火で煮る。塩こしょうで味を整える。おろしたパルメザンチーズ、挽きたての黒こしょう、全粒小麦粉の天然酵母パンの厚切り、エクストラバージンオリーブオイルと一緒にどうぞ。

＊フードプロセッサーを使えば手早くできる。

サケのごま包み　さやいんげんとオレンジ風味の味噌ソースを添えて

4人分（1人分につき9グラムの食物繊維、1カップの玄米を添えれば13グラム）

各種の種子は、食物繊維、健康にいい油、タンパク質、種々の微量栄養素をふくむすばらしい食材だ。わが家ではさまざまな種子を取りそろえていて、サラダ、茹で野菜、ホットシリアル、ヨーグルトにもかける。このレシピは週日の夜でも準備が楽だが、ディナーパーティーにも見栄えのするおしゃれな一品。

材料

天然サケ（110グラムくらいの切り身）……4切れ
ごま……½カップ

オリーブオイル……大さじ２（１杯ずつ分けておく）
さやいんげん（洗って筋をとったもの）……900グラム
砕いたアーモンド……１カップ
海塩とこしょう……適量

オレンジ風味の味噌ソース
オレンジの搾り汁……１カップ
生味噌（白みそか信州みそ）……大さじ2
ごま油……大さじ1
おろした生姜……大さじ1
おろしたオレンジの皮……大さじ1

つくり方

ごまを大皿に広げ、サケの切り身をごまに押しつけて全体にまぶす。大きなフライパンを中火にかけて、大さじ１杯のオリーブオイルを加熱する。サケを入れて片面ずつそれぞれ４分くらい完全に火が通るまで焼く。切り身を取りだし、アルミホイルに包んで冷めないようにする。

フライパンに残りのオリーブオイルを足して、さやいんげんとアーモンドを加える。さやいんげんに火が通って軽い食感が残り、アーモンドが淡いキツネ色になるまで中火でソテーする。塩とこしょうで味を調える。

ソース：オレンジの搾り汁、味噌、ごま油、おろした生姜、おろしたオレンジの皮をブレンドする。サケとさやいんげんに玄米とソースを添える。

食物繊維いっぱいのフラットブレッド・ピザ

４人分（１人分につき９グラムの食物繊維）

世界中どこでも、子どもたちはピザが大好き。だから、こ

のレシピでもっと野菜を食べてもらおう。全粒小麦粉のフラットブレッドは大型のスーパーなどで手に入る（私たちは全粒小麦粉のナンを好む）。パセリとアーモンドのペストを塗り、好みのトッピングをのせよう。食物繊維たっぷりのトッピングをいくつかご紹介する。天板で焼くか、クリスピーなピザが好みならピザストーンで焼こう。

パセリとアーモンドのペスト

材料
生のパセリ……２カップ
ニンニク……２かけ
無塩アーモンド……½カップ
エクストラバージンオリーブオイル……大さじ２〜３
レモン汁……大さじ１
海塩……適量

つくり方
　パセリ、ニンニク、アーモンド、オリーブオイル、レモン汁、塩をフードプロセッサーに入れ、なめらかになるまでブレンドする。

ピザ

材料
全粒小麦粉のフラットブレッド（＊）……４枚
パセリとアーモンドのペースト（レシピ参照）
スライスして天日干ししたドライトマト……１カップ
アーティチョークの芯（刻んだもの）……１カップ
玉ねぎ（スライスしたもの）……中１個
種抜きカラマタオリーブ……¼カップ
ケイパー……大さじ２

おろしたパルメザンチーズ……適量

つくり方

オーブンを約290℃に予熱する。フラットブレッドにペストを薄く塗り、トマト、アーティチョークの芯、玉ねぎ、オリーブ、ケイパー、おろしたパルメザンチーズを並べる。フラットブレッドを天板かピザストーンにのせて、オーブンのいちばん下の段に入れ、火が通るまで約8分焼く。ピザをオーブンから出して少し冷まし、切って食卓に出す。

＊ちょっと工夫したい気分なら、ネットにほかのレシピがあるので試してみよう。100パーセント全粒小麦粉ピザ生地はwww.foodnetwork.com または www.nytimes.com の Recipes for Health欄にある。ピザ生地が生なら、焼く時間を10分に。全粒粉のものを使うのを忘れずに。

マイクロバイオータのためのリゾット

4人分（1人分につき19グラムの食物繊維）

リゾットは伝統的にはクリーミーな食感のあるアルボリオ米でつくる。この米はグリセミック負荷が高く、半カップ（1人分）で食物繊維を1グラムしかふくんでいない。ところが、大麦はグリセミック負荷がとても低く、1人分につきほぼ5グラムもの食物繊維をふくむ。もちろん、コレステロールを下げるとされる分子もふくんでいる。ここでご紹介するリゾットは、アーティチョークの芯やヒラタケなど食物繊維たっぷりの材料を使う。

材料

大麦……1カップ

エクストラバージンオリーブオイル……大さじ1
玉ねぎ（粗みじんにしたもの）……大1個
ニンニク……1かけ
ヒラタケ（刻んだもの）……1カップ
アーティチョークの芯（刻んだもの）……1カップ
トマト（さいの目切りにしたもの）……1カップ
チキンスープか野菜スープ……1カップ
おろしたパルメザンチーズ……¼カップ
生のオレガノ……適量
海塩とこしょう……適量

つくり方

中くらいのソースパンで、カップ2杯½の水を沸かす。大麦を入れて、10分コトコト煮る。別に大きなソテーパンを中火にかけ、オリーブオイルを熱する。切った玉ねぎを入れて茶色になり始めるまで約5分炒める。ニンニクを入れて、あと1分炒める。ヒラタケ、アーティチョークの芯、トマトを加え、ヒラタケがしんなりするまで炒める。スープを加えて、5分煮詰める。これに調理済みの大麦、チーズ、オレガノを混ぜいれ、塩とこしょうで好みの味に調える。

インドのダール

4人分（1人分につき10グラムの食物繊維）

豆類を多く食べる習慣のある文化では、ガスの発生を抑えるためとおぼしいスパイスと豆を組みあわせることが多い。ダールは南アジア一帯で食べられるレンズ豆料理だ。レンズ豆はほかの乾燥豆に比べて調理が速く済み、豆類を週日の夕食に組みこむ格好の食材。ワイルドライスにダールをかけて、マンゴーケフィアラッシー（レシピはこの後）と食べれ

ば、あなたのマイクロバイオータも舌も喜ぶだろう。

材料
エクストラバージンオリーブオイル……大さじ3
マスタードシード……小さじ1
おろしたての生姜……小さじ1
ニンニク（みじん切りにしたもの）……2かけ
玉ねぎ（粗みじんにしたもの）……1個
人参（粗みじんにしたもの）……中5本
セロリの茎（粗みじんにしたもの）……5本
コリアンダーパウダー……小さじ2
ターメリック……小さじ1
クミンパウダー……小さじ1
カイエンペッパー……小さじ1
シナモンパウダー……小さじ½
クローブパウダー……小さじ½
赤レンズ豆（洗ったもの）……1½カップ
野菜だしか水……4カップ
カットトマト缶……1缶（約500グラム）
海塩……小さじ1
ライム（搾ったもの）……1個
パクチー（刻んだもの）……½カップ

つくり方
大きなソテーパンかダッチオーブンを強火にかけ、オリーブオイルを熱する。マスタードシードを加えて、はねるようになるまで約1分加熱する。中火にして、生姜、ニンニク、玉ねぎ、人参、セロリを加える。野菜がしんなりするまで約5分炒める。コリアンダー、ターメリック、クミン、カイエンペッパー、シナモン、クローブを加えて炒めあわせる。洗

った豆、だしか水、カットトマト、塩を加える。かき混ぜながら沸騰させる。沸騰したら、弱火にして蓋をし、豆が柔らかくなってスープが煮詰まるまでときどきかき混ぜながら約15〜20分煮る。食卓に載せる前に、ライムの搾り汁、パクチーを加え、塩で味を調える。

マンゴーケフィアラッシー

2人分（1人分につき3グラムの食物繊維）

材料

プレーン（無糖）ケフィア……2½カップ
冷凍マンゴー（カットされたもの）……2カップ
カルダモンパウダー……小さじ1
生のミントの葉（刻んだもの）……小さじ1
はちみつ……大さじ1
濃さを調節するための水か氷……適量

つくり方

ケフィア、マンゴー、カルダモン、ミント、はちみつ、水を適量ブレンダーに入れて、なめらかになるまでブレンドする。好みの濃さになるよう氷か水を加える。

⦿デザート

わが家では、夕食後にたいていデザートを食べる。子どもが「大きくなるための」食べ物をきちんと食べる励みになるし、1日を終えるのにこれ以上のものはない。私たちはデザートはとても簡単にしている。新鮮なベリー類、櫛形に切った梨、ダークチョコレートなど。特別な日には、手の込んだ

デザートをつくる。

微生物にいいオートミールクッキー

24枚分（クッキー1枚につき1グラムの食物繊維）

このクッキーはよくあるオートミールチョコレートチップクッキーのレシピだが、マイクロバイオータのために少しだけ変えている。チョコレートチップを、カカオ豆を発酵させて煎ったカカオニブに替えた。（微生物は煎ると死んでしまうから、カカオニブから生きた菌はとれない）。クッキーはナッツの風味があり、ほのかにコーヒー豆の香りがする。小麦粉はほとんどふくまれず、大半が食物繊維を多くふくむ押しオーツ麦だ。

材料

全粒小麦粉……大さじ1
ベーキングパウダー……小さじ1
海塩……小さじ¼
シナモンパウダー……小さじ1
カカオニブ（砕いたもの）……大さじ2
無塩の発酵バター……¼カップ
押しオーツ麦（インスタントではないもの）……1½カップ
オリーブオイル……¼カップ
砂糖……⅓カップ
卵……大1個

つくり方

オーブンを約180℃に予熱する。天板に硫酸紙かクッキングシートを敷く。小さなボウルで、小麦粉、ベーキングパウ

ダー、塩、シナモン、カカオニブを混ぜる。別のボウルに入れたバターをレンジで溶かし、これにオーツ麦とオリーブオイルを混ぜる。さらに別の大きなボウルで、砂糖と卵をクリーム状になるまで攪拌(かくはん)する。ここに先の小麦粉とオーツ麦を加えて、均一になるまで混ぜる。この種を天板に大さじ１杯くらいずつ垂らす。クッキーがキツネ色になるまで８～10分焼く。

腸内細菌のためのブラウニー

16個分（ブラウニー１個につき２グラムの食物繊維）

一時期、チョコレートは不評だったものだが、それは極端に甘い板チョコの話だ。カカオを少なくとも70パーセントふくむダークチョコレートは、フラボノイドのおかげで健康にいいおやつだという研究は増えるばかりだ。チョコレートにはもうひとつ別のすばらしい成分として食物繊維がふくまれている。40グラムほどのダークチョコレートは、約３グラムの食物繊維をふくんでいる。ここでご紹介するレシピは、チョコレートともうひとつ健康的な食品として注目を浴びつつあるナッツを使ったブラウニー。子どもも大人も微生物もこのブラウニーが大好きになるはず。

材料

無塩の発酵バター……大さじ５
ダークチョコレート（カカオ含有量70パーセント）……約170グラム
アーモンドプードル（パウダー）……１カップ
砂糖……⅓カップ
カカオニブ……大さじ１
卵……大２個

バニラエクストラクト……小さじ1
シナモンパウダー……小さじ1
海塩……小さじ1
オレンジゼスト……大さじ1

つくり方

オーブンを約180℃に予熱する。チョコレートが焦げないように、ときどきかき混ぜながら、バターとチョコレートをレンジで溶かす。これにアーモンドプードル、砂糖、カカオニブ、卵、バニラエクストラクト、シナモン、塩、オレンジゼストを加え、すべての材料を均一に混ぜあわせる。油を塗った20センチ角の焼き型に流しいれる。30分、または真ん中につまようじを刺して何もつかなくなるまで焼く。

ブルキナファソ風ケーキ

6人分（1人分につき4グラムの食物繊維）

このレシピは、西アフリカのブルキナファソとイタリアの子どもたちのマイクロバイオータを比較した研究からヒントを得た。ブルキナファソに住む人びとの多くは、平均的な欧米人に比べてかなり多くの食物繊維をふくむキビ、モロコシ、豆類、ナッツ、果物、野菜を食べる。このレシピはキビを使ってフライパンでケーキを焼く。

材料

キビ……½カップ
水……1カップ
無塩の発酵バター……大さじ2
ベリー類（生または冷凍したもの）……4カップ
全粒小麦粉……¾カップ

ベーキングパウダー……小さじ1
重曹……小さじ¼
海塩……ひとつまみ
プレーン（無糖）ケフィアまたは培養バターミルク……¾カップ
卵……大1個
糖蜜（モラセス）……¼カップ
エクストラバージンオリーブオイル……大さじ6
バニラエクストラクト……小さじ1
無塩ピーナツ（刻んだもの）……¾カップ
つけ合わせ用にプレーン（無糖）ヨーグルト

つくり方

オーブンを約200℃に予熱する。小さなソースパンに入れたキビに1カップの水を注ぎ、沸騰したら火を弱めて、蓋をして15分コトコト煮る。オーブン仕様の25センチメートル径のフライパンを中火にかけ、バターを入れる。バターが茶色になり始めたらベリーを入れる。しんなりするまで約5分（使用する果物によって加減する）混ぜながら加熱する。中くらいのボウルで、小麦粉、ベーキングパウダー、重曹、塩を混ぜる。これに煮えたキビ、ケフィアかバターミルク、卵、糖蜜、オリーブオイル、バニラエクストラクトを加え、均一な種ができるまで混ぜる。これを調理した果物の上に流し、オーブンで25～30分、または真ん中につまようじを刺して何もつかなくなるまで焼く。フライパンを10分ほど冷ましてから、皿の上に裏返して移す。ピーナツをトッピングし、ヨーグルトをかけていただく。

中東風オートミールプディング

4人分（1人分につき9グラムの食物繊維）

スティールカットオーツ麦は、一般の押しオーツ麦より加工工程が少ない。押しオーツ麦が蒸して押すのに対して、スティールカットオーツ麦はただ挽き割りするだけだ。調理時間の短いオーツ麦は押しオーツ麦より薄く、インスタントオーツ麦はさらに薄い。こうした種々のオーツ麦の成分表ではいずれも同量の食物繊維をふくむことになっているが、押していないスティールカットオーツ麦はマイクロバイオータにより多くの炭水化物を与える。またこのオーツ麦は歯ごたえがあって食べるのが楽しい。このプディングは朝食にも適している。

材料

水……4カップ
スティールカットオーツ麦……1¼カップ
海塩……ひとつまみ
ゴールデンレーズン……1カップ
ピスタチオ（刻んだもの）……1カップ
無塩の発酵バター……大さじ1
カルダモンパウダー……小さじ¼
はちみつ……大さじ1
プレーン（無糖）ケフィアまたはヨーグルト

つくり方

中くらいのソースパンに、4カップの水を沸騰させる。オーツ麦とひとつまみの塩を入れて、ときどきかき混ぜながら中火で約20分煮る。レーズン、ピスタチオ、バター、カルダモン、はちみつを最後の5分のあいだに加える。好みで、ケフィアかヨーグルトを添える。

本書は、二〇一六年十一月に早川書房より単行本『腸科学――健康な人生を支える細菌の育て方』として刊行された作品を改題・文庫化したものです。

人の心は読めるか？
——本音と誤解の心理学

Mindwise

ニコラス・エプリー
波多野理彩子訳

ハヤカワ文庫ＮＦ

相手の気持ちを理解しているつもりでいたら、それは大きな勘違い。人は思う以上に他人の心が読めていないのだ。不必要な誤解や対立はなぜ起きてしまうのか？　人間の偉大な能力「第六感」が犯すミスを認識し、対人関係を向上させる方法を、シカゴ大学ビジネススクール教授が解き明かす。

訳者略歴　翻訳家　米国フロリダ州ニューカレッジ卒（哲学・人類学専攻）訳書にアッカーマン『かぜの科学』，コーキン『ぼくは物覚えが悪い』（以上早川書房刊），プレストン『猿神のロスト・シティ』，ジョイス『マインド・ザ・ギャップ！』ほか多数

HM=Hayakawa Mystery
SF=Science Fiction
JA=Japanese Author
NV=Novel
NF=Nonfiction
FT=Fantasy

腸科学（ちょうかがく）

健康・長生き・ダイエットのための食事法

〈NF523〉

二〇一八年五月二十日　印刷
二〇一八年五月二十五日　発行
（定価はカバーに表示してあります）

著　者　ジャスティン・ソネンバーグ　エリカ・ソネンバーグ
訳　者　鍛原（かじはら）多恵子（たえこ）
発行者　早川　浩
発行所　株式会社　早川書房
郵便番号　一〇一 - 〇〇四六
東京都千代田区神田多町二ノ二
電話　〇三 - 三二五二 - 三一一一（大代表）
振替　〇〇一六〇 - 三 - 四七七九九
http://www.hayakawa-online.co.jp

印刷・株式会社亨有堂印刷所　製本・株式会社フォーネット社
Printed and bound in Japan
ISBN978-4-15-050523-3 C0147

本書は活字が大きく読みやすい〈トールサイズ〉です。